全国高等中医药院校教材配套用书

U0786288

中医骨伤科学

核心考点与习题

主编　李念虎　滕荣欣

中国健康传媒集团
中国医药科技出版社

内容提要

本书以全国高等中医药院校教材和教学大纲为基础，由长年从事一线中医教学工作且具有丰富教学及命题经验的教师编写而成。书中将本学科考试中的重点、难点进行归纳总结，并附大量精选习题，每题均附有正确答案、易错答案提示及答案分析，将本学科知识点及易错之处加以解析，对学生重点掌握理论知识及应试技巧具有较强的指导作用。书末附有3套模拟试卷及解析，方便读者自测。本书适合中医学专业或相关专业学生在校学习、备考使用，也可作为执业医师资格考试的复习用书。

图书在版编目（CIP）数据

中医骨伤科学核心考点与习题 / 李念虎，滕荣欣主编 .—北京：中国医药科技出版社，2022.8

全国高等中医药院校教材配套用书

ISBN 978-7-5214-2984-8

Ⅰ.①中…　Ⅱ.①李…②滕…　Ⅲ.①中医伤科学－中医学院－教学参考资料　Ⅳ.①R274

中国版本图书馆CIP数据核字（2022）第023726号

美术编辑　陈君杞

版式设计　友全图文

出版　**中国健康传媒集团**｜中国医药科技出版社

地址　北京市海淀区文慧园北路甲22号

邮编　100082

电话　发行：010-62227427　邮购：010-62236938

网址　www.cmstp.com

规格　889×1194mm $^{1}/_{16}$

印张　15 $^{3}/_{4}$

字数　390千字

版次　2022年8月第1版

印次　2022年8月第1次印刷

印刷　北京市密东印刷有限公司

经销　全国各地新华书店

书号　ISBN 978-7-5214-2984-8

定价　49.00元

获取新书信息、投稿、为图书纠错，请扫码联系我们。

编写说明

《中医骨伤科学核心考点与习题》以全国高等中医药院校教材和教学大纲《中医骨伤科学》为基础，将教材中的重点、难点内容进行精简提炼，帮助学生系统掌握课程的重点内容。其中，重点、难点及习题的覆盖范围与教学大纲及教材内容一致。全书编写顺序与教材章节顺序基本一致，方便学生同步学习。

本书的主要特点在于总结教材中需重点掌握的知识点和难点，并附大量习题，使学生在短时间内既能对已学知识进行复习回顾，又能熟悉题目、掌握考点，同时还可以对自己学习中的薄弱环节进行强化记忆和练习。书中覆盖了教材的全部重要知识点，题型多样，题量丰富，对需要掌握、熟悉的内容予以强化。重点、难点部分力求全面而精炼，并有所侧重；答案分析部分力求简单明了地概括知识点的学习方法和相关解题技巧，帮助学生在复习、练习的过程中及时发现自身知识的不足之处，并厘清学习和解题的思路，提示学生针对易错点进行分析、辨别，尽可能减少在考试中的失分，从而提高对知识的应用能力，增强应试能力。书后附有3套模拟试卷及详细的答案解析，均依据新版教材要求，将重点、难点结合经典题型编写而成，可用于备考前查缺补漏。

本书适合中医学专业或相关专业学生在校学习、备考使用，也可作为执业医师资格考试的复习用书。

编者

2022年3月

目 录

总 论

各 论

模拟试卷

总 论

第一章　中医骨伤科发展简史

◎ **重点** ◎

中医骨伤科学的起源、相关文献

◎ **难点** ◎

最早的外科手术器械、急救手册

精选习题

扫码获取
同步习题

（一）单选题

1. 新石器时代已产生的外科手术器械为（　　）

A. 曲针　　B. 小针刀　　C. 砭镰

D. 铍针　　E. 青铜刀

【正确答案】C　　【易错答案】B

【答案分析】考古发现仰韶文化时期已有石镰，这种石镰外形近似镰刀，可以切割。这说明新石器时代外科手术器械——砭镰已经产生。

2. 首次记载用竹片夹板固定骨折的是（　　）

A.《刘涓子鬼遗方》　　B.《肘后备急方》　　C.《诸病源候论》

D.《外台秘要》　　E.《仙授理伤续断秘方》

【正确答案】B　　【易错答案】E

【答案分析】《肘后备急方》书中首次记载了用竹片夹板固定骨折。

3. 创伤后严重并发症“伤痉”（破伤风）的最早记载是（　　）

A.《黄帝内经》　　B.《五十二病方》　　C.《阴阳脉死候》

D.《周礼·天官》　　E.《肘后备急方》

【正确答案】B　　【易错答案】E

【答案分析】《五十二病方》载有52种病，共103个病名，涉及内、外、伤、妇、儿、五官诸病，同时最早记载了创伤后严重并发症——破伤风，并记载了水银膏治疗外伤感染，是世界上应用水银于外伤科的最早记载。

4. 首次记载髋关节脱位分为前后脱位两种类型的是（ ）

A.《诸病源候论》 B.《洗冤集录》 C.《世医得效方》

D.《仙授理伤续断秘方》 E.《证治准绳》

【正确答案】D 【易错答案】A

【答案分析】蔺道人所著的《仙授理伤续断秘方》，首次记载了髋关节脱臼，并分前、后脱臼两类，采用手牵足蹬整复手法治疗髋关节后脱位，利用杠杆原理，采用“椅背复位法”治疗肩关节脱位。

5. 我国现存的第一部病理专著是（ ）

A.《五十二病方》 B.《黄帝内经》 C.《诸病源候论》

D.《仙授理伤续断秘方》 E.《伤寒论》

【正确答案】C 【易错答案】B

【答案分析】《诸病源候论》是中国第一部专论疾病病因和病理的专书。

6. 中国第一部临床急救手册是（ ）

A.《五十二病方》 B.《黄帝内经》 C.《肘后备急方》

D.《伤寒论》 D.《仙授理伤续断秘方》

【正确答案】C 【易错答案】A

【答案分析】《肘后备急方》是中国第一部临床急救手册，该书在治寒热疟疾方中记载“青蒿”。

（二）多选题

1. 周代有了医政的设置和医疗分科，医生分为（ ）

A. 食医 B. 疾医 C. 疡医

D. 兽医 E. 巫医

【正确答案】ABCD 【易错答案】E

【答案分析】《周礼·天官·冢宰》记载：“医师掌医之政令，聚毒药以共（供）医事。”其将医生分为食医、疾医、疡医、兽医。

2. 西汉名医淳于意留下的“诊籍”记录的两例完整骨伤病案是（ ）

A. 举重致伤 B. 蹉跌致伤 C. 跌仆致伤

D. 坠马致伤 E. 金镞致伤

【正确答案】AD 【易错答案】C

【答案分析】西汉初期，名医淳于意留下的“诊籍”记录了两例完整骨伤科病案：一则是坠马致伤；一则是举重致伤。

（三）简答题

1.《医宗金鉴》归纳的正骨八法的内容是什么？

【正确答案】清代吴谦等著的《医宗金鉴·正骨心法要旨》，将正骨手法归纳为“摸、接、端、提、推、拿、按、摩”八法。

【答案分析】本题主要考查对中医骨伤科学发展的认识。

2.《中西医结合治疗骨折》中提出的治疗原则有哪些？

【正确答案】动静结合、筋骨并重、内外兼治、医患合作。

第二章　骨伤病的分类和病因病机

◎ **重点** ◎

1. 损伤与骨病的常见分类方法
2. 损伤与骨病的常见病因病机

◎ **难点** ◎

1. 损伤依据时间分类
2. 损伤的致病因素分为外因、内因
3. 骨病病因中的外因、内因
4. 损伤的病机涉及皮肉筋骨、气血津液、脏腑经络
5. 骨病的病机包括气血病机、脏腑病机

扫码获取
同步习题

精选习题

（一）单选题

1. 患者因长时间步行引起第 2 跖骨骨折，病因是（　　）

A. 直接暴力　　B. 间接暴力　　C. 肌肉过度强烈收缩

D. 持续劳损　　E. 拼力岔气

【正确答案】D　　【易错答案】C

【答案分析】长时间劳损或姿势不正确的操作，使肢体某部位之筋骨受到持续或反复多次的慢性牵拉、摩擦等，均可使筋骨持续受外力积累损伤。

2. 损伤内因与下列因素关系十分密切的是（　　）

A. 解剖结构　　B. 直接暴力　　C. 间接暴力

D. 肌肉过度强烈收缩　　E. 外感六淫

【正确答案】A　　【易错答案】B

【答案分析】损伤与其局部解剖有关。当传达暴力作用于某一骨骼时，骨折常常发生在密质骨与松质骨交界处。如桡骨下端骨折好发于桡骨下端 2~3 cm 处。

3. 损伤病机的核心内容是损伤与（　　）的关系

A. 皮肉筋骨　　B. 气血　　C. 津液

D. 脏腑　　E. 经络

【正确答案】B　　【易错答案】A

【答案分析】人体一切伤病的发生、发展无不与气血有关。

（二）多选题

在骨折与腰痛的治疗中，要有整体观点，必须注意与（　　）的关系

A. 脾　　B. 肾　　C. 心

D. 肝　　E. 肺

【正确答案】BD　　【易错答案】A

【答案分析】《医宗必读》认为腰痛的病因是“有寒有湿，有风热，有挫闪，有瘀血，有滞气，有积痰皆标也，肾虚其本也”。又如骨折损伤必内动于肾，因肾生精髓，故骨折后如肾生养精髓不足，则无以养骨，难以愈合。筋骨相连，发生骨折时常伤及筋，筋伤则内动于肝，肝血不充，无以荣筋，筋失滋养而影响修复。肝血肾精不足，还可以影响骨折愈合，所以在治疗时补肾同时须养肝、壮筋。

（三）简答题

骨伤病根据时间的分类是什么？

【正确答案】骨伤病根据时间分为新伤与陈伤。新伤指2～3周以内的损伤。陈伤又称宿伤，是指新伤失治，日久不愈，或愈后又因某些诱因，隔一段时间又在原受伤部位复发者。

【答案分析】本题主要考查新伤与陈伤分类的时间点。

第三章　骨伤病的临床诊查

第一节　损伤的症状体征

◎ **重点** ◎

损伤的特殊症状体征：畸形、骨擦音、异常活动、关节盂空虚、弹性固定

◎ **难点** ◎

弹性固定

精选习题

扫码获取
同步习题

（一）单选题

骨折后出现疼痛的特征是（　　）

A. 胀痛　　B. 酸痛　　C. 游走性疼痛

D. 放射性疼痛　　E. 直接与间接压痛

【正确答案】E　　【易错答案】A

【答案分析】骨折后脉络受损，气机凝滞，阻塞经络，不通则痛，故骨折部出现不同程度的疼痛、直接压痛和间接压痛（纵轴叩击痛和骨盆、胸廓挤压痛等）。

（二）多选题

1. 骨折的特殊症状体征是（　　）

A. 畸形　　B. 骨擦音　　C. 异常活动

D. 关节盂空虚　　E. 弹性固定

【正确答案】ABC　　【易错答案】D、E

【答案分析】骨折时常因暴力作用、肌肉或韧带牵拉、搬运不当而使断端移位，出现肢体形状改变、畸形。由于骨折断端相互碰触或摩擦而产生骨擦音。骨干部位无嵌插的完全骨折，可出现如同关节一样能屈曲旋转的非正常活动。

2. 脱位的特殊症状体征是（　　）

A. 畸形　　B. 骨擦音　　C. 异常活动

D. 关节盂空虚　　E. 弹性固定

【正确答案】ADE　　　　　　　【易错答案】B、C

【答案分析】关节脱位后，骨端脱离正常位置，关节骨性标志的正常关系发生改变，破坏了肢体原有的轴线，与健侧对比不对称，发生畸形。构成关节的一侧骨端部分，完全脱离了关节盂，造成关节盂空虚。脱位后，骨端位置改变，关节周围未撕裂的肌肉痉挛、收缩，可将脱位后的骨端保持在特殊位置上，出现弹性固定。

（三）名词解释

弹性固定

【正确答案】脱位后，关节周围的肌肉痉挛收缩，可将脱位后的骨端保持在特殊位置上。对该关节进行被动活动时，仍可轻微活动，但有弹性阻力。被动活动停止后，脱位的骨端又恢复原来的特殊位置。这种情况称为弹性固定。

【答案分析】弹性固定的概念需包括脱位、特殊位置、被动活动、弹性阻力等内容。

第二节　骨病的症状体征

◎ **重点** ◎

常见骨病的一般症状体征（疼痛、肿胀、功能障碍），特殊症状体征（畸形、肌肉萎缩、肌肉挛缩、肿块、疮口与窦道）

◎ **难点** ◎

1. 骨病常见畸形
2. 骨病的疼痛特点

精选习题

扫码获取
同步习题

（一）单选题

1. 痿证最主要的临床表现（　　）

A. 肌肉挛缩　　　　B. 肌肉肿胀　　　　C. 肌肉萎缩
D. 筋肌僵硬　　　　E. 肌肉疼痛

【正确答案】C　　　　　　　【易错答案】A

【答案分析】肌肉萎缩是痿证最主要的临床表现。

2. 患处持续性剧痛，夜间加重，止痛药不能奏效，并见精神萎靡、食欲不振、消瘦、贫血等，可能是（　　）

A. 退行性骨关节病　　　　B. 良性骨肿瘤　　　　C. 先天性骨关节畸形
D. 骨痨　　　　E. 恶性骨肿瘤

【正确答案】E　　　　　　　【易错答案】D

【答案分析】骨痨初起时患部仅酸痛隐隐，继而疼痛加重，尤其夜间或活动时明显；恶性骨肿瘤后期呈持续性剧痛，夜间加重，止痛药不能奏效。

（二）多选题

骨病的特殊症状体征有（　　）

A. 畸形　　B. 肌肉萎缩　　C. 筋肉挛缩

D. 肿块　　E. 疮口与窦道

【正确答案】ABCDE　　【易错答案】漏选

【答案分析】骨关节疾患时可出现典型的畸形，如脊柱结核后期常发生后凸畸形。肌肉萎缩是痿证最主要的临床表现，如小儿麻痹后遗症出现受累肢体肌肉萎缩。身体某群筋肉持久性挛缩，可引起关节畸形与活动功能障碍。骨肿瘤、痛风性关节炎等局部可触及肿块。骨痈疽、慢性附骨疽、骨痨等可出现疮口、窦道。

（三）填空题

行痹表现为________；痛痹的疼痛特点是________、________；着痹则以________、________、________为特点。

【正确答案】游走性疼痛、疼痛剧烈、痛有定处、关节酸痛、重着、痛有定处

【答案分析】本题主要考查各种疼痛的临床特点。

第三节　四诊

◎ 重点 ◎

结合中医四诊对骨伤科的诊疗

◎ 难点 ◎

1. 望诊在骨伤科疾患诊断的应用
2. 脉诊在骨伤科疾患诊断的应用
3. 舌诊在骨伤科疾患诊断的应用
4. 捻发音

精选习题

扫码获取
同步习题

（一）单选题

1. 对骨伤科来说，望诊的首要是（　　）

A. 望肿胀　　B. 望畸形　　C. 望形态

D. 望神色　　E. 望创口

【正确答案】D　　【易错答案】B

【答案分析】伤科疾患受限通过察看神态色泽的变化来判断损伤轻重、病情缓急。

2.“捻发音”的检查主要用于（　　）

A. 腰肌筋膜炎　　B. 臀肌筋膜炎　　C. 腱鞘炎

D. 肌腱周围炎　　E. 滑膜炎

【正确答案】D　　【易错答案】C

【答案分析】肌腱周围炎在检查时常听到好似捻干燥头发时发出的一种声音，即“捻发音”。

3. 通过膝关节弹响声主要检查（　　）

A. 骨折　　B. 脱位　　C. 侧副韧带损伤

D. 膝关节半月板损伤　　E. 肌腱周围炎

【正确答案】D　　【易错答案】C

【答案分析】膝关节半月板损伤或关节内有游离体时，在进行膝关节屈曲旋转活动时，可发生较清脆的弹响声。

4. 芤脉多见于（　　）

A. 血瘀气滞　　B. 气虚血瘀　　C. 出血过多

D. 出汗过多　　E. 肾虚腰痛

【正确答案】C　　【易错答案】D

【答案分析】浮大中空，为失血之脉，多见于损伤出血过多时。

5. 肩关节脱位时患者常见的形态是（　　）

A. 用手支撑腰部　　B. 用健侧手扶持患侧前臂　　C. 用手扶持患侧上臂

D. 用手托住下颌　　E. 用双手抱住头部

【正确答案】B　　【易错答案】C

【答案分析】畸形往往标志有骨折或脱位存在，可通过观察肢体标志线或标志点的异常改变进行判断。

6. 桡骨下端骨折患者常见的畸形是（　　）

A. 患肢缩短与外旋畸形　　B. 患肢增粗和缩短　　C. 脊柱侧弯畸形

D.“餐叉”样畸形　　E. 方肩畸形

【正确答案】D　　【易错答案】A

【答案分析】股骨颈和股骨转子间骨折多有典型的患肢缩短与外旋畸形。桡骨远端骨折可有“餐叉”样畸形。

7. 屈指肌腱狭窄性腱鞘炎患者在做伸屈手指检查时听到的是（　　）

A. 肌腱弹响声　　B. 关节弹响声　　C. 入臼声

D. 骨擦音　　E. 摩擦声

【正确答案】A　　　　　【易错答案】E

【答案分析】屈拇与屈指肌腱狭窄性腱鞘炎患者在做伸屈手指的检查时可听到弹响声，多由于肌腱通过肥厚之腱鞘产生，所以又把这种狭窄性腱鞘炎称为弹响指或扳机指。

8. 舌色淡白主病（　　）

A. 阴寒血凝　　　　B. 津伤血滞　　　　C. 气血虚弱

D. 瘀血凝聚　　　　E. 里热实证

【正确答案】C　　　　　【易错答案】A

【答案分析】本题可结合中医诊断学知识回答。舌色淡白为气血虚弱或阳气不足而伴有寒象。

（二）多选题

1. 损伤失血之证，下列脉象与之相顺的是（　　）

A. 洪大　　　　B. 缓小　　　　C. 芤脉

D. 涩脉　　　　E. 弦脉

【正确答案】BC　　　　　【易错答案】D、E

【答案分析】洪脉主热证，伤后邪毒内蕴，热邪炽盛；涩脉主气滞、血瘀、精血不足。弦脉主肝胆疾病、阴虚阳亢。

2. 失血过多者系虚证，下列何脉为恶（　　）

A. 浮脉　　　　B. 弦脉　　　　C. 实脉

D. 洪脉　　　　E. 大脉

【正确答案】DE　　　　　【易错答案】C

【答案分析】闭合性损伤瘀血停积或阻滞，脉宜洪大，坚强而实者为顺证。开放性损伤失血之证，难以摸到洪大脉象，或呈芤脉，或为缓小，亦属脉证相符的顺脉。反之，如蓄血之证脉见缓小，失血之证脉见洪大，是脉证不相符的逆脉，往往病情复杂。

3. 骨伤科闻诊的主要内容有（　　）

A. 听骨擦音　　　　B. 听入臼声　　　　C. 听弹响声

D. 听啼哭声　　　　E. 听捻发音

【正确答案】ABCDE　　　　　【易错答案】漏选

【答案分析】骨擦音是骨折的主要体征之一。

4. 开放性损伤患者在检查创口时注意（　　）

A. 创口的大小　　　　B. 创口的深浅　　　　C. 创口的色泽

D. 创口的污染　　　　E. 创面的整齐

【正确答案】ABCDE　　　　　【易错答案】漏选 E

【答案分析】开放性损伤，须注意创口的大小、深浅，创口边缘是否整齐、是否被污染及有异物、色泽鲜红还是紫暗，以及出血情况等。如已感染，还要注意流脓是否通畅、脓液的颜色及稀稠等情况。

（三）名词解释

捻发音

【正确答案】肌腱周围炎在检查时常听到好似捻干燥头发时发出的一种声音，称为捻发音。

【答案分析】捻发音应包括常发生部位、特点。

第四节　骨与关节检查法

◎ **重点** ◎

1. 检查遵循原则及次序（遵循“对比”原则，按照望诊、触诊、叩诊、听诊、关节活动、测定肌力、测量、特殊检查、神经功能、血管检查等的顺序进行）

2. 人体关节活动范围

3. 肌力的检查

4. 常见特殊检查法

◎ **难点** ◎

1. 骨与关节检查的一般次序

2. 肢体长度、周径的测量

3. 关节活动范围的常用测量方法

4. 肌力的测定标准

5. 颈部特殊检查法：分离试验、颈椎间孔挤压试验、臂丛神经牵拉试验

6. 腰背部特殊检查法：直腿抬高试验、拾物试验、仰卧挺腹试验、背伸试验

7. 骨盆特殊检查法：骨盆挤压试验、骨盆分离试验、屈膝屈髋试验、髋外展外旋试验（“4”字试验）

8. 肩部特殊检查法：搭肩试验（肩关节内收试验）、疼痛弧试验

9. 肘部特殊检查法：腕伸肌紧张试验

10. 腕和手部特殊检查法：指浅屈肌试验、指深屈肌试验

11. 髋部特殊检查法：髋关节屈曲挛缩试验、“望远镜”试验、蛙式试验、下肢短缩试验

12. 膝部特殊检查法：回旋挤压试验、挤压研磨试验、抽屉试验、侧方挤压试验、浮髌试验

精选习题

扫码获取
同步习题

（一）单选题

1. 颈椎活动的正常范围是（　　）

A. 前屈、后伸各 60°~80°，左右旋转各 60°~80°，左右侧屈各 45°

B. 前屈、后伸各 35°~45°，左右旋转各 60°~80°，左右侧屈各 45°

C. 前屈、后伸各 35°~45°，左右旋转各 35°~45°，左右侧屈各 45°

D. 前屈、后伸各 35°~45°，左右旋转各 60°~80°，左右侧屈各 80°

E. 前屈、后伸各 35°~45°，左右旋转各 35°~45°，左右侧屈各 80°

【正确答案】B　　　　　　　　【易错答案】A

【答案分析】本题主要考查颈椎的活动范围，出错往往由于记忆不牢或与其他关节活动范围混淆。

2. 腰椎活动正常范围是（　　）

A. 前屈 90°；后伸 30°；左右侧屈各 20°~30°，左右旋转各 30°

B. 前屈 30°；后伸 30°；左右侧屈各 70°~80°，左右旋转各 30°

C. 前屈 90°；后伸 30°；左右侧屈各 20°~30°，左右旋转各 80°

D. 前屈 90°；后伸 80°；左右侧屈各 20°~30°，左右旋转各 30°

E. 前屈 30°；后伸 30°；左右侧屈各 20°~30°，左右旋转各 30°

【正确答案】A　　　　　　　　【易错答案】C

【答案分析】本题主要考查腰椎的活动范围，出错往往由于记忆不牢或与其他关节活动范围混淆。

3. 肩关节活动正常范围是（　　）

A. 前屈 145°，后伸 45°，外展 90°，内收 20°~40°，外旋 30°，内旋 80°

B. 前屈 90°，后伸 45°，外展 120°，内收 20°~40°，外旋 30°，内旋 80°

C. 前屈 90°，后伸 45°，外展 90°，内收 20°~40°，外旋 30°，内旋 80°

D. 前屈 45°，后伸 45°，外展 120°，内收 20°~40°，外旋 80°，内旋 80°

E. 前屈 90°，后伸 45°，外展 90°，内收 20°~40°，外旋 30°，内旋 30°

【正确答案】C　　　　　　　　【易错答案】A

【答案分析】本题主要考查肩关节的活动范围，出错往往由于记忆不牢或与其他关节活动范围混淆。

4. 膝关节活动正常范围是（　　）

A. 屈曲 145°，过伸 10°~15°，内旋 40°，外旋 30°

B. 屈曲 50°，过伸 10°~20°，内旋 30°，外旋 40°

C. 屈曲 120°，过伸 10°~20°，内旋 20°，外旋 30°

D. 屈曲 145°，过伸 10°~15°，内旋 10°，外旋 20°

E. 屈曲 80°，过伸 10°~30°，内旋 30°，外旋 30°

【正确答案】D　　　　　　　　【易错答案】A

【答案分析】本题主要考查膝关节的活动范围，出错往往由于记忆不牢或与其他关节活动范围混淆。

5. 腕关节活动正常范围是（　　）

A. 背伸 10°～20°，掌屈 30°～40°，桡偏 10°～15°，尺偏 10°～20°

B. 背伸 20°～30°，掌屈 40°～50°，桡偏 15°～20°，尺偏 20°～30°

C. 背伸 35°～60°，掌屈 50°～60°，桡偏 25°～30°，尺偏 30°～40°

D. 背伸 60°～80°，掌屈 60°～80°，桡偏 30°～40°，尺偏 40°～50°

E. 背伸 80°～90°，掌屈 80°～90°，桡偏 40°～50°，尺偏 50°～60°

【正确答案】C　　【易错答案】A

【答案分析】本题主要考查腕关节的活动范围，出错往往由于记忆不牢或与其他关节活动范围混淆。

6. 搭肩试验用于诊断（　　）

A. 网球肘　　B. 肩关节脱位　　C. 肱二头肌长腱滑脱

D. 冈上肌腱断裂　　E. 肱骨外科颈骨折

【正确答案】B　　【易错答案】E

【答案分析】搭肩试验又称为肩关节内收试验，用于肩关节脱位的检查。

7. 回旋挤压试验是用于检查（　　）

A. 膝关节半月板损伤　　B. 膝关节十字韧带损伤　　C. 膝关节外侧副韧带损伤

D. 膝关节内侧副韧带损伤　　E. 膝关节内游离体

【正确答案】A　　【易错答案】E

【答案分析】回旋挤压试验用于检查膝关节半月板有无裂伤。

8. 臂丛神经牵拉试验主要用于检查（　　）

A. 颈椎结核　　B. 寰枢椎半脱位　　C. 颈椎病

D. 肩关节脱位　　E. 颈椎骨折

【正确答案】C　　【易错答案】B

【答案分析】臂丛神经牵拉试验主要用于神经根型颈椎病的检查。

9. 拾物试验主要用于检查（　　）

A. 髋关节疾病　　B. 小儿脊柱疾病　　C. 膝关节疾病

D. 上肢疾病　　E. 小儿先天性髋关节脱位

【正确答案】B　　【易错答案】E

【答案分析】拾物试验用于检查儿童脊柱前屈功能有无障碍。

10. 抽屉试验阳性表明（　　）

A. 膝关节半月板损伤　　B. 膝关节内侧副韧带损伤　　C. 膝关节外侧副韧带损伤

D. 膝关节交叉韧带损伤　　E. 髌韧带损伤

【正确答案】D　　【易错答案】E

【答案分析】抽屉试验阳性，说明膝关节有前后交叉韧带损伤。

（二）填空题

1. 关节活动范围测量常用的方法有________、________。

【正确答案】中立位0°法、邻肢夹角法

【答案分析】本题主要考查关节活动范围测定的常用方法。

2. 前臂长度测量从________至________，大腿长度测量从________至________，小腿长度测量从________至________。

【正确答案】肱骨外上髁（或尺骨鹰嘴）、桡骨茎突（或尺骨茎突）、髂前上棘、膝关节内缘、膝关节内缘（或腓骨头）、内踝（外踝下缘）

【答案分析】肢体长度测量方法如下：上肢长度，肩峰至桡骨茎突尖（或中指尖）；上臂长度，峰至肱骨外上髁；前臂长度，肱骨外上髁至桡骨茎突，或尺骨鹰嘴至尺骨茎突；下肢长度，髂前上棘至内踝下缘，或脐至内踝下缘（骨盆骨折或髋部病变时使用）；大腿长度，髂前上棘至膝关节内缘；小腿长度，膝关节内缘至内踝，或腓骨头至外踝下缘。

（三）名词解释

1. 疼痛弧试验

【正确答案】检查者嘱患者肩外展或被动外展其上肢，当肩外展到60°~120°范围时，肩部出现疼痛为阳性，这一特定区域的外展痛称为疼痛弧，由于冈上肌腱在肩峰下摩擦所致，说明肩峰下的肩袖有病变。

【答案分析】本题主要考查疼痛弧试验的检查，应包括肩部的活动、范围以及其病变的部位。

2. 骨盆挤压试验

【正确答案】患者仰卧位，检查者用双手分别于髂骨翼两侧同时向中线挤压骨盆；或患者侧卧，检查者挤压其上方的髂嵴。如果患处出现疼痛，即为骨盆挤压试验阳性，提示有骨盆骨折或骶髂关节病变。

【答案分析】本题需注意其检查时的体位、方法以及临床意义。

（四）论述题

1. 试述肌力的测定标准。

【正确答案】0级：肌肉无收缩（完全瘫痪）。

Ⅰ级：肌肉有轻微收缩，但不能移动关节（接近完全瘫痪）。

Ⅱ级：肌肉收缩可带动关节水平方向运动，但不能对抗地心引力（重度瘫痪）。

Ⅲ级：能对抗地心引力移动关节，但不能抵抗阻力（轻度瘫痪）。

Ⅳ级：能对抗地心引力运动肢体，且能抵抗一定强度的阻力（接近正常）。

Ⅴ级：能抵抗强大的阻力运动肢体（正常）。

【答案分析】本题主要考查肌力的评定标准，可根据对地心引力、阻力的对抗进行对比、记忆。

2. 直腿抬高试验如何检查？

【正确答案】患者仰卧位，双下肢伸直靠拢，检查者一手握住患者踝部，一手扶膝保持下肢伸直，逐渐抬高患者下肢，正常者可以抬高 70°~90° 而无任何不适感觉；若小于以上角度即感该下肢有放射性疼痛或麻木者为阳性。多见于坐骨神经痛和腰椎间盘突出症患者。

【答案分析】本题主要考查直腿抬高试验的检查操作，须注意检查时患者的体位、患肢角度以及常见疾病。

第五节 影像学检查

◎ 重点 ◎

骨伤科常用的影像学检查方法

◎ 难点 ◎

1. X 线检查体位的选择
2. 不同疾患影像学检查的选择

精选习题

扫码获取同步习题

（一）单选题

1. 第 1~2 颈椎 X 线摄片时应选择的体位是（　　）

A. 正位　　B. 侧位　　C. 左斜位
D. 右斜位　　E. 开口位

【正确答案】E　　【易错答案】A、B

【答案分析】本题主要考查 X 线检查体位的选择。第 1~2 颈椎正位被门齿和下颌重叠，无法看清，开口位 X 线片可以看到寰枢椎脱位、齿状突骨折等病变。

2. 侧位观察寰椎的位置，一般寰椎前弓和齿突前缘的距离是（　　）

A. 成人不超过 1 mm，幼儿不超过 3 mm
B. 成人不超过 2 mm，幼儿不超过 4 mm
C. 成人不超过 3 mm，幼儿不超过 5 mm
D. 成人不超过 4 mm，幼儿不超过 6 mm
E. 成人不超过 5 mm，幼儿不超过 7 mm

【正确答案】C　　【易错答案】A

【答案分析】本题主要考查寰枢椎的解剖位置关系，常用于寰枢椎脱位的诊断。

3.CT 检查颈部椎管，一般认为椎管狭窄的前后径应小于（　　）

A. 10 mm　　B. 12 mm　　C. 14 mm
D. 16 mm　　E. 18 mm

【正确答案】B　　【易错答案】A

【答案分析】颈部椎管略呈三角形，从颈 1 到颈 2 逐渐缩小，其余椎管差别不大。正常颈 1 前后径为 16~27 mm，颈 2 以下为 12~21 mm，一般认为小于 12 mm 为狭窄。

4. 在磁共振（MRI）上表现为低信号强度的是（　　）

A. 脂肪　　B. 髓质骨　　C. 皮质骨

D. 肌肉　　E. 透明软骨

【正确答案】C　　【易错答案】E

【答案分析】本题可结合磁共振成像原理进行回答。

（二）多选题

1. CT 在骨伤科的应用范围有（　　）

A. 脊柱病变　　B. 骨折　　C. 骨肿瘤

D. 关节病变　　E. 软组织肿瘤

【正确答案】ABCDE　　【易错答案】漏选 E

【答案分析】本题主要考查 CT 在骨伤科疾病中的应用。高分辨率的 CT 能够从躯干横断面图像观察脊柱、骨盆、四肢关节较复杂的解剖部位和病变，还有一定分辨软组织的能力。

2. X 线片观察关节腔包含（　　）

A. 关节面软骨　　B. 关节间纤维软骨　　C. 关节固有间隙

D. 骨皮质　　E. 韧带

【正确答案】ABC　　【易错答案】D

【答案分析】关节面透明软骨不显影，故 X 线片上可看到关节间隙，此间隙有一定宽度，过宽可能有积液，关节间隙变窄表示关节软骨有退变或破坏。骨关节周围软组织如肌腱、肌肉、脂肪虽显影不明显，但它们的密度不一样，若 X 线片质量好，可以看到关节周围脂肪阴影，并可判断关节囊是否肿胀，腘窝淋巴结是否肿大等，对诊断关节内疾患有帮助。

第四章　骨伤病的治疗方法

第一节　药物

◎ **重点** ◎

1. 损伤三期辨证治法
2. 骨伤科常用外治法

◎ **难点** ◎

1. 损伤三期常用治法
2. 损伤部位辨证治法
3. 常见骨病内治法
4. 骨伤科常用外治法

扫码获取
同步习题

精选习题

（一）单选题

1. 根据损伤的发展过程，损伤初期一般指伤后（　　）

A. 24 小时内　　B. 1 周内　　C. 1~2 周内

D. 3 周内　　E. 3~6 周

【正确答案】C　　【易错答案】A

【答案分析】本题主要考查损伤的分期。初期一般指伤后 1~2 周内，中期在伤后 3~6 周内，后期为损伤 7 周以后。

2. 清热凉血法是损伤初期治疗中的一种方法，属骨伤内治法中（　　）

A. 和法　　B. 清法　　C. 补法

D. 消法　　E. 下法

【正确答案】B　　【易错答案】D

【答案分析】伤后初期由于气滞血瘀，需消肿止痛，以活血化瘀为主，即采用“下法”或“消法”；若瘀血积久不消，郁而化热，或邪毒内侵，或迫血妄行，可用“清”法。

3. 在损伤后期治法的补养气血法中，损伤血虚为主者宜用（　　）

A. 八珍汤　　B. 十全大补汤　　C. 四物汤

D. 四君子汤　　E. 参附汤

【正确答案】C　　【易错答案】A

【答案分析】损伤气虚为主，用四君子汤；损伤血虚为主，用四物汤；气血两伤用八珍汤或十全大补汤。

4. 临床根据损伤部位辨证治疗四肢损伤时，应选用（　　）

A. 通窍活血汤　　B. 桃红四物汤　　C. 复元活血汤

D. 膈下逐瘀汤　　E. 血府逐瘀汤

【正确答案】B　　【易错答案】C

【答案分析】临床根据损伤部位选方用药：四肢损伤用桃红四物汤。

5. 搽擦药最早见于（　　）

A.《山海经》　　B.《黄帝内经》　　C.《肘后备急方》

D.《伤寒杂病论》　　E.《五十二病方》

【正确答案】B　　【易错答案】A

【答案分析】搽擦药始见于《素问·血气形志》，其曰："经络不通，病生于不仁，治之以按摩醪药。"

6. 损伤初期气滞血瘀，需消肿止痛，宜用（　　）

A. 开法　　B. 和法　　C. 补法

D. 温法　　E. 消法

【正确答案】E　　【易错答案】A

【答案分析】行气消瘀法属消法，适用于损伤后有气滞血瘀，局部肿痛，无里实热证，或有某种禁忌而不能猛攻急下者。

（二）多选题

属于骨病内治法的是（　　）

A. 祛邪通络法　　B. 清热解毒法　　C. 温阳解毒法

D. 接骨续筋法　　E. 祛痰散结法

【正确答案】ABCE　　【易错答案】D

【答案分析】清热解毒法适用于骨痈疽、热毒蕴结于筋骨或内攻营血诸证；温阳解毒法适用于阴寒内盛之骨痨或附骨疽；祛痰散结法适用于骨病见无名肿块，痰浊留滞于肌肉或经隧之内者；祛邪通络法适用于风寒湿邪侵袭而引起的各种痹证。

（三）论述题

试述行气消瘀法的适应证、方剂及注意事项。

【正确答案】行气消瘀法：为骨伤科内治法中最常用的一种治疗方法。适用于损伤后有气滞血瘀，局部肿痛，无里实热证，或有某种禁忌而不能猛攻急下者。常用方剂有以消瘀活血为主的桃红四物汤、复元活血汤、活血止痛汤；以行气为主的柴胡疏肝散、复元通气散、金铃子散，以及活血祛瘀、行气止痛并重的血府逐瘀汤、膈下逐瘀汤、顺气活血汤等。临证可根据损伤的不同，或重于活血化瘀，或重于行气止痛，或活血行气并重。

行气消瘀法属于消法，具有消散瘀血的作用。行气消瘀方剂一般并不峻猛，如需逐瘀通下，可与攻下药配合。对于素体虚弱或年老体虚、妊娠产后、月经期间、幼儿等，需慎用。

【答案分析】行气消瘀法属于八法中的消法，可结合中医治疗的相关知识回答。

第二节　手法

◎ **重点** ◎

1. 正骨手法操作要领及其适应证（拔伸、旋转、屈伸、提按、端挤、摇摆、触碰、分骨、折顶、回旋、蹬顶、杠杆）
2. 常用理筋手法及其功效

◎ **难点** ◎

1. 正骨手法的复位标准
2. 正骨手法的整复时机
3. 拔伸、端挤、摇摆、触碰、分骨、折顶、回旋手法的操作要领及其适应证
4. 理筋手法的功效

扫码获取
同步习题

精选习题

（一）单选题

1. 正骨八法最早源于（　　）

A.《伤科大成》　B.《医宗金鉴》　C.《圣济总录》
D.《伤科汇纂》　E.《跌损妙方》

【正确答案】B　【易错答案】D

【答案分析】本题主要考查正骨方法的起源。《医宗金鉴·正骨心法要旨》把手法归纳为“摸、接、端、提、推、拿、按、摩”八法，并详细阐述了手法的适应证、作用及其操作要领。

2. 下列手法适用于脱位的是（　　）

A. 端挤　B. 折顶　C. 蹬顶
D. 回旋　E. 分骨

【正确答案】C　【易错答案】B

【答案分析】本题主要考查正骨手法的适应证。蹬顶多用于肩关节、肘关节脱位以及髋关节前脱位。

3. 骨折后的最佳整复时机是（　　）

A. 半小时内　　B. 1 小时内　　C. 2 小时内

D. 3 小时内　　E. 4~6 小时内

【正确答案】A　　【易错答案】C

【答案分析】骨折后半小时内，局部疼痛、肿胀较轻，肌肉尚未发生痉挛，最易复位。

4. 当骨折间隙有软组织嵌入时常使用（　　）

A. 拔伸　　B. 回旋　　C. 分骨

D. 旋转　　E. 提按

【正确答案】B　　【易错答案】A

【答案分析】回旋法多用于矫正有背向移位的斜形、螺旋形骨折，或有软组织嵌入的骨折。

5. 难以整复的肩关节脱位或陈旧性脱位可采用的手法是（　　）

A. 旋转　　B. 屈伸　　C. 杠杆

D. 蹬顶　　E. 折顶

【正确答案】C　　【易错答案】D

【答案分析】杠杆法是利用杠杆为支撑点，力量较大，多用于难以整复的肩关节脱位或陈旧性脱位。

（二）多选题

1. 骨折重叠移位可以采用（　　）

A. 折顶　　B. 拔伸　　C. 提按

D. 端挤　　E. 分骨

【正确答案】ABCD　　【易错答案】漏选 A

【答案分析】本题主要考查正骨手法的适应证。

2. 下列手法可用于肩关节脱位的整复的是（　　）

A. 触碰　　B. 拔伸　　C. 屈伸

D. 杠杆　　E. 蹬顶

【正确答案】BCDE　　【易错答案】A

【答案分析】本题主要考查肩关节脱位的手法整复要领。

3. 理筋手法的功效包括（　　）

A. 活血散瘀，消肿止痛　　B. 舒筋活络，解除痉挛　　C. 理顺筋络，整复错位

D. 松解粘连，通利关节　　E. 通经活络，祛风散寒

【正确答案】ABCDE 【易错答案】漏选

【答案分析】本题主要考查理筋手法的功效。

（三）填空题

1. 摇摆手法用于________、________骨折。

【正确答案】横断型、锯齿型

【答案分析】摇摆手法用于横断、锯齿型骨折。

2. 分骨手法用于矫正________的骨折。

【正确答案】两骨并列部位

【答案分析】分骨手法用于矫正两骨并列部位的骨折，如尺桡骨、胫腓骨、掌骨、跖骨骨折等，骨折段因受骨间膜或骨间肌的牵拉而呈相互靠拢的侧方移位。

（四）名词解释

1. 功能对位

【正确答案】骨折在整复后无重叠移位，旋转、成角畸形得到矫正，肢体的力线正常，长度相等，骨折愈合后肢体的功能可以恢复到满意程度，不影响患者在工作和生活上的要求。

【答案分析】本题主要考查功能复位的要求，需注意与骨折解剖复位的区别，两者可以比较记忆。

2. 端挤

【正确答案】端挤主要用于矫正内外侧方（即左右侧方）移位。操作时，术者一手固定骨折近端，另一手握住骨折远端，用四指向术者方向用力谓之端；用拇指反向用力谓之挤，将向外突出的骨折端向内挤迫。

【答案分析】注意操作时的手法及其适用的骨折类型。

（五）简答题

试述折顶手法的操作。

【正确答案】横断或锯齿型骨折，如患者肌肉发达，单靠牵引力量不能完全矫正重叠移位时，可用折顶手法。术者两手拇指抵于突出的骨折一端，其他四指重叠环抱于下陷的骨折另一端，在牵引下两拇指用力向下挤压突出的骨折端，加大成角，依靠拇指的感觉，估计骨折的远近端骨皮质已经相顶时，而后骤然反折。反折时环抱于骨折另一端的四指将下陷的骨折端猛力向上提起，而拇指仍然用力将突出的骨折端继续下压，这样较容易矫正重叠移位。用力大小，依原来重叠移位的多少而定。用力的方向可正可斜。单纯前后移位者，正位折顶；同时有侧方移位者，斜向折顶。通过这一手法不但可以解决重叠移位，也可以矫正侧方移位。此法多用于前臂骨折。

【答案分析】需注意折顶手法的操作要点（图 1）及其适用的骨折类型。

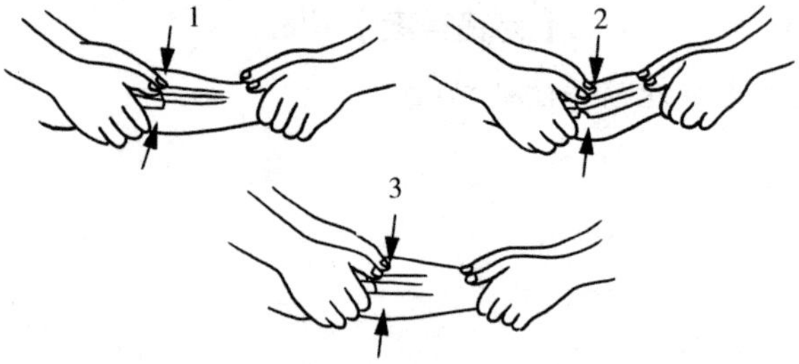

图 1　折顶手法

注：1. 加大成角；2. 断端相挤；3. 折顶复位

第三节　固定

◎ **重点** ◎

1. 常用外固定方法（夹板、石膏、牵引、外固定器）
2. 夹板固定的适应证与禁忌证
3. 常用牵引疗法及其适应证、注意事项
4. 内固定的适应证

◎ **难点** ◎

1. 夹板固定的原理及其适应证、禁忌证
2. 夹板固定的注意事项
3. 颅骨牵引的操作要领及其注意事项
4. 尺骨鹰嘴的牵引操作要领及其注意事项
5. 股骨下端牵引操作要领及其注意事项
6. 胫骨结节牵引操作要领及其注意事项
7. 外固定器的适应证
8. 内固定的适应证

精选习题

扫码获取同步习题

（一）单选题

1. 下列不是夹板固定适应证的是（　　）

A. 四肢闭合性骨折　　B. 开放性骨折创面小

C. 四肢陈旧性骨折已手法整复　　D. 关节内骨折已整复

E. 四肢骨折但水肿较严重

【正确答案】E　　【易错答案】B、D

【答案分析】本题主要考查夹板固定的适应证：①四肢闭合性骨折者（包括关节内及近关节内经手法整复成功者）。②四肢开放性骨折，创面小或经处理伤口闭合者。③陈旧性四肢骨折运用手法整复者。

2. 适用于髌骨骨折或尺骨鹰嘴骨折的压垫是（　　）

A. 平垫　　B. 合骨垫　　C. 抱骨垫

D. 葫芦垫　　E. 大头垫

【正确答案】C　　【易错答案】E

【答案分析】本题主要考查固定垫的应用。

3. 伸直型股骨髁上骨折应该采取的骨牵引是（　　）

A. 股骨髁上牵引　　B. 跟骨牵引　　C. 胫骨结节牵引

D. 骨盆牵引　　E. 股骨髁间牵引

【正确答案】C　　【易错答案】A、E

【答案分析】本题主要考查骨牵引的适应证。胫骨结节牵引适用于股骨干骨折、伸直型股骨髁上骨折等。

4. 下列情况不属于切开复位内固定适应证的是（　　）

A. 有移位的关节内骨折　　B. 不稳定性骨折　　C. 骨折不愈合

D. 开放性骨折　　E. 儿童长管状骨骨折生理弧度方向上 10°以内成角

【正确答案】E　　【易错答案】A

【答案分析】本题主要考查内固定的主要适应证。

5. 开放性骨折采取切开复位内固定需在伤后（　　）清创

A. 6~8 小时内　　B. 12 小时内　　C. 18 小时内

D. 24 小时内　　E. 36 小时内

【正确答案】A　　【易错答案】B

【答案分析】本题主要考查内固定的适应证。开放性骨折在 6~8 小时之内需要清创，如伤口污染较轻，清创又彻底，可直接采用内固定。

6. 用于纠正骨折侧方移位，采用的固定垫是（　　）

A. 一垫固定法　　B. 二垫固定法　　C. 三垫固定法

D. 四垫固定法　　E. 五垫固定法

【正确答案】B　　【易错答案】C

【答案分析】本题主要考查固定垫的应用。

7. 锁骨骨折或复位后不稳定的尺桡骨骨折应选用（　　）

A. 塔形垫　　B. 横垫　　C. 高低垫

D. 梯形垫　　E. 分骨垫

【正确答案】C　　【易错答案】D

【答案分析】本题考查固定垫的使用。①平垫：适用于肢体平坦部位，多用于骨干骨折。②塔形垫：适用于肢体关节凹陷处，如肘、踝关节。③梯形垫：一边厚，一边薄，形似阶梯状，多用于肢体有斜坡处，如肘后、踝关节等。④高低垫：为一边厚、一边薄的固定垫，用于锁骨骨折或复位后固定不稳的尺桡骨骨折。⑤抱骨垫：呈半月状，适用于髌骨及尺骨鹰嘴骨折。最好用绒毡剪成。⑥葫芦垫：厚薄一致，两头大、中间小，形如葫芦状，适用于桡骨头骨折或脱位。⑦横垫：为长条形厚薄一致的固定垫，适用于桡骨远端骨折。⑧合骨垫：呈中间薄、两边厚的固定垫，适用于下尺桡关节分离。⑨分骨垫：适用于尺桡骨骨折、掌骨骨折、跖骨骨折等。⑩大头垫：适用于肱骨外科颈骨折。

（二）多选题

1. 皮肤牵引的禁忌证是（　　）

A. 成人股骨干骨折　　B. 皮肤有炎症　　C. 胶布过敏

D. 肢体血液循环不良　　E. 老年股骨转子间骨折

【正确答案】ABCD　　【易错答案】漏选 A

【答案分析】本题主要考查皮肤牵引的禁忌证。

2. 外固定器的适应证有（　　）

A. 肢体严重开放性骨折　　B. 四肢闭合性骨折　　C. 内固定术后骨感染

D. 肢体延长　　E. 骨折不愈合　　F. 关节融合术

【正确答案】ABCDEF　　【易错答案】漏选 F

【答案分析】本题主要考查外固定器的主要适应证。

3. 切开复位内固定的缺点是（　　）

A. 可能引起神经血管损伤　　B. 可能引起骨感染

C. 有时有生命危险　　D. 多数需要二次手术取出内固定物

E. 可能引起骨折迟缓愈合或不愈合

【正确答案】ABCDE　　【易错答案】漏选 E

【答案分析】本题主要考查内固定术的缺点。

4. 骨牵引的禁忌证是（　　）

A. 牵引处有炎症　　B. 严重骨质疏松　　C. 老年患者

D. 开放性骨折　　E. 不稳定性骨折

【正确答案】AB　　【易错答案】C

【答案分析】骨牵引的禁忌证：①牵引处有炎症或开放创伤污染严重者。②牵引局部骨骼有病变及严重骨质疏松者。③牵引局部需要切开复位者。

5. 夹板固定的力学原理是（　　）

A. 肢体固定的血液循环改变　　B. 将伤肢置于与移位倾向相反的位置

C. 肌肉收缩的内在动力　　D. 夹板、压垫和扎带的外部作用力

E. 患者的自我控制力

【正确答案】BCD　　【易错答案】A

【答案分析】夹板固定的作用机制：扎带、夹板、压垫的外部作用力；肌肉收缩的内在动力；伤肢置于与移位倾向相反的位置。

（三）论述题

1. 试述良好的固定方法有哪些标准？

【正确答案】良好的固定方法应具有以下标准：①能起到良好的固定作用，对被固定肢体周围的软组织无损伤，保持损伤处正常血运，不影响正常的愈合。②能有效地固定骨折，消除不利于骨折愈合的旋转、剪切和成角外力，使骨折端相对稳定，为骨折愈合创造有利的条件。③对伤肢关节约束小，有利于早期功能活动。④对骨折整复后的残留移位有矫正作用。

【答案分析】可结合损伤治疗的相关知识回答。

2. 骨伤科夹板固定的适应证与禁忌证有哪些？

【正确答案】夹板固定的适应证：①四肢闭合性骨折者（包括关节内及近关节内经手法整复成功者）。②四肢开放性骨折，创面小或经处理伤口闭合者。③陈旧性四肢骨折运用手法整复者。

夹板固定的禁忌证：①较严重的开放性骨折。②难以整复的关节内骨折。③难以固定的骨折。④肿胀严重伴有水疱者。⑤伤肢远端脉搏微弱，末梢血循环较差或伴有动脉、静脉损伤者。

【答案分析】需严格掌握夹板固定的适应证与禁忌证。

第四节　练功

◎ 重点 ◎

练功疗法的作用

◎ 难点 ◎

1. 上肢练功的目的及其动作要领
2. 下肢练功的目的及其动作要领

精选习题

扫码获取同步习题

（一）单选题

1. 上肢练功的主要目的是（　　）

A. 保持结构的完整性　　B. 促进骨折愈合　　C. 消除关节粘连

D. 恢复手的功能　　E. 增加肌肉力量

【正确答案】D　　　　【易错答案】B

【答案分析】上肢练功的主要目的是恢复手的功能。

2. 下肢练功的主要目的是（　　）

A. 恢复负重和行走功能　　B. 促进血液运行　　C. 保护关节灵活性

D. 防止关节功能障碍　　E. 防止肌肉萎缩

【正确答案】A　　　　【易错答案】D

【答案分析】下肢练功的主要目的是恢复负重和行走功能，保持各关节的稳定性。

（二）多选题

1. 属于练功防治作用的是（　　）

A. 消肿定痛　　B. 扶正祛邪　　C. 防治筋肉萎缩

D. 防治骨质疏松　　E. 促进创面愈合

【正确答案】ABCD　　　　【易错答案】E

【答案分析】本题主要考查练功疗法的作用，包括：活血化瘀，消肿定痛；濡养患肢关节筋络；促进骨折迅速愈合；防治筋肉萎缩；避免关节粘连和骨质疏松；扶正祛邪。

2. 肩肘部练功法有（　　）

A. 五点支撑　　B. 叉手托上　　C. 手指爬墙

D. 弓步云手　　E. 搓滚舒筋

【正确答案】BCD　　　　【易错答案】E

【答案分析】本题主要考查肩肘部常用练功方法，包括：前伸后屈、内外运旋、叉手托上、手指爬墙、弓步云手、肘部伸屈、手拉滑车等。

（三）简答题

练功疗法对损伤的防治作用可归纳为哪些方面？

【正确答案】可归纳为：①活血化瘀，消肿定痛。②濡养患肢关节筋络。③促进骨折迅速愈合。④防治筋肉萎缩。⑤避免关节粘连和骨质疏松。⑥扶正祛邪。

【答案分析】本题主要考查练功疗法的防治作用。

第五节　其他疗法

◎ 重点 ◎

1. 针刀疗法的概念及其适应证
2. 创伤骨科微创技术的应用
3. 脊柱微创技术及内镜技术的应用

◎ 难点 ◎

1. 针刀的操作要点

2. 常用创伤骨科微创技术

3. 脊柱微创技术的主要缺点

4. 内镜技术的应用范围

精选习题

扫码获取同步习题

（一）单选题

1. 针刀疗法的作用机制是（　　）

A. 刺激穴位　B. 活血化瘀　C. 改善循环

D. 恢复人体局部的组织平衡状态　E. 消肿止痛

【正确答案】D　【易错答案】B、C、E

【答案分析】针刀疗法是将针刺疗法和手术疗法的有机结合，其作用机制为恢复人体局部的组织平衡状态，起到松解瘢痕、解除挛缩、疏通组织、改善循环、减张减压、消肿止痛等作用。

2. 针刀疗法的核心是（　　）

A. 平衡理念　B. 整体观念　C. 辨证论治

D. 动静结合　E. 筋骨并重

【正确答案】A　【易错答案】B

【答案分析】针刀手术是在无菌操作下进行的，以平衡理念为核心，以精细的解剖知识为基础，以精准的定位和细致的操作为治疗要点的微创手术方法。

（二）多选题

1. 针刀疗法的适应证包括（　　）

A. 骨关节炎　B. 腱鞘炎　C. 滑囊炎

D. 肌肉韧带钙化　E. 某些病理性损伤后遗症

【正确答案】ABCDE　【易错答案】漏选 E

【答案分析】本题考查针刀疗法的适应证与禁忌证。针刀疗法主要适用于软组织粘连、挛缩、瘢痕而引起的顽固性疼痛，骨关节炎，腱鞘炎，滑囊炎，肌肉、韧带钙化，某些手术或创伤引起的病理性损伤后遗症。对于有发热症状者、严重糖尿病者、病变部位有感染者、凝血功能障碍者禁用。

2. 常见的创伤骨科微创技术有（　　）

A. 髓内钉固定技术　B. 锁定钢板固定技术　C. 空心钉固定技术

D. 经皮椎弓根钉固定技术　E. 内镜下韧带重建技术

【正确答案】ABCDE　【易错答案】漏选 A、B

【答案分析】本题考查常见的创伤骨科微创技术。

（三）名词解释

针刀

【正确答案】凡是以针的方式刺入人体，不需长形切口，在人体内又能发挥刀的治疗作用，将针具和手术刀融为一体的医疗器械，称之针刀。

【答案分析】本题需注意针刀的特点。

（四）论述题

试述针刀操作的要点。

【正确答案】①进针方向采用定点、定向、加压分离、刺入四步规程。定点，就是定进针点；定向，是在精确掌握进针部位的解剖结构前提下，选取手术入路能够确保手术成功，有效避开神经、血管和重要脏器；加压分离，是在浅层部位有效避开神经血管的一种方法；刺入，是以右手拇、食指（示指）捏住针刀柄，其余三指作为支撑，压在进针点附近的皮肤上，防止刀锋刺入皮肤后，超过深度而损伤深部重要神经血管和脏器。②手术方法选择应用纵行疏通剥离法、横形剥离法、切开剥离法、铲磨削平法、瘢痕剥除法、骨痂凿开法、通透剥离法和切割肌纤维法八种方法进行治疗。术中应注意防止晕针、断针和损伤血管神经。

第五章　创伤急救

第一节　急救技术

◎ **重点** ◎

1. 创伤急救的原则、步骤
2. 常用止血方法、搬运方法

◎ **难点** ◎

1. 现场急救术的内容
2. 常用止血方法及其适应证
3. 创伤患者的搬运与转送
4. 现场急救的五大技术：保持呼吸通畅、止血、包扎、固定、搬运与转送

精选习题

扫码获取
同步习题

（一）单选题

1. 创伤救护的步骤是（　　）

A. 包扎—搬运—止血—固定　　B. 止血—包扎—固定—搬运

B. 搬运—止血—包扎—固定　　D. 固定—搬运—包扎—止血

E. 止血—固定—搬运—包扎

【正确答案】B　　【易错答案】D、E

【答案分析】创伤救护步骤：先止血、包扎、固定，然后正确搬运和及时转送。

2. 昏迷伤员的搬运方式是（　　）

A. 平卧式　　B. 搀扶式　　C. 背负式

D. 拖拉式　　E. 抱扶式

【正确答案】A　　【易错答案】D

【答案分析】搬运的方式多种多样，如有昏迷或气胸的伤员，必须采用平卧式搬运法，保持呼吸道通畅，避免分泌物和舌根后坠堵住呼吸道。

3. 螺旋反折包扎法适用于（　　）

A. 膝关节　　B. 大腿　　C. 肩关节
D. 前臂、小腿　　E. 上臂

【正确答案】D　　【易错答案】A、C

【答案分析】本题主要考查绷带包扎的选择。螺旋反折包扎法适用于肢体周径不等的部位，如前臂和小腿等。

4. 前臂出血时，指压止血应（　　）

A. 将面动脉压在下颌骨上　　B. 将肱动脉压于肱骨上
C. 颞浅动脉耳前压迫　　D. 将锁骨下动脉压于第 1 肋骨上
E. 将颈总动脉压向颈椎横突上

【正确答案】B　　【易错答案】D

【答案分析】本题主要考查指压止血法对于动脉的选择，主要依据创伤部位的动脉分布选择。用手指或手掌压迫出血动脉的近心端，把血管压向深部骨骼。

5. 创伤急救的有效步骤是（　　）

A. 严密包扎　　B. 有效止血　　C. 妥善固定
D. 正确搬运　　E. 及时转运

【正确答案】B　　【易错答案】C

【答案分析】创伤救护步骤：先止血、包扎、固定，然后正确搬运和及时转送。

（二）论述题

1. 试述止血带止血法的注意事项。

【正确答案】使用止血带，以出血停止、远端无血管搏动为度。要标明止血带的时间，扎止血带的时间应越短越好。如需延长，应每隔 1~1.5 小时松放 1 次，待肢体组织有新鲜血液渗出后，再重新扎上，若出血停止则不必重复使用。应用止血带之前用无菌敷料压住伤口以免过多渗血。解除止血带之前，要做好清创准备，以便迅速彻底止血。对失血较多的患者应尽早输液、输血，防止休克和酸中毒等并发症的发生。严重挤压伤和远端肢体严重缺血者，忌用或慎用止血带。

【答案分析】本题主要考查止血带在急救止血中的应用。要掌握止血带应用的原则、应用时间以及禁忌。

2. 试述伤口清创术后处理的注意事项。

【正确答案】①有效固定。②适当抬高患肢和更换敷料。③密切观察患肢远端血循环和神经功能。④正确使用抗生素。⑤术后感染的处理。

【答案分析】伤后 6 ～ 8 小时内的伤口经彻底清创缝合可一期缝合，术后需根据患者不同情况对症处理。

第二节 周围血管损伤

◎ **重点** ◎

周围血管损伤的常见病理类型（血管断裂、血管痉挛、血管内膜损伤、血管受压、创伤性动脉瘤和动静脉瘘）

◎ **难点** ◎

1. 周围血管损伤的常见病理类型、病理基础及治疗
2. 周围血管损伤的中医辨证施治

精选习题

扫码获取
同步习题

（一）多选题

血管损伤包括（　　）

A. 血管断裂　　B. 血管痉挛　　C. 血管内膜损伤

D. 血管受压　　E. 创伤性动脉瘤

【正确答案】ABCDE　　【易错答案】漏选 B

【答案分析】本题主要考查周围血管损伤的分类。

（二）填空题

血管损伤的紧急处理原则是________和________。

【正确答案】抢救生命、保存肢体

【答案分析】四肢血管损伤的处理首先重在及时诊断与止血，抗休克，挽救患者生命；其次是做好伤口的早期清创，正确修复损伤血管，尽早恢复肢体的血供，保全肢体，降低致残率；同时，认真处理好骨关节和神经等并发性损伤，密切观察和防治感染、继发性出血和血栓形成等继发症，最大限度地恢复肢体功能。血管损伤中动脉损伤是其主要矛盾，必须修复，大静脉要尽量修复。

（三）论述题

试述肢体远端血供障碍的判断。

【正确答案】主要动脉损伤、栓塞或受压，肢体远端可出现血供障碍，应注意与健侧肢体对比。①患肢远端动脉搏动减弱或消失。②远端皮肤因缺血或血供不足表现为苍白，皮温下降。③毛细血管充盈时间延长。④远端肢体疼痛：疼痛是神经缺血的早期反应，约在缺血 30 分钟后出现。⑤感觉障碍：随着缺血时间延长，肢体由疼痛转入感觉减退、麻木，最后感觉可完全丧失。感觉障碍多呈手套或袜套状，而与神经损伤所致感觉障碍和神经纤维分布相一致的情况不同，应注意鉴别。⑥运动障碍：肌肉对缺血很敏感，缺血时间稍长，肌力即下降以至完全消失。

【答案分析】远端血供障碍可通过动脉搏动、皮温、疼痛、运动等多方面判断。

第三节　周围神经损伤

◎ 重点 ◎

1. 周围神经损伤的分类（神经断裂、轴索断裂、神经失用）

2. 周围神经损伤的临床表现

◎ 难点 ◎

1. 周围神经损伤的症状体征

2. Tinel 征

扫码获取同步习题

精选习题

（一）单选题

1. 感觉检查中属于浅感觉检查的是（　　）

A. 痛觉、位置觉、温度觉　B. 痛觉、温度觉、触觉　C. 震动觉、痛觉、触觉

D. 痛觉、实体觉、触觉　E. 位置觉、震动觉、实体觉

【正确答案】B　【易错答案】C

【答案分析】感觉检查中浅感觉包括痛觉、触觉、温度觉，深感觉包括震动觉、位置觉、运动觉。

2. 患者 4 周前因右肱骨下 1/3 骨折出现右侧前臂伸肌群肌肉萎缩，腕下垂，拇指不能背伸，伸指功能障碍，可能的诊断是（　　）

A. 拇长伸肌腱断裂　B. 指长伸肌腱断裂　C. 腓总神经损伤

D. 正中神经损伤　E. 桡神经损伤

【正确答案】E　【易错答案】D

【答案分析】本题主要考查周围神经损伤的症状体征，如桡神经损伤后出现的腕下垂、尺神经损伤后出现的爪形指、正中神经损伤后出现的“猿手”畸形、腓总神经损伤后出现的足下垂等。

3. 患者男性，18 岁，医生对其右下肢做肌力检查，让患者处于坐位，膝关节屈曲 90°，嘱其伸直膝关节，患者不能完成此动作，则可能出现肌肉无力的肌肉名称是（　　）

A. 髂腰肌　B. 臀大肌　C. 股四头肌

D. 缝匠肌　E. 臀中肌

【正确答案】C　【易错答案】A

【答案分析】本题主要考查临床中常用的肌力检查。

（二）多选题

1. 神经损伤的症状体征为（ ）

A. 畸形　B. 感觉障碍　C. 运动障碍

D. 腱反射的变化　E. 自主神经功能障碍

【正确答案】ABCDE　【易错答案】漏选 E

【答案分析】由于神经损伤，肌肉瘫痪，可致畸形，多在伤后数周或更长一段时间内。周围神经损伤后其所支配的皮肤区可发生感觉障碍。神经损伤后所支配的肌肉瘫痪可致运动障碍。神经受伤后，有关肌腱的反射即消失。周围神经损伤后所支配的皮肤可出现营养障碍。

2. 最易受到损伤的周围神经有（ ）

A. 腓总神经　B. 桡神经　C. 尺神经

D. 坐骨神经　E. 正中神经

【正确答案】ABCDE　【易错答案】漏选 D

【答案分析】本题主要考查常见的周围神经损伤，主要与周围神经的分布位置相关。

（三）名词解释

1.Tinel 征

【正确答案】叩击损伤神经的远端，引起该神经支配区针刺样麻痛，则表明该神经开始再生，称为 Tinel 征，是神经轴索再生的证据。

【答案分析】本题主要考查周围神经损伤神经本身的变化，需牢记疼痛的性质及其临床意义。

2. 神经失用症

【正确答案】神经失用症指神经轴索和鞘膜完整，但神经传导功能障碍，可持续几小时至几个月，多因神经受压或外伤引起的病症，一般可自行恢复。

【答案分析】本题需注意其出现的原因及其预后。

第四节 创伤性休克

◎ 重点 ◎

1. 创伤性休克的诊断
2. 创伤性休克的中西医治疗

◎ 难点 ◎

1. 创伤性休克的病理基础
2. 创伤性休克的实验室检查
3. 创伤性休克的治疗原则

精选习题

扫码获取
同步习题

（一）单选题

1. 一般来讲，人体失血通过神经体液调节，可代偿地维持血压于正常范围，但一次突然失血量不超过总血量的（　　）

A. 10%　　B. 15%　　C. 20%

D. 25%　　E. 30%

【正确答案】B　　【易错答案】C

【答案分析】创伤导致出血引起血流灌注不足，正常成人总血量为4500~5000 ml。一般来讲，一次突然失血量不超过总血量的15%（约750 ml）时，人体通过体液调节可代偿地维持血压于正常范围。

2. 尿量是内脏血液灌注量的一个重要标志，每小时尿量少于（　　）提示肾脏血液灌注量不足，有休克存在

A. 12.5 ml　　B. 30 ml　　C. 35 ml

D. 50 ml　　E. 80 ml

【正确答案】B　　【易错答案】A

【答案分析】若患者每小时尿量少于30 ml，常提示肾脏血液灌注量不足，有休克存在。

3. 创伤性休克早期可口服中药，应辨证予以内治，血脱者宜用（　　）

A. 独参汤　　B. 当归补血汤　　C. 生脉散

D. 增液汤　　E. 参附汤

【正确答案】B　　【易错答案】A

【答案分析】本题主要考查休克早期的中医内治法。气脱急用独参汤，血脱宜用当归补血汤加减，亡阴宜用生脉饮加减，亡阳宜用四逆汤和参附汤加减。

4. 在中心静脉压与血压的关系中，血容量不足则（　　）

A. 中心静脉压低，血压低　　B. 中心静脉压高，血压低

C. 中心静脉压低，血压正常　　D. 中心静脉压高，血压正常

E. 中心静脉压低，血压高

【正确答案】A　　【易错答案】B

【答案分析】当出现休克与血容量不足时，中心静脉压可降低。若要正确判断血容量情况和休克的程度，应将血压、脉压、脉搏和每小时尿量测定等数据结合起来综合分析。

（二）多选题

1. 若输血、输液补充血容量后休克仍未能改善，应考虑存在的因素包括（　　）

A. 潜在活动性出血　　B. 细菌感染　　C. 心功能不全

D. 代谢性酸中毒　　E. 弥散性血管内凝血

【正确答案】ABCDE　　【易错答案】漏选 B、C

【答案分析】创伤性休克在止血的情况下，补充与恢复血容量是治疗的根本措施，所以在输血补液后休克仍未改善，应考虑其他原因的存在。

2. 下列化验中结果异常，说明休克可能进入弥散性血管内凝血阶段的是（　　）

A. 血红蛋白　　B. 血小板计数　　C. 凝血酶原时间

D. 纤维蛋白原含量　　E. 红细胞压积

【正确答案】BCD　　【易错答案】E

【答案分析】本题主要考查创伤性休克的实验室检查。

3. 提示血液浓缩，血容量不足的标志是（　　）

A. 血小板升高　　B. 红细胞升高　　C. 出凝血时间延长

D. 血红蛋白升高　　E. 红细胞压积增加

【正确答案】DE　　【易错答案】C

【答案分析】血红蛋白及红细胞压积测定：两项指标升高，常提示血液浓缩，血容量不足。

（三）填空题

当失血量达到总量的________时，发生轻度休克；当失血量达到总量的________时，即为中度休克；当失血量达到总量的________时，为重度休克。

【正确答案】25%、35%、45%

【答案分析】本题考查失血量与休克之间的关系。

（四）简答题

创伤性休克的救治原则是什么？

【正确答案】创伤性休克的救治原则是积极抢救生命与消除不利因素的影响，补充血容量与调整机体生理功能，防治创伤及其并发症，纠正体液电解质和酸碱度的紊乱。采取中西医结合的综合措施，提高救治的成功率。

【答案分析】本题主要考查创伤性休克的治疗原则，应抓住主要矛盾，以抢救生命为第一原则。

第五节　脂肪栓塞综合征

◎ 重点 ◎

1. 脂肪栓塞综合征的概念及其预后
2. 脂肪栓塞综合征的诊查要点
3. 脂肪栓塞综合征的治疗

◎ 难点 ◎

1. 脂肪栓塞综合征的主要诊断标准
2. 脂肪栓塞综合征的分型
3. 脂肪栓塞综合征的中医分型及治疗

精选习题

扫码获取
同步习题

（一）单选题

1. 下列属于脂肪栓塞综合征中医分型的是（　　）

A. 瘀攻心肺　　B. 气滞血瘀　　C. 肺阴虚

D. 气血两虚　　E. 以上都不是

【正确答案】A　　【易错答案】B

【答案分析】本题考查脂肪栓塞综合征的中医分型，包括：瘀阻肺络（不完全型或称部分症候群型）、瘀贯胸膈（完全型或称典型症候群型）、瘀攻心肺（暴发型）。

2. 脂肪栓塞综合征证属瘀贯胸膈者，应选用（　　）

A. 化痰通络汤　　B. 安宫牛黄丸合半夏白术天麻汤　　C. 生脉饮

D. 四逆汤合参附汤　　E. 独参汤

【正确答案】B　　【易错答案】D

【答案分析】瘀贯胸膈者宜豁痰醒神，用安宫牛黄丸合半夏白术天麻汤加减。

（二）多选题

以下属于脂肪栓塞综合征诊断参考标准的是（　　）

A. 心动过速，脉率 120 次 / 分以上　　B. 发热或高热　　C. 血小板减少

D. 血沉增快　　E. 血中游离脂肪酸增加

【正确答案】ABCDE　　【易错答案】漏选 C

【答案分析】本题考查脂肪栓塞综合征的诊查要点。

（三）名词解释

脂肪栓塞综合征

【正确答案】脂肪栓塞综合征是指人体严重创伤骨折或骨科手术后，骨髓腔内游离脂肪滴进入血液循环，在肺血管床内形成栓塞，引起一系列呼吸、循环系统的改变，病变以肺为主，表现为呼吸困难、意识障碍、皮下及内脏瘀血和进行性低氧血症为主要特征的一组症候群。

【答案分析】本题需注意脂肪栓塞综合征发生的病机、病变部位及其临床表现。

（四）论述题

试述脂肪栓塞综合征的诊断要点。

【正确答案】①主要诊断标准：呼吸系统症状和肺部 X 线多变的进行性肺部阴影改变，典型的肺部 X 线可见“暴风雪状”阴影（非胸部损伤引起）；点状出血常见于头、颈及上胸等皮肤和黏膜部位；神志不清或昏迷（非颅脑损伤引起）。②次要诊断标准：血氧分压下降，低于 8 kPa 以下；血红蛋白下降，低于 100 g/L 以下。③参考标准：心动过速，脉率快（120 次 / 分以上）；发热或高热（38~40℃）；血小板减少；尿、血中有脂肪滴；血沉增快（大于 70 mm/h）；血清脂酶增加；血中游离脂肪酸增加。在上述标准中主要标准有 1 项，而次要标准和参考标准有 4 项以上时可确定临床诊断。无主要诊断标准，只有 1 项次要诊断标准及 4 项以上参考标准者，可诊断为隐性脂肪栓塞综合征。

【答案分析】脂肪栓塞综合征需注意主要标准和次要标准的鉴别，同时应结合参考标准进行判断。

第六节　筋膜间隔区综合征

◎ 重点 ◎

1. 筋膜间隔区综合征的概念及其症状体征
2. 筋膜间隔区综合征的治疗

◎ 难点 ◎

1. 筋膜间隔区综合征的名词解释
2. 五“P”症
3. 各部筋膜间隔区综合征的特征
4. 筋膜间隔区综合征切开减压的注意事项
5. 筋膜间隔区综合征的中医治疗

扫码获取
同步习题

精选习题

（一）单选题

1. 肢体完全缺血（　　）后，则会发生肢体永久性功能障碍

A. 0.5 小时　　B. 1 小时　　C. 2 小时
D. 3 小时　　E. 4~12 小时

【正确答案】E　　【易错答案】C

【答案分析】本题主要考查筋膜间隔区综合征的病机。通常缺血 30 分钟，即发生神经功能异常；完全缺血 4~12 小时后，则肢体发生永久性功能障碍。

2. 筋膜间隔区综合征最早且可能是唯一主诉症状的是（　　）

A. 剧痛　　B. 麻木感　　C. 肌力减退

D. 发热　　E. 尿黄

【正确答案】A　　【易错答案】B

【答案分析】筋膜间隔区综合征初期以疼痛、麻木与异样感为主，疼痛为伤肢深部广泛而剧烈的进行性灼痛。剧痛可视为本病最早和唯一的主诉。

3. 患肢肿胀灼痛，压痛明显，屈伸无力，皮肤麻木，舌质青紫，脉紧涩，其分型是（　　）

A. 肝肾亏虚　　B. 气血亏虚　　C. 瘀滞经络

D. 气滞血瘀　　E. 风湿侵袭

【正确答案】C　　【易错答案】B

【答案分析】本题主要考查筋膜间隔区综合征的中医分型。①瘀滞经络：患肢肿胀灼痛，压痛明显，屈伸无力，皮肤麻木，舌质青紫，脉紧涩。②肝肾亏虚：骨质疏松，关节僵硬，舌质淡，脉沉细。

4. 小腿筋膜间隔区综合征切开减压的位置应选择（　　）

A. 前侧　　B. 背侧　　C. 内侧

D. 外侧　　E. 前外侧或后内侧

【正确答案】E　　【易错答案】C

【答案分析】上臂和前臂均在旁侧做切口，手部在背侧做切口，大腿应在外侧切开，小腿应在前外侧或后内侧切开。

5. 小腿远端内侧、跟腱与胫骨之间组织紧张，有压痛，屈趾肌及胫后肌无力，伸趾时引起疼痛，胫后神经支配区皮肤感觉丧失，属于（　　）

A. 小腿外侧间隔区　　B. 小腿后侧浅部间隔区　　C. 小腿前侧间隔区

D. 小腿后侧深部间隔区　　E. 小腿后侧间隔区

【正确答案】D　　【易错答案】B、E

【答案分析】本题主要考查小腿各间隔区综合征的临床表现。小腿间隔区综合征，后侧深部间隔区压力增高时，小腿远端内侧、跟腱与胫骨之间组织紧张，有压痛，屈趾肌及胫后肌无力，伸趾时引起疼痛，胫后神经支配区的皮肤感觉丧失。

（二）多选题

1. 造成筋膜间隔区血循环障碍恶性循环的两个主要环节是（　　）

A. 缺血　　B. 肌肉挛缩　　C. 水肿

D. 神经功能异常　　E. 肌红蛋白尿

【正确答案】AC　　【易错答案】B

【答案分析】本题主要考查筋膜间隔区综合征的主要病理基础。

2. 筋膜间隔区综合征肌肉坏死时，血液检查见（　　）

A. 红细胞增多　　B. 白细胞增多　　C. 血小板增多

D. 出凝血时间延长　　E. 血沉加快

【正确答案】BE　　　　　　　　【易错答案】D

【答案分析】本题主要考查筋膜间隔区综合征的实验室检查。当肌肉发生坏死时，白细胞总数和分类均升高，血沉加快。

3. 前臂背侧间隔区压力增高，可见（　　）

A. 伸拇及伸指肌无力

B. 屈拇及屈指肌无力

C. 尺神经及正中神经支配区皮肤感觉麻木

D. 患部肿胀，组织紧张

E. 有压痛

【正确答案】ADE　　　　　　　【易错答案】B、C

【答案分析】前臂间隔区综合征，背侧间隔区压力增高时，患部肿胀，组织紧张，有压痛，伸拇与伸指肌无力，被动屈曲 5 个手指时引起疼痛。

4. 发生筋膜间隔区综合征的主要病因病机是（　　）

A. 神经受损　　　　B. 血管受损　　　　C. 肢体内部组织肿胀

D. 肢体外部受压　　E. 肌肉肌腱受损

【正确答案】BCD　　　　　　　【易错答案】E

【答案分析】筋膜间隔区综合征的主要病因包括：血管受损、肢体内部组织肿胀、肢体外部受压。

（三）填空题

1. 筋膜间隔区是由________、________与________等构成。

【正确答案】肌间隔、深筋膜、骨膜

【答案分析】本题主要考查筋膜间隔区的组成。

2. 筋膜间隔区综合征的治疗原则是________、________、________、________。

【正确答案】早诊早治、减压彻底、减少伤残率、避免并发症

【答案分析】本题主要考查筋膜间隔区综合征的治疗原则。

（四）名词解释

1. 筋膜间隔区综合征

【正确答案】因各种原因造成筋膜间隔区内组织压升高致使血管受压，血循环障碍，肌肉和神经组织供血不足，甚至缺血坏死，最后产生的一系列症状体征，统称为筋膜间隔区综合征。

【答案分析】该名词解释需要包括部位、病理、结果等。

2. 五“P”症

【正确答案】五“P”症指由疼痛转为无痛（painless）、苍白（pallor）或发绀，大理石花纹等；感觉异常（paresthesia）；肌肉瘫痪（paralysis）；无脉（pulselessness）。

【答案分析】本题需包括筋膜间隔综合征的5个常见症状。

（五）论述题

试述筋膜间隔区综合征采用切开减压治疗时，如何掌握切开位置、范围、切开后的处理与注意事项？

【正确答案】①切开位置：筋膜间隔区综合征切开位置通常沿肢体纵轴方向做切口，深部筋膜切口应与皮肤切口一致或略长，以便充分减压。上臂和前臂均在旁侧做切口，手部在背侧做切口，大腿应在外侧切开，小腿应在前外侧或后内侧切开。②切开范围：应切开每一个受累的筋膜间隔区，否则达不到减压的目的。小腿切开减压时，可将腓骨上2/3切除，以便将小腿4个筋膜间隔区充分打开。③切开后的处理与注意事项：a. 尽量彻底清除坏死组织，消灭感染病灶。b. 切口不可加压包扎，避免再度阻断血循环。c. 切口创面可用凡士林纱布、生理盐水纱布或生肌橡皮膏加珍珠粉换药。d. 严格无菌操作，预防破伤风与气性坏疽。e. 注意观察伤口分泌物的颜色，必要时可将分泌物送细菌培养和药敏试验，以便选用适合的抗生素。

【答案分析】筋膜间隔区综合征应遵循早诊早治、减压彻底、减少伤残率、避免并发症的治疗原则，切开减压时应掌握切口位置、深度以及切开后的处理。

（六）病案分析题

患者于某，男，民工。于2015年12月27日拆迁房屋时，不慎被一门架压伤左小腿，3小时后被救出。自述左小腿剧烈疼痛、麻木、无力屈趾，自觉发热、口渴。查体：左小腿皮肤略红，皮温稍高，轻度肿胀，小腿远端内侧跟腱与胫骨之间组织紧张，有压痛，屈趾无力，伸趾时引起疼痛，小腿内后侧与足底皮肤感觉减退，尚可扪及足背动脉搏动。实验室检查：WBC 1.5×10^{10}/L。X线检查：未发现左小腿骨折。患者2小时后自觉左小腿疼痛减轻，左小腿皮肤苍白，足背动脉搏动减弱，测血沉30 mm/h，小腿筋膜间隔区组织压大于30 mmHg。

请对该病例做出诊断、分析及治疗方案。

【正确答案】（1）诊断：小腿后侧深部筋膜间隔区综合征（瘀滞经络证）。

（2）分析：患者有严重的软组织外伤史，初期剧烈疼痛，继而疼痛减轻，左小腿皮肤转为苍白，感觉减退，屈趾无力，足背动脉搏动减弱，与筋膜间隔区综合征的五“P”症相一致。正常小腿组织压为15 mmHg，而患者小腿筋膜间隔区组织压大于30 mmHg，故诊断为筋膜间隔区综合征。由于该患者的症状尚不算严重，感觉减退而未丧失，动脉搏动减弱而未消失，皮肤苍白而未出现发绀，故属于中医瘀滞经络证。

（3）治疗：切开减压，切开小腿后内侧深部筋膜间隔区，彻底清除坏死组织，消灭感染病灶，切口创面可用凡士林纱布、生理盐水纱布或生肌橡皮膏加珍珠粉换药，注意观察伤口分泌物的颜色，必要时可将分泌物送细菌培养和药敏试验，以便选用适合的抗生素。中医治疗宜活血化瘀，疏经通络，方用圣愈汤加减。恢复期可配合理筋手法，同时练习伸趾、屈趾及踝关节背伸，跖屈运动。

【答案分析】本题主要考查筋膜间隔区综合征的诊断、分型以及治疗方案，需结合临床思维应用。

第七节　挤压综合征

◎ **重点** ◎

1. 挤压综合征的病理基础
2. 挤压综合征的主要临床表现

◎ **难点** ◎

1. 挤压综合征的实验室检查
2. 挤压综合征的治疗

精选习题

扫码获取
同步习题

（一）单选题

1. 肌酸激酶（CK）测定可以了解肌肉坏死程度及其消长规律，发生挤压综合征时，CK 值应大于（　　）

A. 0.5 万 U/L　　B. 1 万 U/L　　C. 1.5 万 U/L
D. 2 万 U/L　　E. 2.5 万 U/L

【正确答案】B　　【易错答案】C

【答案分析】谷草转氨酶（AST）、肌酸激酶（CK）可用来测定肌肉缺血坏死所释放的酶，了解肌肉坏死程度及其消长规律。CK ＞ 1 万 U/L，即有诊断价值。

2. 对挤压综合征瘀阻下焦证型者，宜用（　　）

A. 桃红四物汤合皂角通关散　　B. 八珍汤　　C. 五苓散
D. 左归丸　　E. 复方活血汤

【正确答案】A　　【易错答案】E

【答案分析】本题主要考查挤压综合征的中医证型。瘀阻下焦证，治宜化瘀通窍，方选桃红四物汤合皂角通关散。

3. 挤压综合征出现肾功能衰竭者，宜（　　）

A. 理筋手法　　B. 切开减压　　C. 中药内服
D. 针灸治疗　　E. 透析疗法

【正确答案】E　　【易错答案】B

【答案分析】本题主要考查挤压综合征的严重并发症的处理。

（二）多选题

1. 挤压综合征全身表现的主要特征为（　　）

A. 休克　　B. 肢体肿胀　　C. 高钾血症

D. 肌红蛋白尿　　E. 酸中毒及氮质血症

【正确答案】ACDE　　【易错答案】B

【答案分析】本题主要考查挤压综合征与筋膜间隔区综合征的临床鉴别。

2. 挤压综合征的实验室检查表现是（　　）

A. 低钠血症　　B. 高钾血症　　C. 肌红蛋白尿

D. 肌酸激酶增高　　E. 酸中毒及氮质血症

【正确答案】BCDE　　【易错答案】漏选 C

【答案分析】肌红蛋白血症与肌红蛋白尿是诊断挤压综合征的重要依据。

（三）填空题

挤压综合征测定________、________可了解肌肉坏死程度及其消长规律。

【正确答案】谷草转氨酶、肌酸激酶

【答案分析】谷草转氨酶（AST）、肌酸激酶（CK）测定肌肉缺血坏死所释放的酶，可了解肌肉坏死程度及其消长规律。CK>1 万 U/L，即有诊断价值。

（四）名词解释

挤压综合征

【正确答案】挤压综合征是指四肢或躯干肌肉丰厚部位，遭受重物长时间挤压，解除压迫后，出现的肢体肿胀、肌红蛋白血症、肌红蛋白尿、高血钾、急性肾功能衰竭和低血容量性休克等症候群。

【答案分析】注意挤压综合征的病因、症状、实验室检查特点等。

各论

第六章　骨折

第一节　骨折概论

◎ **重点** ◎

1. 骨折的概念、病因
2. 骨折的移位、分类
3. 骨折的特征（畸形、骨擦音、异常活动）
4. 骨折的愈合过程
5. 骨折的复位
6. 骨折畸形愈合、迟缓愈合、不愈合

◎ **难点** ◎

1. 骨折的一般情况、特征
2. 骨折前期、后期的并发症
3. 骨折的愈合分期及骨痂的形成
4. 骨折的临床愈合标准、骨性愈合标准
5. 影响骨折愈合的因素
6. 骨折功能复位、解剖复位的标准
7. 骨折中医治疗遵循的原则

精选习题

扫码获取同步习题

（一）单选题

1. 下列不是骨折外因的是（　　）

A. 直接暴力　　B. 间接暴力　　C. 筋肉牵拉力

D. 骨骼病变　　E. 疲劳骨折

【正确答案】D　　**【易错答案】**E

【答案分析】本题主要考查骨折的病因病机，其中外因包括直接暴力、间接暴力、筋肉牵拉力、累积性力，内因包括年龄和健康状况、骨的解剖位置和结构状况、骨骼病变。

2. 左大腿外侧受伤后，初步诊断为骨折的体征是（　　）

A. 局部肿胀、瘀斑　B. 主动活动丧失　C. 局部压痛

D. 异常活动　E. 疼痛

【正确答案】D　【易错答案】B、E

【答案分析】本题主要考查的是骨折的特殊症状体征。骨折的特征包括畸形、骨擦音、异常活动。

3. 疲劳骨折的致病因素是（　　）

A. 积累性力　B. 直接暴力　C. 间接暴力

D. 筋肉牵拉　E. 骨感染

【正确答案】A　【易错答案】D

【答案分析】骨骼长期反复受到震动或形变，外力的积累可造成骨折。

4. 嵌插骨折最重要的体征是（　　）

A. 纵轴叩击痛　B. 骨擦音　C. 局部畸形

D. 功能障碍　E. 异常活动

【正确答案】A　【易错答案】B、C、E

【答案分析】本题主要考查骨折的疼痛特点，其中嵌插骨折发生在长管骨干骺端密质骨与松质骨交界处，骨折后，密质骨嵌插入松质骨内。

5. 下列属于稳定骨折的是（　　）

A. 斜形骨折　B. 螺旋形骨折　C. 粉碎骨折

D. 嵌插骨折　E. 开放骨折

【正确答案】D　【易错答案】B、E

【答案分析】本题主要考查根据骨折整复后的稳定程度分类，其中稳定骨折指复位后经适当外固定不易发生再移位者，如裂缝骨折、青枝骨折、嵌插骨折、横断骨折等。

6. 18 岁以下青少年的骨折类型多为（　　）

A. 横断骨折　B. 骨骺分离　C. 嵌插骨折

D. 压缩骨折　E. 斜形骨折

【正确答案】B　【易错答案】A、C

【答案分析】骨骺分离发生在骨骺板部位，使骨骺与骨干分离，骨骺的断面可带有数量不等的骨组织，见于儿童和青少年。

7. 伤后（　　）以内就诊的患者属于新鲜骨折

A. 3 天　B. 1 周　C. 1~2 周

D. 2~3 周　E. 4 周

【正确答案】D　【易错答案】C

【答案分析】骨折根据骨折后的就诊时间分为新鲜骨折、陈旧骨折。伤后 2~3 周以内就诊

者属于新鲜骨折，伤后 2~3 周以后就诊者属于陈旧骨折。

8. 下列不是青枝骨折特征的是（ ）

A. 多发生于儿童　　B. 畸形部明显
C. 无局部压痛及纵轴叩击痛　　D. 不完全骨折
E. 功能障碍不明显

【正确答案】C　　【易错答案】E

【答案分析】青枝骨折多发生于儿童。仅有部分骨质和骨膜被拉长、皱折或破裂，骨折处有成角、弯曲畸形，与青嫩的树枝被折时的情况相似。青枝骨折的临床表现不明显，易贻误诊断，但在穿衣、上提其手或从腋下托起时，会因疼痛加重而啼哭，常可提示诊断。

9. 下列属于骨折特征的是（ ）

A. 疼痛　　B. 肿胀　　C. 功能障碍
D. 异常活动　　E. 水疱

【正确答案】D　　【易错答案】C

【答案分析】本题主要考查的是骨折的特殊症状体征。

10. 下列不属于骨折常见并发症的是（ ）

A. 休克　　B. 骨化性肌炎　　C. 脂肪栓塞
D. 内脏损伤　　E. 肌肉萎缩

【正确答案】E　　【易错答案】A

【答案分析】骨折的常见并发症包括创伤性休克、感染、内脏损伤、重要血管损伤、缺血性肌挛缩、脊髓损伤、周围神经损伤、脂肪栓塞、坠积性肺炎、压疮、尿路感染及结石、损伤性骨化（骨化性肌炎）、创伤性关节炎、关节僵硬、缺血性骨坏死、迟发性畸形等。

11. 下列不属于骨折后长期卧床并发症的是（ ）

A. 坠积性肺炎　　B. 创伤性关节炎　　C. 压疮
D. 尿路感染　　E. 尿路结石

【正确答案】B　　【易错答案】A、E

【答案分析】本题主要考查骨折后的常见并发症。

12. 下列不是损伤性骨化（骨化性肌炎）的特点的是（ ）

A. 常发生于肘关节
B. 关节附近软组织广泛骨化
C. 常见于关节扭伤、脱位及关节附近的骨折
D. 不影响关节活动功能
E. X 线片可能见到骨化阴影

【正确答案】D　　【易错答案】A、C

【答案分析】损伤性骨化是关节脱位、关节邻近骨折及严重关节扭伤后，由于骨膜剥离后，

骨膜下血肿与软组织血肿相连。若处理不当，血肿较大，经机化、钙化、骨化后，在关节邻近的软组织内可有广泛的钙化或骨化组织，影响关节活动功能，多见于肘关节部位。

13. 关于骨折的描述中不正确的是（　　）

A. 多发性骨折易合并休克

B. 骨折所致的瘀斑多见于浅表部位

C. 有些骨折在临床上只有疼痛、肿胀和功能障碍

D. 畸形、骨擦音、异常活动是骨折的特有体征

E. 对于不完全骨折，局限性压痛更有诊断意义

【正确答案】B　　【易错答案】C

【答案分析】多发性骨折因合并出血较多，容易导致创伤性休克。部分骨折因位置关系仅表现为疼痛、活动受限等。骨折的特征包括畸形、骨擦音、异常活动。

14. 股骨干骨折、骨盆骨折、多发性骨折容易出现的并发症是（　　）

A. 创伤性休克　　B. 血管损伤　　C. 神经损伤

D. 感染　　E. 骨折不愈合

【正确答案】A　　【易错答案】B、D

【答案分析】股骨干骨折、骨盆骨折、多发性骨折因多合并大出血，易导致创伤性休克的发生。

15. 下列易导致肝、脾损伤的骨折是（　　）

A. 髂骨翼骨折　　B. 肋骨骨折　　C. 骶骨骨折

D. 腰椎骨折　　E. 胸椎骨折

【正确答案】B　　【易错答案】E

【答案分析】暴力打击胸壁下段时，除可造成肋骨骨折外，还可发生肝或脾破裂。

16. 桡神经损伤后可能出现的症状是（　　）

A. 爪形手　　B. 腕下垂　　C. 小指感觉减退

D. 第 4、5 指屈曲不全　　E. 拇指不能对掌

【正确答案】B　　【易错答案】A

【答案分析】本题主要考查周围神经损伤的常见症状。

17. 桡神经损伤常可出现在（　　）

A. 肱骨髁上骨折　　B. 肱骨干骨折　　C. 肱骨中下 1/3 骨折

D. 肱骨中上 1/3 骨折　　E. 肱骨髁间骨折

【正确答案】C　　【易错答案】D、E

【答案分析】本题主要考查桡神经的走行分布。桡神经在肱骨中下 1/3 处贴近骨干，此处肱骨骨折时桡神经易受损伤。

18. 容易出现腓总神经损伤的是（　　）

A. 腓骨头骨折　　B. 胫骨平台骨折　　C. 髌骨骨折

D. 腓骨干骨折　　E. 外踝骨折

【正确答案】A　　【易错答案】B、D

【答案分析】本题主要考查骨折的常见并发症之周围神经损伤。肱骨髁上骨折可合并桡神经、正中神经损伤；腓骨小头上端骨折可合并腓总神经损伤。

19. 下列易导致缺血坏死的骨折是（　　）

A. 髌骨骨折　　B. 股骨颈骨折　　C. 股骨干骨折

D. 肱骨干骨折　　E. 桡骨下端骨折

【正确答案】B　　【易错答案】A

【答案分析】骨折段的血供障碍可发生缺血性骨坏死。以股骨颈骨折并发股骨头坏死、手舟骨腰部骨折并发近侧段坏死为多见。

20. 下列不是导致骨折延迟愈合或不愈合的原因的是（　　）

A. 感染　　B. 骨折端夹有软组织　　C. 骨缺损

D. 未解剖复位　　E. 反复多次复位

【正确答案】D　　【易错答案】E

【答案分析】本题主要考查骨折愈合的影响因素，其中局部因素包括断面的接触、断端的血供、损伤的程度、感染的影响、固定和运动等。

21. 下列不属于骨折晚期并发症的是（　　）

A. 骨化性肌炎　　B. 骨缺血性坏死　　C. 创伤性关节炎

D. 脂肪栓塞　　E. 关节僵硬

【正确答案】D　　【易错答案】B

【答案分析】脂肪栓塞是少见而严重的骨折并发症。

22. 下列关于骨折愈合过程错误的是（　　）

A. 血肿机化期需 2~3 周方能初步完成

B. 骨痂由血肿机化而来，较大的骨痂对骨愈合有利

C. 原始骨痂形成期，骨痂不断加强，能抗拒一定应力，即达到临床愈合

D. 骨性骨痂主要是经内膜化骨形成，其次为软骨内化骨形成

E. 骨痂改造塑形期是治疗以后的事

【正确答案】B　　【易错答案】E

【答案分析】本题主要考查骨折的愈合过程。

23. 骨折愈合过程中，原始骨痂形成期为（　　）

A. 2~3 周　　B. 3~4 周　　C. 4~6 周

D. 4~8 周　　E. 8~12 周

【正确答案】D　　【易错答案】E

【答案分析】本题主要考查骨折愈合过程中的各个分期。血肿机化期一般为 2~3 周，原始骨痂形成期为 4~8 周，骨痂改造塑形期为 8~12 周。

24. 骨折后 24 小时内，骨折断端处的外骨膜开始增生、肥厚，外骨膜的内层成骨细胞开始增生，产生骨化组织，形成新骨，称为（　　）

A. 膜内化骨　　B. 软骨内化骨　　C. 外骨痂

D. 内骨痂　　E. 骨性骨痂

【正确答案】A　　【易错答案】B

【答案分析】骨内膜和骨外膜的成骨细胞增生，在骨折端内、外形成的骨组织逐渐骨化，形成新骨，称为膜内化骨。骨折断端及髓腔内的纤维组织亦逐渐转化为软骨组织，并随软骨细胞的增生、钙化而骨化，称为软骨内化骨。

25. 骨折愈合的原始骨痂形成期，由软骨内化骨形成的骨痂是（　　）

A. 髓腔内骨痂　　B. 纤维性骨痂　　C. 外骨痂

D. 内骨痂　　E. 骨性骨痂

【正确答案】A　　【易错答案】B

【答案分析】骨内膜和骨外膜的成骨细胞增生，在骨折端内、外形成的骨组织逐渐骨化，形成新骨，称为膜内化骨。随着新骨的不断增多，紧贴骨皮质内、外面逐渐向骨折端生长，彼此会合形成梭形，称为内骨痂和外骨痂。骨折断端及髓腔内的纤维组织亦逐渐转化为软骨组织，并随软骨细胞的增生、钙化而骨化，称为软骨内化骨，而在骨折处形成环状骨痂和髓腔内骨痂。

26. 下列关于骨折愈合标准错误的是（　　）

A. 局部无压痛

B. 无异常活动

C. 接触外固定后连续 2 周骨折处不变形

D. 骨折已 100 天

E. X 线显示骨小梁通过骨折线

【正确答案】D　　【易错答案】A

【答案分析】本题主要考查骨折的临床愈合标准与骨性愈合标准。

27. 骨折的功能复位标准中，错误的是（　　）

A. 成人骨折成角不超过 10°　　B. 儿童骨折成角不超过 15°

C. 成人骨折缩短不超过 2 cm　　D. 儿童下肢缩短不超过 2 cm

E. 骨干横形骨折对位达 1/3 以上

【正确答案】C　　【易错答案】E

【答案分析】本题主要考查骨折的功能复位标准。

28. 下列不属于骨折临床愈合标准的是（　　）

A. 局部无压痛，无纵向叩击痛　　B. 局部无异常活动

C. 连续观察 2 周骨折处不变形　　D. X 线片显示骨小梁通过骨折线

E. 上肢能平举 1 kg 达 1 分钟

【正确答案】D　　【易错答案】E

【答案分析】本题主要考查骨折临床愈合标准与骨性愈合标准的区分。

29. 骨折不愈合的有效治疗方法是（　　）

A. 手术植骨　　B. 有效的固定　　C. 及时的锻炼

D. 中药治疗　　E. 牵引

【正确答案】A　　【易错答案】B

【答案分析】骨折所需愈合时间再三延长后，骨折仍没有愈合，断端仍有异常活动，X 线片显示骨折断端互相分离，骨痂稀少，两断端萎缩光滑，骨髓腔封闭，骨端硬化者，称骨折不愈合。常用的有效治疗方法为植骨术。

30. 下列属于骨折初期治疗的方剂是（　　）

A. 续骨活血汤　　B. 接骨紫金丹　　C. 壮筋养血汤

D. 复元活血汤　　E. 生血补髓汤

【正确答案】D　　【易错答案】B

【答案分析】骨折的中药治疗分期中，初期宜活血化瘀、消肿止痛，方选活血止痛汤、复元活血汤等。

31. 骨折临床愈合后，骨痂的改造塑形决定于（　　）

A. 外固定的牢固性　　B. 肢体活动及负重产生的应力

C. 局部血液供应情况　　D. 骨痂的多少和质量

E. 以上都不是

【正确答案】B　　【易错答案】D

【答案分析】本题主要考查骨折愈合过程中的骨痂改造塑形期。在骨痂改造塑形期中，根据人体负重需要，在应力大的部位骨量增加，不需要的骨痂被彻底清除。

32. 夹板固定时扎带的松紧度要求能提起扎带在夹板上下移动的范围是（　　）

A. 0.5 cm　　B. 1 cm　　C. 1.5 cm

D. 2 cm　　E. 3 cm

【正确答案】B　　【易错答案】C

【答案分析】本题主要考查夹板固定的注意事项。

33. 骨折的功能复位要求膝关节的关节面应与地面平行，否则日后可以继发（　　）

A. 感染　　B. 血管损伤　　C. 周围神经损伤

D. 关节僵硬　　E. 创伤性关节炎

【正确答案】E　　【易错答案】D

【答案分析】本题主要考查骨折常见并发症与骨折功能复位的关系。

34. 在骨折的早期，宜采用的练功活动是（　　）

A. 禁止进行任何锻炼　　B. 患肢肌肉舒缩活动　　C. 肌肉负重锻炼

D. 全面锻炼关节　　E. 以上均不是

【正确答案】B　　【易错答案】D

【答案分析】练功活动是骨折治疗的重要组成部分。骨折早期练功的目的是消瘀退肿，加强气血循环，方法是使患肢肌肉做舒缩活动。

35. 髌骨横断骨折的受伤机制是（　　）

A. 直接暴力　　B. 间接传达暴力　　C. 肌肉强烈收缩

D. 扭转暴力　　E. 直接和间接暴力

【正确答案】C　　【易错答案】E

【答案分析】本题主要考查骨折的病因病机，其中外因包括直接暴力、间接暴力、筋肉牵拉力、累积性力，内因包括年龄和健康状况、骨的解剖位置和结构状况、骨骼病变。

36. 桡骨远端横形嵌插骨折的受伤机制是（　　）

A. 直接暴力　　B. 间接传达暴力　　C. 肌肉强烈收缩

D. 扭转暴力　　E. 直接和间接暴力

【正确答案】B　　【易错答案】A

【答案分析】详见第 35 题解析。

37. 肱骨髁上骨折易并发（　　）

A. 肘内翻畸形　　B. 肘外翻畸形　　C. 迟发尺神经损害

D. 骨折迟缓愈合　　E. 骨化性肌炎

【正确答案】A　　【易错答案】B

【答案分析】尺偏型肱骨髁上骨折容易后遗肘内翻畸形，是由于整复不良或尺侧骨皮质遭受挤压，而产生塌陷嵌插所致。

38. 桡神经损伤的主要表现是（　　）

A. 手指疼痛麻木，苍白或发绀，冰冷

B. 手指麻木，上指肌力减弱，霍夫曼征（+）

C. 第 4、5 指屈曲不全，夹纸试验（+），小指及环指尺侧感觉减退

D. 第 1、2 指屈曲困难，拇指不能对掌

E. 腕下垂，拇指不能外展和背伸

【正确答案】E　　【易错答案】D

【答案分析】本题考查常见周围神经损伤的表现。

39. 骨折早期的药物治疗宜（　　）

A. 清热解毒，利水消肿　　B. 活血化瘀，消肿止痛

C. 壮筋骨，养气血，补肝肾　　D. 行气止痛，补益肝肾

E. 接骨续筋

【正确答案】B　　【易错答案】A

【答案分析】本题考查骨折损伤三期辨证用药。

（二）多选题

1. 骨盆耻骨部骨折引起膀胱或尿道破裂为（　　）

A. 闭合性骨折　　B. 开放性骨折　　C. 单纯骨折

D. 复杂骨折　　E. 潜在性开放骨折

【正确答案】BD　　【易错答案】E

【答案分析】本题主要考查骨折根据不同条件的分类。

2. 疲劳骨折的常见部位是（　　）

A. 第 5 跖骨　　B. 第 2、3 跖骨　　C. 腓骨干下 1/3

D. 腓骨干上 1/3　　E. 第 1、5 跖骨

【正确答案】BC　　【易错答案】A、E

【答案分析】疲劳骨折因骨骼长期反复受到持续、反复拉伸或压缩而造成，多见于第 2、3 跖骨及腓骨干下 1/3。

3. 间接暴力造成的骨折多为（　　）

A. 斜形骨折　　B. 螺旋形骨折　　C. 粉碎性骨折

D. 横断骨折　　E. 以上都不是

【正确答案】AB　　【易错答案】漏选 A

【答案分析】本题考查致伤暴力所造成的骨折线形式。间接暴力引起的骨折发生在远离于外来暴力作用的部位。间接暴力包括传达暴力、扭转暴力等。多在骨质薄弱处造成斜形骨折或螺旋形骨折，骨折处的软组织损伤较轻。

4. 骨折的移位方式是（　　）

A. 斜形移位　　B. 压缩移位　　C. 成角移位

D. 分离移位　　E. 缩短移位

【正确答案】CDE　　【易错答案】A、B

【答案分析】本题主要考查骨折的常见移位，包括成角、侧方、缩短、分离、旋转移位。

5. 骨折的功能复位标准中，允许存在的不严重移位方式有（　　）

A. 侧方移位　　B. 旋转移位　　C. 缩短移位

D. 成角移位　　E. 分离移位

【正确答案】ACD　　【易错答案】漏选 C、D

【答案分析】本题主要考查骨折功能复位的标准，即对线、对位、长度。

6. 诊断无明显移位骨折的重要体征是（　　）

A. 纵轴叩击痛　　B. 肿胀和瘀斑　　C. 环状压痛

D. 异常活动　　E. 骨擦音和骨擦感

【正确答案】AC　　【易错答案】D、E

【答案分析】本题主要考查骨折的特征以及骨折的疼痛特点。

7. 下列骨折不属于稳定骨折的是（　　）

A. 斜形骨折　　B. 螺旋形骨折　　C. 粉碎骨折

D. 青枝骨折　　E. 裂缝骨折

【正确答案】ABC　　【易错答案】E

【答案分析】本题考查骨折的常见分型。稳定骨折指复位后经适当外固定不易发生再移位者，如裂缝骨折、青枝骨折、嵌插骨折、横断骨折等。

8. 根据骨折线形态可将骨折分为（　　）

A. 裂缝骨折　　B. 粉碎骨折　　C. 青枝骨折

D. 螺旋形骨折　　E. 复杂骨折

【正确答案】ABCD　　【易错答案】漏选 D

【答案分析】骨折根据骨折线的形态可分为横断骨折、斜形骨折、螺旋形骨折、粉碎骨折、青枝骨折、嵌插骨折、裂缝骨折、骨骺分离、压缩骨折。

9. 下列易并发创伤性休克的是（　　）

A. 多发性骨折　　B. 骨盆骨折　　C. 股骨干骨折

D. 指骨骨折　　E. 骨折合并内脏损伤

【正确答案】ABCE　　【易错答案】D

【答案分析】多发性骨折、骨盆骨折、股骨干骨折、骨折伴内脏损伤者出血较多，易导致休克。

10. 骨折患者并发尿路感染的原因是（　　）

A. 感染后菌血症扩散　　B. 原有肾脏病变　　C. 留置导尿管护理不当

D. 长期卧床　　E. 肾脏先天畸形

【正确答案】CD　　【易错答案】A

【答案分析】骨折长期卧床或合并截瘫者，会长期留置导尿管，若处理不当，可引起逆行性尿路感染。

11. 下列易导致骨缺血性坏死的是（　　）

A. 肱骨干骨折　　B. 股骨干骨折　　C. 桡骨下端骨折

D. 股骨颈骨折　　E. 腕舟骨骨折

【正确答案】DE　　【易错答案】C

【答案分析】因暴力致关节囊和关节内、外的韧带损伤，并且使这些组织内的血管遭到伤害，导致骨的血液循环受到破坏，发生骨缺血性坏死。其好发部位有股骨头、腕舟骨、月骨、距骨等。

12. 骨折的早期并发症是（　　）

A. 创伤性休克　　B. 周围神经损伤　　C. 感染

D. 血管损伤　　E. 压疮

【正确答案】ABCD　　【易错答案】E

【答案分析】本题主要考查骨折常见并发症，依据时间进行分类。

13. 骨折的晚期并发症是（　　）

A. 压疮　　B. 创伤性休克　　C. 坠积性肺炎

D. 骨化性肌炎　　E. 关节僵硬

【正确答案】ACDE　　【易错答案】B

【答案分析】骨折晚期并发症有坠积性肺炎、压疮、尿路感染及结石、骨化性肌炎、创伤性关节炎、关节僵硬、缺血性骨坏死、迟发性畸形等。

14. 骨折愈合是一个连续发展的过程，分为（　　）

A. 血肿机化期　　B. 纤维连接期　　C. 原始骨痂形成期

D. 骨性骨痂期　　E. 骨痂改造塑形期

【正确答案】ACE　　【易错答案】B、D

【答案分析】骨折愈合过程是“瘀去、新生、骨合”的过程，分为血肿机化期、原始骨痂形成期、骨痂改造塑形期。

15. 根据损伤程度可将骨折分为（　　）

A. 单纯骨折　　B. 复杂骨折　　C. 不完全骨折

D. 完全骨折　　E. 病理骨折

【正确答案】ABCD　　【易错答案】E

【答案分析】根据骨折的损伤程度可分为单纯骨折、复杂骨折、不完全骨折、完全骨折。

16. 防止骨折畸形愈合的措施是（　　）

A. 有效的固定　　B. 密切观察　　C. 再移位后及时纠正

D. 定期 X 线复查　　E. 绝对卧床

【正确答案】ABCD　　【易错答案】E

【答案分析】骨折发生重叠、旋转、成角而愈合，称为骨折畸形愈合。只要在整复后，给予有效的固定、合理的功能锻炼，并密切观察或做 X 线复查，发现骨折断端再移位及时给予矫正，骨折畸形愈合是可以防止发生的。

17. 影响骨折愈合的局部因素包括（　　）

A. 骨折断端的接触面　　B. 骨折段血供情况　　C. 组织损伤的程度

D. 骨折局部有无感染　　E. 固定是否可靠

【正确答案】ABCDE　　【易错答案】漏选 C、E

【答案分析】局部因素包括断面的接触、断端的血供、损伤的程度、感染的影响、固定和运动。

18. 骨折的治疗原则是（　　）

A. 固定与活动统一　　B. 骨与软组织并重　　C. 局部与整体兼顾

D. 内固定与外固定相结合　　E. 医疗措施与患者的主观能动性密切配合

【正确答案】ABCE　　【易错答案】D

【答案分析】本题考查骨折的治疗原则是动静结合、筋骨并重、内外兼治、医患合作。

19. 骨折骨性愈合的标准中，X 线表现为（　　）

A. 骨折线模糊　　B. 连续性骨痂通过骨折线　　C. 骨小梁通过骨折线

D. 骨折线消失　　E. 髓腔沟通

【正确答案】CDE　　【易错答案】A

【答案分析】骨折的骨性愈合标准：①具备临床愈合标准的条件。②X 线片显示骨小梁通过骨折线。

（三）填空题

1. 练功疗法能促进________，防止________、________、________及坠积性肺炎等并发症。

【正确答案】骨折愈合、肌肉萎缩、骨质疏松、关节僵硬

【答案分析】本题考查练功疗法的治疗作用。

2. 骨折的好发部位是骨质的疏松部位和________交界处。

【正确答案】致密部位

【答案分析】骨的解剖位置和结构状况中，在骨质的疏松部位和致密部位交接处也易发生骨折。

3. 骨折复位必须掌握“________”，即以________对________的复位原则。

【正确答案】以子求母、远端、近端

【答案分析】骨折复位必须掌握“以子求母”，即以远端对近端的复位原则。

4. 肱骨髁上骨折可合并________、________损伤，腓骨小头上端骨折可合并________损伤。

【正确答案】桡神经、正中神经、腓总神经

【答案分析】本题考查骨折常见并发症之周围神经损伤。

5. 缺血性肌挛缩特有的畸形是________、________。

【正确答案】爪形手、爪形足

【答案分析】缺血性肌挛缩是骨膜间隔区综合征产生的严重后果。由于上、下肢的血液供应不足或包扎过紧超过一定时限，肢体肌群缺血而坏死，终致机化，形成疤痕组织，逐渐挛缩而形成特有畸形——瓜抓手、瓜形足。

6. 骨折后期练功的目的是尽快恢复患肢________和________，达到________、________。

【正确答案】关节功能、肌力、筋骨强劲、关节滑利

【答案分析】本题考查练功对骨折治疗的作用。

（四）名词解释

1. 骨折

【正确答案】骨的完整性或连续性遭到破坏者，称为骨折。

【答案分析】注意骨折强调的是骨的连续性、完整性遭到破坏。

2. 骨折不愈合

【正确答案】骨折所需愈合时间再三延长后，骨折仍没有愈合，断端仍有异常活动，X 线片显示骨折断端互相分离，骨痂稀少，两断端萎缩光滑，骨髓腔封闭，骨端硬化者，称骨折不愈合。

【答案分析】骨折不愈合需满足骨折愈合时间、断端表现、X 线表现等条件。

3. 创伤性关节炎

【正确答案】关节内骨折整复不良或骨干骨折成角畸形愈合，以致关节面不平整或关节面压力状况改变，从而引起关节软骨面损伤，形成创伤性关节炎。

【答案分析】本题需注意骨折发生的部位及病理基础。

4. 骨折畸形愈合

【正确答案】骨折发生重叠、旋转、成角而愈合，称骨折畸形愈合。只要在整复后，给予有效的固定、合理的功能锻炼，并密切观察或做 X 线复查，发现骨折断端再移位及时给予矫正，骨折畸形愈合是可以防止发生的。

（五）简答题

1. 简述骨折早期、晚期的常见并发症。

【正确答案】早期并发症：创伤性休克、感染、内脏损伤、重要血管损伤、缺血性肌挛缩、脊髓损伤、周围神经损伤、脂肪栓塞。晚期并发症：坠积性肺炎、压疮、尿路感染及结石、损伤性骨化（骨化性肌炎）、创伤性关节炎、关节僵硬、缺血性骨坏死、迟发性畸形等。

【答案分析】本题主要考查骨折的常见并发症，可依据骨折后的时间进展进行记忆。

2. 简述骨折的临床愈合标准、骨性愈合标准。

【正确答案】临床愈合标准：①局部无压痛，无纵向叩击痛。②局部无异常活动。③ X 线片显示骨折线模糊，有连续性骨痂通过骨折线。④功能测定：在解除外固定情况下，上肢能平举 1 kg 达 1 分钟，下肢能连续徒手步行 3 分钟，并不少于 30 步。⑤连续观察 2 周骨折处不变形，则观察的第 1 天即为临床愈合日期。其中②④两项的测定必须慎重，以不发生变形或再骨折为原则。

骨性愈合标准：①具备临床愈合标准的条件。② X 线片显示骨小梁通过骨折线。

【答案分析】需注意临床愈合标准与骨性愈合标准的区分，以及临床愈合标准的功能测定。

3. 简述骨折的治疗原则。

【正确答案】治疗骨折时，必须在继承中医丰富的传统理论和经验的基础上，结合现代自然科学（如生物力学和放射学等）的成就，贯彻固定与活动统一（动静结合）、骨与软组织并重（筋骨并重）、局部与整体兼顾（内外兼治）、医疗措施与患者的主观能动性密切配合（医患合作）的治疗原则。

【答案分析】本题需注意骨折治疗时医患双方的配合。

（六）病案分析题

患者李某，女，35岁。因双下肢被汽车撞伤来院就诊。入院症见：左大腿下段肿胀、青紫、畸形，足背动脉搏动未触及；右小腿中段肿胀严重、青紫、畸形，骨擦感和异常活动，右足下垂，足背皮肤感觉丧失，足趾不能背伸，足背动脉可触及，其他部位未见异常。X线片：左股骨下段骨折、骨折远端向后移位；右胫骨干中段骨折，腓骨头粉碎骨折。入院后予以左股骨髁间骨牵引、右跟骨牵引，1小时后足背动脉可触及，后予以内固定术治疗。术后1年复查见左膝关节不能屈曲，X线片：左股骨干骨折、右腓骨头骨折处骨折线消失，胫骨干骨折处骨折线仍清晰，断端骨质有吸收。

（1）患者入院时已出现什么并发症，可能存在的并发症有哪些？

（2）患者后期可能出现什么并发症？

【正确答案】（1）已出现左腘动脉损伤、右腓总神经损伤，可能存在创伤性休克、脂肪栓塞、右小腿筋膜间隔区综合征。

（2）患者后期可能出现右胫骨干骨折不愈合、关节僵硬。

【答案分析】本题主要将骨折常见并发症与病案结合分析。

第二节　上肢骨折

◎ **重点** ◎

1. 常见的上肢骨折
2. 锁骨骨折的特殊体征及治疗
3. 肱骨外科颈骨折的分型及治疗
4. 肱骨干骨折的临床表现及治疗
5. 肱骨髁上骨折的解剖位置及治疗
6. 肱骨外髁骨折的分型及固定
7. 桡骨下端的解剖特点
8. 桡骨下端骨折的整复

◎ **难点** ◎

1. 锁骨骨折的好发部位及病理基础
2. 锁骨骨折的固定及手术适应证
3. 肱骨外科颈骨折合并的神经损伤
4. 肱骨外科颈骨折的整复、固定方法

5. 肱骨干骨折的好发部位及治疗注意事项
6. 肱骨下端的前倾角、携带角
7. 肱骨髁上骨折的整复方法、常见畸形
8. 肱骨外髁骨折的固定方法
9. 尺骨上 1/3 骨折合并桡骨头脱位的分型
10. 桡尺骨干双骨折的病因
11. 孟氏骨折分型
12. 桡骨下端骨折的特征、整复
13. 锤状指

精选习题

扫码获取
同步习题

(一)单选题

1. 锁骨骨折的好发部位是(　　)

A. 外 1/3 处　B. 中外 1/3 交界处　C. 中 1/3 处
D. 中内 1/3 交界处　E. 内 1/3 处

【正确答案】C　【易错答案】B

【答案分析】锁骨位置表浅，受外力作用时易发生骨折，多发生于中 1/3 处，以幼儿多见。

2. 因间接暴力所致的锁骨骨折，骨折线呈(　　)

A. 横断形　B. 短斜形　C. 青枝形
D. 粉碎形　E. 螺旋形

【正确答案】B　【易错答案】A

【答案分析】锁骨骨折多因肩部外侧或手掌先着地跌倒，外力经肩锁关节传至锁骨而发生，以短斜形骨折为多见。

3. 患者，女，25 岁。骑自行车时摔倒，右肩着地，致右上肢不能抬举，右肩部疼痛。入院症见左手托右肘，下颌左偏。考虑为(　　)

A. 肩关节脱位　B. 肱骨外科颈骨折　C. 锁骨骨折
D. 肱骨干骨折　E. 肩胛骨骨折

【正确答案】C　【易错答案】A

【答案分析】锁骨骨折患者伤侧肢体功能受限，肩部下垂，上臂贴胸不敢活动，并用健手托扶患肘以缓解因胸锁乳突肌牵拉引起的疼痛。

4. 肱骨外科颈指肱骨解剖颈下(　　)处

A. 1~2 cm　B. 2~3 cm　C. 3~4 cm
D. 4~5 cm　E. 5~6 cm

【正确答案】B　　　　　　【易错答案】A

【答案分析】肱骨外科颈位于肱骨解剖颈下 2~3 cm，胸大肌止点以上，相当于大、小结节下缘与肱骨干的交界处，是松质骨和密质骨交界处，是应力上的薄弱点，易发生骨折。

5. 肱骨外科颈骨折，断端外侧嵌插而内侧分离，向前、内侧突起成角，属于（　　）

A. 嵌插骨折　　B. 裂缝骨折　　C. 外展型骨折

D. 内收型骨折　　E. 肱骨外科颈骨折合并肩关节脱位

【正确答案】C　　　　　　【易错答案】D

【答案分析】本题考查肱骨外科颈骨折的分型。临床常分为 3 型：①外展型骨折：受外展传达暴力所致，断端外侧嵌插而内侧分离，多向前、内侧突起成角。②内收型骨折：受内收传达暴力所致，断端外侧分离而内侧嵌插，向外侧突起成角。③肱骨外科颈骨折合并肩关节脱位：受外展外旋传达暴力所致。

6. 肱骨外科颈骨折的好发人群是（　　）

A. 儿童　　B. 青年　　C. 中年

D. 老年　　E. 幼儿

【正确答案】D　　　　　　【易错答案】B

【答案分析】肱骨外科颈骨折以老年人较多见，亦可发生于儿童与成人。

7. 肱骨外科颈骨折愈合后的常见并发症是（　　）

A. 骨化性肌炎　　B. 缺血性骨坏死　　C. 延迟愈合

D. 创伤性关节炎　　E. 关节僵硬

【正确答案】E　　　　　　【易错答案】A、D

【答案分析】本题将骨折并发症与肱骨外科颈骨折结合考查。

8. 肱骨外科颈骨折夹板固定时间一般为（　　）

A. 4 周　　B. 5 周　　C. 6 周

D. 7 周　　E. 8 周

【正确答案】A　　　　　　【易错答案】C

【答案分析】肱骨外科颈骨折一般在 4 周左右即可解除外固定。

9. 手部外伤后出现“锤状指”，提示骨折的部位是（　　）

A. 近节指骨基底部骨折　　B. 近节指骨骨折　　C. 中节指骨骨折

D. 末节指骨基底部骨折　　E. 近、中、末三节指骨均骨折

【正确答案】D　　　　　　【易错答案】A

【答案分析】末节指骨基底背侧为指伸肌腱扩张的止点，多由于手指伸直时，指端受暴力弯曲引起撕脱性骨折，骨折后末节手指屈曲呈典型的锤状畸形，不能主动伸直，称为锤状指。

10. 末节指骨基底背侧撕脱骨折的近侧指骨间关节、远侧指骨指间关节固定体位分别是（　　）

A. 伸直位、过伸位　B. 屈曲位、过伸位　C. 伸直位、过屈位
D. 屈曲位、过屈位　E. 中立位

【正确答案】B　【易错答案】A

【答案分析】将近侧指间关节屈曲、远侧指间关节过伸，可使指骨基底向被撕脱的骨片靠近。

11. 下列关于肱骨干骨折的夹板固定说法不正确的是（　　）

A. 上 1/3 超肩固定　B. 下 1/3 超肘固定　C. 中 1/3 不超关节
D. 屈肘 90°位，前臂旋后位　E. 屈肘 90°位，前臂中立位

【正确答案】D　【易错答案】E

【答案分析】肱骨干骨折前后内外 4 块夹板，其长度视骨折部位而定，上 1/3 骨折要超肩关节，下 1/3 要超肘关节，中 1/3 则不超上、下关节，并注意前夹板下端不能压迫肘窝。在桡神经沟部位不能放置固定垫，以防桡神经受压而麻痹。成人固定 6~8 周，儿童固定 3~5 周。

12. 肱骨骨干骨折手法整复时，牵引力过大可出现（　　）

A. 血管痉挛　B. 神经损伤　C. 骨断端分离移位
D. 肌肉痉挛　E. 断端内软组织嵌入

【正确答案】C　【易错答案】E

【答案分析】治疗肱骨干骨折时，必须防止骨折断端分离移位。

13. 肱骨外髁骨折后期出现肘外翻可引起（　　）麻痹

A. 尺神经　B. 桡神经　C. 正中神经
D. 腋神经　E. 肌皮神经

【正确答案】A　【易错答案】B

【答案分析】肱骨外髁骨折晚期可出现骨不连接、进行性肘外翻和牵拉性尺神经麻痹。

14. 肱骨髁上骨折易合并血管神经损伤的类型是（　　）

A. 屈曲型　B. 伸直型　C. 内收型
D. 外展型　E. 螺旋型

【正确答案】B　【易错答案】A、E

【答案分析】伸直型肱骨髁上骨折骨折线位于肱骨下段鹰嘴窝水平或其上方，骨折的方向为前下至后上，骨折向前成角，远折端向后移位，易合并血管神经损伤。

15. 肱骨髁上骨折和肘关节脱位鉴别的体征是（　　）

A. 压痛　B. 肿胀　C. 瘀斑
D. 肘后三角　E. 功能障碍

【正确答案】D　【易错答案】E

【答案分析】肘关节屈曲呈直角时，肱骨内、外上髁和尺骨鹰嘴 3 点构成等腰三角形，称肘后三角。肘后三角的改变是肘关节脱位的特殊体征。

16. 伸直型肱骨髁上骨折应将肘关节固定于屈曲（　　）位

A. 70°～90°　　B. 90°～110°　　C. 110°～130°

D. 130°～150°　　E. 60°

【正确答案】B　　【易错答案】C

【答案分析】肱骨髁上骨折复位后，伸直型固定于肘关节屈曲 90°～110°位 3 周，屈曲型固定于肘关节屈曲 40°～60°位 3 周。

17. 儿童肱骨髁上骨折常见畸形是（　　）

A. 肘外翻　　B. 肘内翻　　C. 前臂旋转障碍

D. 屈肘障碍　　E. 伸肘障碍

【正确答案】B　　【易错答案】C

【答案分析】肱骨髁上骨折畸形愈合的后遗症以肘内翻为多见，肘外翻少见。

18. 肘关节处呈靴状畸形多见于（　　）

A. 肱骨髁上骨折　　B. 肱骨外髁骨折　　C. 肱骨干下 1/3 骨折

D. 肱骨内上髁骨折　　E. 肱骨外科颈骨折

【正确答案】A　　【易错答案】B

【答案分析】无移位的肱骨髁上骨折肘部可有肿胀、疼痛，肱骨髁上有压痛，骨折有移位者，肘部疼痛、肿胀较明显，甚至出现张力性水疱，肘部呈靴状畸形。

19. 下列属于关节内骨折的（　　）

A. 肱骨外髁骨折　　B. 肱骨外上髁骨折　　C. 肱骨髁上骨折

D. 肱骨内上髁骨折　　E. 肱骨干下 1/3 骨折

【正确答案】A　　【易错答案】C

【答案分析】肱骨外髁骨折主要是指肱骨外髁带肱骨小头或肱骨外髁带肱骨小头和部分滑车骨骺的关节内骨折。

20. 伤后肘关节呈半屈曲位，肘外侧轻度肿胀，疼痛明显，首先考虑（　　）

A. 肱骨内上髁骨折　　B. 肱骨外髁骨折　　C. 肱骨髁上骨折

D. 桡骨小头骨折　　E. 桡骨头脱位

【正确答案】B　　【易错答案】A、C

【答案分析】肱骨外髁骨折伤后肘关节呈半屈曲位，严重活动功能障碍，以肘外侧为中心明显肿胀、疼痛，相当于肱骨外髁部压痛明显。

21. 肱骨外髁骨折晚期易出现的并发症是（　　）

A. 关节僵硬　　B. 骨化性肌炎　　C. 肘外翻

D. 骨缺血性坏死　　E. 创伤性关节炎

【正确答案】C　　【易错答案】E

【答案分析】肱骨外髁骨折晚期可出现骨不连接、进行性肘外翻和牵拉性尺神经麻痹。

22. 导致肱骨内上髁骨折最常见暴力是（　　）

A. 直接暴力　　B. 扭转力　　C. 肌肉收缩力

D. 重复外力　　E. 以上都不是

【正确答案】C　　【易错答案】B

【答案分析】肱骨内上髁骨折受伤时，肘关节处于伸直、过度外展位，使肘部内侧受到外翻应力，同时前臂屈肌群急骤收缩，而将其附着的内上髁撕脱，骨折块被拉向前下方，甚至产生旋转。

23. 伤后肘关节呈半屈曲位，肘内侧肿胀、疼痛，压痛明显，关节屈伸活动受限，明显畸形，有弹性固定感，肘后三点关系不正常，应考虑为（　　）

A. 尺骨鹰嘴骨折　　B. 肱骨外髁骨折　　C. 肱骨内上髁Ⅰ~Ⅱ度骨折

D. 肘关节前脱位　　E. 肱骨内上髁Ⅳ度骨折

【正确答案】E　　【易错答案】C

【答案分析】肱骨内上髁骨折的分型，Ⅳ度损伤指肘关节后脱位或后外侧脱位，骨块夹在关节内。

24. 第一掌骨基底部骨折整复后，应将拇指固定于（　　）

A. 背伸位　　B. 掌屈位　　C. 内收位

D. 中立位　　E. 外展位

【正确答案】E　　【易错答案】D

【答案分析】第一掌骨基底部骨折手法整复后应用外展夹板固定，4周后解除外固定，进行功能锻炼。

25. 第一掌骨基底部骨折由于相关肌肉的牵拉，骨折远端移位的方向是（　　）

A. 掌侧、桡侧　　B. 掌侧、尺侧　　C. 背侧、桡侧

D. 背侧、尺侧　　E. 背侧

【正确答案】C　　【易错答案】A

【答案分析】第一掌骨基底部骨折多由间接暴力引起，骨折远端受拇长屈肌、拇短屈肌与拇指内收肌的牵拉，近端受拇长展肌的牵拉，骨折总是向桡侧、背侧突起成角。

26. 成人桡尺骨干双骨折的固定时间是（　　）

A. 4~6周　　B. 6~8周　　C. 8~10周

D. 6~7周　　E. 4~10周

【正确答案】B　　【易错答案】C

【答案分析】桡尺骨干双骨折固定至临床愈合，成人6~8周，儿童3~4周。

27. 掌骨颈骨折复位时，应将掌指关节处于（　　）位

A. 伸直　　B. 过伸　　C. 半屈曲

D. 屈曲 90°　　E. 屈曲 10°

【正确答案】D　　【易错答案】A

【答案分析】掌骨颈骨折由于骨折端向背侧成角，常有错误地将掌指关节固定于过伸位。因在过伸位时，侧副韧带松弛，掌骨头仍向掌侧屈转不能整复。只有在屈曲 90°位时，侧副韧带紧张，才能准确整复。

28. 在手部“鼻烟窝”处可触及的骨骼是（　　）

A. 手舟骨　　B. 月骨　　C. 大多角骨

D. 小多角骨　　E. 三角骨

【正确答案】A　　【易错答案】E

【答案分析】手舟骨是近排腕骨中最长、最大的一块，其状如舟，分为结节、腰部、体部 3 个部分，其远端超过近排腕骨，而平远排头状骨的中部，其腰部相当于两排腕骨间关节的平面。

29. 桡骨下端骨折是指发生在桡骨远端（　　）范围内的骨折

A. 1 cm　　B. 2 cm　　C. 3 cm

D. 4 cm　　E. 5 cm

【正确答案】C　　【易错答案】D

【答案分析】桡骨下端（包括桡骨远侧端 3 cm 以内）骨折，在临床上比较常见。

30. 手舟骨骨折愈合缓慢的原因是（　　）

A. 附近的主要血管损伤　　B. 附近的主要神经损伤　　C. 骨折断端的血供较差

D. 附近的软组织覆盖较少　　E. 骨片移位无法整复

【正确答案】C　　【易错答案】E

【答案分析】由于掌侧腕横韧带附着在舟骨结节部，而舟骨其余表面多为关节软骨所覆盖，血液供应较差，故除结节部骨折愈合较佳外，其余部位骨折易发生迟缓愈合、不愈合或缺血性坏死。

31. 手舟骨骨折的好发部位是（　　）

A. 结节部　　B. 近端部　　C. 腰部

D. 颈部　　E. 远端部

【正确答案】C　　【易错答案】B

【答案分析】手舟骨是最大的一块腕骨，略弯曲呈舟状。中段较细者为腰，骨折多发生于此处。

32. “∞”字绷带固定、双圈固定适用于（　　）

A. 肩关节脱位　　B. 肱骨外科颈骨折　　C. 肋骨骨折

D. 锁骨骨折　　E. 肱骨干骨折

【正确答案】D　　【易错答案】A

【答案分析】锁骨骨折一般采用“∞”字绷带固定法或双圈固定法（图 2），一般固定 4 周，粉碎骨折可延长固定至 6 周。

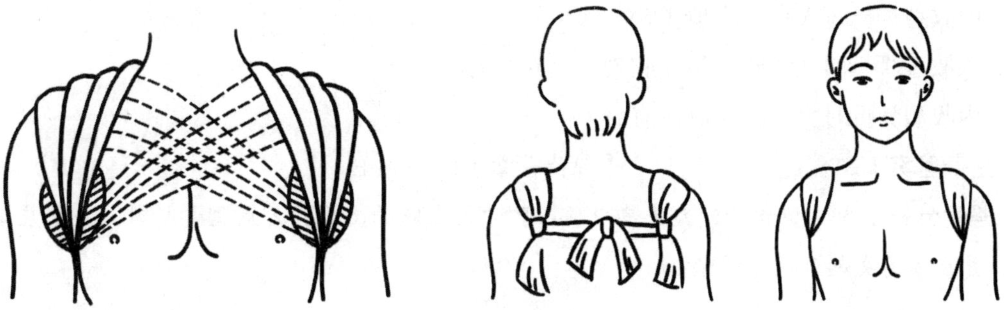

图 2　锁骨骨折固定法

33. 肱骨干中 1/3 骨折时，骨折近端移位多（　　）

A. 向前、向内移位　　B. 向上、向外移位　　C. 向外、向前移位

D. 向后、内旋移位　　E. 向上、向前移位

【正确答案】C　　【易错答案】E

【答案分析】肱骨干中 1/3 骨折时，近端因三角肌和喙肱肌牵拉而向外、向前移位。

34. 幼儿常见的尺骨上 1/3 骨折合并桡骨头脱位的常见类型是（　　）

A. 伸直型　　B. 屈曲型　　C. 嵌插型

D. 外展型　　E. 特殊型

【正确答案】A　　【易错答案】B

【答案分析】本题主要考查尺骨上 1/3 骨折合并桡骨头脱位的临床分型。

35. 肱骨中下 1/3 骨折易并发（　　）

A. 肘内翻　　B. 肘外翻　　C. 桡神经损伤

D. 尺神经损伤　　E. 正中神经损伤

【正确答案】C　　【易错答案】D

【答案分析】肱骨干中下 1/3 交界处后外侧有一桡神经沟，有桡神经通过，紧贴骨干，故中下 1/3 交界处骨折，易并发桡神经损伤。

36. 矫正桡尺骨干骨折手法复位后残余重叠畸形较省力的方法是（　　）

A. 分骨手法　　B. 拔伸手法　　C. 折顶手法

D. 挤按手法　　E. 回旋手法

【正确答案】C　　【易错答案】B

【答案分析】若前臂肌肉较发达，加之骨折后出血肿胀，虽经牵引后重叠未完全纠正者，可用折顶手法加以复位。

（二）多选题

1. 肱骨外科颈骨折时，蘑菇样大头垫的放置方法是（　　）

A. 外展型骨折时大头垫应顶在腋窝部

B. 外展型骨折时大头垫应放在肱骨内上髁的上部

C. 内收型骨折时大头垫应顶在腋窝部

D. 内收型骨折时大头垫应顶在肱骨内上髁的上部

E. 内收型骨折时大头垫应放在前部

【正确答案】AD 【易错答案】B、C、E

【答案分析】内收型骨折时大头垫应顶在肱骨内上髁的上部，外展型骨折时大头垫应顶在腋窝部，并在成角突起处放一平垫。

2. 肱骨外科颈骨折外展型的移位特点是（ ）

A. 两骨折端外侧嵌插、内侧分离 B. 两骨折端内侧嵌插、外侧分离

C. 两骨折向前、内侧成角 D. 两骨折端向外成角

E. 远端多向内旋转移位

【正确答案】AC 【易错答案】B、D

【答案分析】外展型断端外侧嵌插而内侧分离，多向前、内侧突起成角。

3. 临床上考虑掌骨骨折时应拍摄 X 线（ ）

A. 正位 B. 斜位 C. 侧位

D. 轴位 E. 切线位

【正确答案】AB 【易错答案】C、D

【答案分析】掌骨骨折应拍摄 X 线正位、斜位片。

4. 翻转移位型肱骨外髁骨折可分为（ ）

A. 前移翻转型 B. 顺时针翻转型 C. 逆时针翻转型

D. 后移翻转型 E. 旋转翻转型

【正确答案】AD 【易错答案】B、C、E

【答案分析】肱骨外髁骨折根据骨折块的移位情况可分为无移位骨折、轻度移位骨折和翻转移位骨折 3 种。翻转移位骨折又可分为前移翻转型和后移翻转型。

5. 手舟骨骨折可采用短臂石膏管形固定腕关节于（ ）

A. 背伸 25°～30°、尺偏 10° B. 掌屈 25°～30°、桡偏 10° C. 拇指对掌位

D. 前臂旋前位 E. 前臂旋后位

【正确答案】AC 【易错答案】B、E

【答案分析】手舟骨骨折可用短臂石膏管形固定腕关节于背伸 25°～30°、尺偏 10°、拇指对掌和前臂中立位。

6. 桡骨远端的解剖特点是（ ）

A. 掌倾角 20°～25°

B. 桡骨远端内侧缘为三角纤维软骨的基底附着部

C. 前臂旋转时是以尺骨为中心，桡骨围绕尺骨回旋

D. 尺倾角 10°～15°

E. 桡骨远端掌侧边缘长于尺侧

【正确答案】BC　　【易错答案】A、D、E

【答案分析】桡骨远端与腕骨形成桡腕关节，其背侧边缘长于掌侧，故关节面向掌侧倾斜10°～15°。桡骨远端内侧缘切迹与尺骨头形成尺桡远侧关节，切迹的下缘为三角纤维软骨的基底附着部，三角软骨的尖端起于尺骨茎突基底部。前臂旋转时桡骨沿尺骨头回旋，而以尺骨头为中心。桡骨远端外侧的茎突，较其内侧长1～1.5 cm，故其关节面还向尺侧倾斜20°～25°。

7. 锁骨骨折后的典型表现是（　　）

A. 头偏向健侧　　B. 下颌偏向健侧　　C. 头偏向患侧

D. 下颌偏向患侧　　E. 无规律

【正确答案】BC　　【易错答案】A、D

【答案分析】本题主要考查锁骨骨折的特征表现。

8. 锁骨骨折整复后要求患者保持（　　）

A. 肩后伸位　　B. 肩前屈位　　C. 挺胸位

D. 胸后屈位　　E. 无体位要求

【正确答案】AC　　【易错答案】B

【答案分析】本题主要考查锁骨骨折的体位要求。

9. 影响中1/3锁骨骨折外侧段移位的因素有（　　）

A. 上肢重力的牵拉　　B. 胸锁乳突肌的牵拉　　C. 三角肌的牵拉

D. 肱二头肌的牵拉　　E. 胸大肌的牵拉

【正确答案】AE　　【易错答案】B、C

【答案分析】锁骨骨折后，外侧段由于上肢的重力和胸大肌牵拉而向前下方移位。

10. 肱骨外科颈骨折的临床分类是（　　）

A. 前屈型　　B. 后伸型　　C. 外展型

D. 内收型　　E. 骨折合并肩关节脱位

【正确答案】CDE　　【易错答案】B

【答案分析】本题主要考查肱骨外科颈骨折的常见临床分型，主要包括外展型、内收型、骨折合并肩关节脱位。

11. 锁骨骨折的常见并发症有（　　）

A. 感染　　B. 休克　　C. 关节僵硬

D. 神经损伤　　E. 血管损伤

【正确答案】DE　　【易错答案】A

【答案分析】锁骨骨折严重移位时，锁骨后方的臂丛神经和锁骨下动、静脉可能合并损伤。

12. 肱骨干的起止标志是（　　）

A. 肱骨外科颈下 1 cm　　B. 内外髁上 1 cm　　C. 肱骨外科颈下 2 cm

D. 内外髁上 2 cm　　E. 无此限制

【正确答案】AD　　【易错答案】B、C

【答案分析】肱骨干系指肱骨外科颈以下 1 cm 至肱骨内外髁上 2 cm 之间。

13. 肱骨外科颈骨折内收型的移位特点是（　　）

A. 断端内侧嵌插　　B. 断端外侧分离　　C. 断端外侧嵌插

D. 断端内侧分离　　E. 向外成角

【正确答案】ABE　　【易错答案】C、D

【答案分析】内收型骨折受内收传达暴力所致，断端外侧分离而内侧嵌插，向外侧突起成角。

14. 肱骨干中 1/3 易导致骨折不愈合的原因是（　　）

A. 营养动脉的断裂　　B. 固定的因素　　C. 骨缺血性坏死

D. 易出现断端分离移位　　E. 神经损伤导致的营养障碍

【正确答案】AD　　【易错答案】C、E

【答案分析】本题主要考查肱骨干中 1/3 的解剖特点及骨折不愈合的发生。

15. 下列关于屈曲型肱骨髁上骨折的描述正确的是（　　）

A. 多在屈肘时受伤　　B. 临床多见　　C. 骨折线由后下斜向前上

D. 肘后三角正常　　E. 不易合并血管神经损伤

【正确答案】ACDE　　【易错答案】B

【答案分析】在屈肘位跌倒时，肘后侧先触地，引起屈曲型骨折，很少并发血管神经损伤。屈曲型骨折远端向前上方移位，骨折线从后下方斜向前上方。

16. 防止肱骨干骨折出现分离移位的方法是（　　）

A. 延长固定时间　　B. 定期进行 X 线检查　　C. 夹板加厚

D. 弹性绷带缠绕肩肘　　E. 上臂肌肉舒缩锻炼

【正确答案】ABDE　　【易错答案】C

【答案分析】肱骨干中 1/3 骨折是迟缓愈合和不愈合的好发部位，固定时间应适当延长，经 X 线复查见有足够骨痂生长才能解除固定。固定后肘关节屈曲 90°，以木托板将前臂置于中立位，患肢悬吊在胸前。应定期做 X 线透视或拍摄照片，以及时发现在固定期间骨折端是否有分离移位。若发现断端分离，应加用弹性绷带上下缠绕肩、肘部，使断端受到纵向挤压而逐渐接近。

17. 下列关于肱骨干骨折的描述正确是（　　）

A. 肱骨外科颈下 1 cm 至肱骨内外髁上 2 cm 之间的骨折

B. 三角肌止点与骨折断端移位有关

C. 上 1/3 骨折要超肩固定

D. 下 1/3 要超肘固定

E. 中 1/3 骨折是迟缓愈合或不愈合的好发部位

【正确答案】ABCDE　　【易错答案】漏选

【答案分析】由肱骨外科颈下 1 cm 至内外髁上 2 cm 处的一段长管状坚质骨称为肱骨干。肱骨干上 1/3 骨折（三角肌止点以上）时，近端因胸大肌、背阔肌和大圆肌的牵拉而向前、向内；远端因三角肌、喙肱肌、肱二头肌和肱三头肌的牵拉而向上、向外。肱骨干中 1/3 骨折（三角肌止点以下）时，近端因三角肌和喙肱肌牵拉而向外、向前；远端因肱二头肌和肱三头肌的牵拉而向上。肱骨干上 1/3 骨折要超肩关节，下 1/3 骨折要超肘关节，中 1/3 骨折则不超过上、下关节，并应注意前夹板下端不能压迫肘窝。肱骨干中 1/3 处骨折是迟缓愈合和不愈合的好发部位，固定时间应适当延长，经 X 线复查见有足够骨痂生长才能解除固定。

18. 肱骨髁上骨折的常见并发症是（　　）

A. 肘外翻　　B. 肘内翻　　C. 损伤性骨化

D. 缺血性肌挛缩　　E. 桡神经、正中神经损伤

【正确答案】BCDE　　【易错答案】A

【答案分析】本题主要考查肱骨髁上骨折的主要并发症。

19. 考虑手舟骨骨折时，拍摄 X 线片采取的体位是（　　）

A. 正位　　B. 侧位　　C. 尺偏斜位

D. 双斜位　　E. 桡偏斜位

【正确答案】ABC　　【易错答案】D

【答案分析】手舟骨拍摄正位、侧位、尺偏斜位 X 线片协助诊断。

20. 手舟骨骨折按照部位分为（　　）

A. 腰部骨折　　B. 体部骨折　　C. 近端骨折

D. 远端骨折　　E. 结节骨折

【正确答案】ACE　　【易错答案】B

【答案分析】手舟骨骨折可发生于腰部、结节部或近端，其中以腰部多见。

21. 下列可造成桡尺骨干双骨折的是（　　）

A. 直接暴力　　B. 间接暴力　　C. 扭转暴力

D. 垂直压缩　　E. 慢性劳损

【正确答案】ABC　　【易错答案】D

【答案分析】桡尺骨干双骨折可由直接暴力、间接暴力或扭转暴力所造成。

22. 桡骨远端骨折分为（　　）

A. 伸直型　　B. 屈曲型　　C. 外展型

D. 内收型　　E. 粉碎型

【正确答案】AB　　【易错答案】C、D

【答案分析】桡骨远端骨折是指桡骨远端关节面以上 2~3cm 范围的骨折，可分为伸直型、

屈曲型、背侧缘型、掌侧缘型 4 种类型的骨折。

23. 桡尺骨干双骨折复位后夹板固定的长度是（　　）

A. 掌侧板由肘横纹至腕横纹

B. 背侧板由鹰嘴至腕关节或掌指关节

C. 尺侧板自肱骨内上髁至第五掌骨基底部

D. 桡侧板由桡骨头至桡骨茎突

E. 桡侧板由肱骨外上髁至桡骨茎突

【正确答案】ABCD　　【易错答案】E

【答案分析】桡尺骨干双骨折固定要求：背侧板由鹰嘴至腕关节或掌指关节，桡侧板由桡骨头至桡骨茎突，尺侧板自肱骨内上髁至第五掌骨基底部，掌侧两夹板要比桡尺两侧夹板宽，夹板间距约 1 cm。

24. 尺骨上 1/3 骨折合并桡骨头脱位常见并发症包括（　　）

A. 肘外翻畸形　　B. 迟发性桡神经深支麻痹　　C. 骨性关节炎

D. 肘关节屈受限　　E. 肢体短小

【正确答案】ABCDE　　【易错答案】漏选 B

【答案分析】本题主要考查尺骨上 1/3 骨折合并桡骨头脱位（孟氏骨折）的主要并发症。

25. 伸直型尺骨上 1/3 骨折合并桡骨头脱位的移位特点是（　　）

A. 尺骨骨折向掌侧及桡侧成角　　B. 尺骨骨折向背侧成角　　C. 桡骨头向前外方脱出

D. 尺骨斜形骨折　　E. 桡骨头向后内方脱出

【正确答案】ACD　　【易错答案】B

【答案分析】肘关节伸直或过伸位跌倒，前臂旋后，手掌先触地，身体重力沿肱骨传向下方，先造成尺骨上 1/3 斜形骨折，残余暴力迫使桡骨头向前外方脱位，骨折断端向掌侧及桡侧成角。

26. 屈曲型尺骨上 1/3 骨折合并桡骨头脱位的移位特点是（　　）

A. 尺骨骨折向掌侧成角　　B. 尺骨骨折突向背侧、桡侧成角

C. 尺骨骨折呈横断或短斜形　　D. 桡骨头向外后方滑脱

E. 桡骨头向前内方滑脱

【正确答案】BCE　　【易错答案】A、D

【答案分析】肘关节屈曲跌倒，前臂旋前，手掌触地，作用力先造成尺骨较高平面横断或短斜形骨折，桡骨向后外方脱位，骨折端向背侧和桡侧成角。

27. 内收型尺骨上 1/3 骨折合并桡骨头脱位的移位特点是（　　）

A. 尺骨骨折向尺侧成角　　B. 尺骨骨折向桡侧成角　　C. 桡骨头向外侧脱出

D. 桡骨头向内侧脱出　　E. 桡骨头向背侧脱出

【正确答案】ABC　　【易错答案】D

【答案分析】内收型多见于幼儿。跌倒时，手掌着地，肘关节处于内收位，可造成内收型

骨折。传达暴力由掌心传向上外方，造成尺骨冠状突下方骨折并突向桡侧成角，桡骨头向外侧脱出。

28. 桡骨下端骨折的治疗应注意恢复（　　）

A. 掌倾角　　B. 尺倾角　　C. 携带角

D. 桡偏角　　E. 背倾角

【正确答案】AB　　【易错答案】C

【答案分析】桡骨远端与腕骨形成桡腕关节，其背侧边缘长于掌侧，故关节面向掌侧倾斜（掌倾角）10°~15°。桡骨远端外侧的茎突，较其内侧长 1~1.5 cm，故其关节面还向尺侧倾斜（尺倾角）20°~25°。

29. 伸直型桡骨远端骨折的移位特点（　　）

A. 骨折远端向背侧移位　　B. 骨折远端向掌侧移位　　C. 尺偏角变小

D. 骨折远端向尺侧移位　　E. 掌倾角变小

【正确答案】ACE　　【易错答案】B

【答案分析】伸直型桡骨远端骨折，骨折远段向背侧和桡侧移位，桡骨远端关节面改向背侧倾斜，向尺侧倾斜减少或完全消失，甚至向桡侧倾斜。

30. 屈曲型桡骨远端骨折的移位特点是（　　）

A. 骨折远段向掌侧移位　　B. 骨折远段向背侧移位　　C. 尺偏角变大

D. 骨折远段向桡侧移位　　E. 掌倾角变大

【正确答案】ADE　　【易错答案】C

【答案分析】屈曲型桡骨远端骨折，远侧骨折端向掌侧、桡侧移位。

（三）填空题

1. 肱骨外科颈骨折易并发肱二头肌长头肌腱炎、________、________。

【正确答案】冈上肌腱炎、肩关节周围炎

【答案分析】本题应将肱骨外科颈的解剖位置与骨折并发症结合。

2. 桡骨头骨折若治疗不及时，将造成前臂________或引起________。

【正确答案】旋转功能障碍、创伤性关节炎

【答案分析】本题可结合桡骨头的解剖位置回答。

3. 内收型尺骨上 1/3 骨折合并桡骨头脱位多见于________，尺骨冠状突下方骨折并突向________成角，桡骨头向________脱出。

【正确答案】幼儿、桡侧、外侧

【答案分析】本题主要考查内收型孟氏骨折的发病人群及移位特点。

4. 桡尺骨干双骨折行手法复位时，如为上 1/3 骨折，可先整复________；如为下 1/3 骨折，可先整复________。

【正确答案】尺骨骨折、桡骨骨折

【答案分析】本题主要考查桡尺骨干双骨折的整复原则。

5. 正常人桡远下端关节面向掌侧倾斜（掌倾角）________，向尺侧倾斜（尺倾角）________，正常人桡骨茎突比尺骨茎突长________。

【正确答案】10°~15°、20°~25°、1~1.5 cm

【答案分析】本题主要考查桡骨的解剖特点。

（四）名词解释

锤状指

【正确答案】末节指骨基底部背侧骨折后，末节手指屈曲呈典型的锤状畸形，不能主动伸直，称为锤状指。

【答案分析】锤状指需牢记部位及其引起的原因。

（五）简答题

1. 简述肱骨外科颈骨折的常见分型及骨折断端移位特点。

【正确答案】临床常见5种类型：①裂缝骨折：直接暴力打击肩部外侧，或肩部着地跌倒遭到撞击，造成大结节骨裂与外科颈骨折，骨折多系骨膜下，多无移位。②嵌插骨折：受传达暴力所致。暴力较小或上臂外展内收不明显，断端互相嵌插。③外展型骨折：受外展传达暴力所致。断端外侧嵌插而内侧分离，多向前、内侧突起成角。有时远端向内侧移位，常伴有肱骨大结节撕脱骨折。④内收型骨折：受内收传达暴力所致。断端外侧分离而内侧嵌插，向外侧突起成角。⑤肱骨外科颈骨折合并肩关节脱位：受外展外旋传达暴力所致。若暴力继续作用于肱骨头，可引起前下方脱位，有时肱骨头因喙突、肩盂或关节囊的阻滞而得不到整复，关节面向内下，骨折面向外上，位于远端的内侧。临床较少见，若处理不当，常容易造成患肢严重的功能障碍。

【答案分析】本题可根据肱骨外科颈的解剖位置及附近肌肉进行回答。

2. 简述尺骨上1/3骨折合并桡骨头脱位的诊查要点。

【正确答案】①伤后肘部及前臂疼痛、肿胀，移位明显者，可见尺骨成角畸形，在肘关节前、外或后方可摸到脱出的桡骨头，骨折和脱位处压痛明显。②检查时应注意腕和手指感觉和运动功能，以便确定是否因桡骨头向外脱位而合并桡神经挫伤。③对儿童的尺骨上1/3骨折，必须仔细检查桡骨头是否同时脱位。④前臂正侧位X线片可明确骨折类型、移位情况和桡骨头的脱位方向。X线检查必须包括肘、腕关节，以免遗漏上下桡尺关节脱位的诊断。⑤正常桡骨头与肱骨小头相对，桡骨干纵轴线向上延长，一定通过肱骨小头的中心。肱骨小头骨骺一般在1~2岁时出现，因此对1岁以内的患儿，最好同时摄健侧X线片以便对照。⑥桡骨头脱位后可能自动还纳，X线片仅见骨折而无脱位，若此时忽略对桡骨头的固定，可能发生再脱位。

【答案分析】本题可结合病史、症状、查体、X线检查等综合回答。

3. 简述伸直型、屈曲型桡骨远端骨折的移位特点。

【正确答案】①伸直型：骨折远段向背侧和桡侧移位，桡骨远端关节面改向背侧倾斜，向尺侧倾斜减少或完全消失，甚至向桡侧倾斜。②屈曲型：远侧骨折端向掌侧和桡侧移位。

【答案分析】可将伸直型与屈曲型骨折移位特点结合记忆。

4. 简述伸直型桡骨远端骨折的整复方法。

【正确答案】患者坐位或卧位，肘部屈曲 90°，前臂中立。一助手握住上臂，术者两拇指并列置于骨折远端的背侧，其他四指置于腕掌部，扣紧大小鱼际肌。先顺势拔伸 2~3 分钟，待重叠移位完全纠正后，将远段旋前，并利用牵引力，骤然猛抖，同时迅速尺偏掌屈，使之复位。若未完全整复，则由两助手维持牵引，术者用两拇指迫使骨折远端尺偏掌屈，即可达到解剖对位。

【答案分析】本题应注意整复时患者体位，术者双手位置以及手法（图 3）。

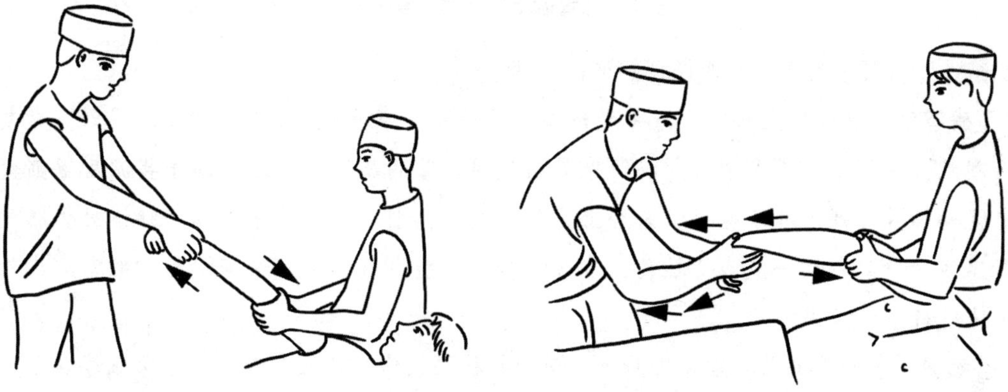

图 3　伸直型桡骨远端骨折的手法整复

5. 简述桡尺骨干双骨折时分骨手法的应用。

【正确答案】若桡、尺骨骨折断端互相靠拢时，可用挤捏分骨手法，术者用两手拇指和食、中、环三指分置骨折部的掌、背侧，用力将尺、桡骨间隙分到最大限度，使骨间膜恢复其紧张度，向中间靠拢的桡、尺骨断端向桡、尺侧各自分离。

【答案分析】本题可结合中医手法整复相关知识回答。

（六）论述题

1. 试述肱骨髁上骨折的整复手法。

【正确答案】患者仰卧，两助手分别握住上臂和前臂，做顺势拔伸牵引。术者双手分别握住远近段，相对挤压，先用端挤手法矫正侧方移位，再纠正前后重叠移位。若远段旋前（或旋后），应首先纠正旋转移位，使前臂旋后（或旋前）。纠正上述移位后，若整复伸直型骨折，则以两拇指从肘后推按远端向前，两手其余四指重叠环抱骨折近段向后提拉，并令助手在牵引下徐徐屈曲肘关节，常可感到骨折复位时的骨擦感。整复屈曲型骨折时，手法与上述相反，应在牵引后将远端向背侧压下，并徐徐伸直肘关节（图 4）。

【答案分析】需注意肱骨髁上骨折整复时的体位、手法应用的顺序，注意伸直型与屈曲型骨折整复时的不同。

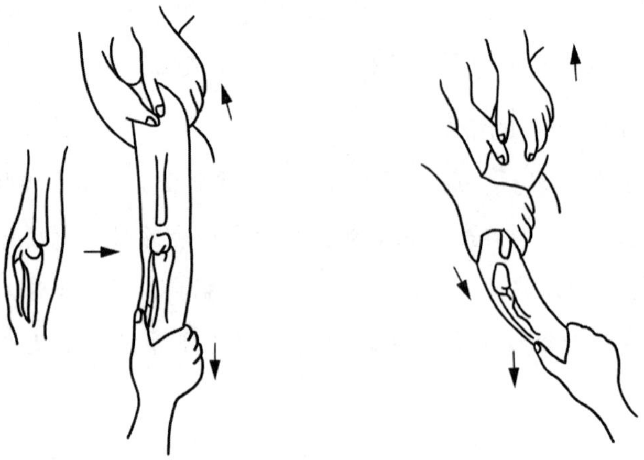

图4　肱骨髁上骨折的整复手法

2. 试述肱骨髁上骨折并发血循环障碍的处理。

【正确答案】肱骨髁上粉碎骨折并发血循环障碍者，必须紧急处理。首先在麻醉下整复移位的骨折断端，并行尺骨鹰嘴牵引，以解除骨折端对血管的压迫。如冰冷的手指温度逐渐变暖，手指可主动伸直，则可继续观察。若经上述处理无效，则必须及时探查肱动脉情况。肱骨髁上骨折所造成的神经损伤一般多为挫伤，在3个月左右能自行恢复，除确诊为神经断裂者外，不需过早地进行手术探查。

【答案分析】肱骨髁上粉碎骨折易导致血管、神经损伤，处理时应注意主次顺序。

3. 试述肱骨外科颈骨折内收型的发生机制及其整复手法。

【正确答案】发生机制：内收型骨折受内收传达暴力所致。断端外侧分离而内侧嵌插，向外侧突起成角。整复手法：术者两拇指压住骨折部向内推，其他四指使远端外展，助手在牵引下将上臂外展即可复位。如成角畸形过大，还可继续将上臂上举过头顶；此时术者立于患者前外侧，用两拇指推挤远端，其他四指挤按成角突出处，如有骨擦感，断端相互抵触，则表示成角畸形矫正。对合并肩关节脱位者，有些可先整复骨折，然后用手法推送肱骨头；亦可先持续牵引，使肩肱关节间隙加大，纳入肱骨头，然后整复骨折。

【答案分析】本题可结合骨折发生机制与中医整复手法相关知识回答。

（七）病案分析题

1. 患者张某，女，10岁。2小时前摔倒时右肘伸直位手掌着地，当即发现右肘部肿胀、疼痛，肘前突起，活动受限，不能持物。查体：右肘部肿胀、压痛、骨擦音，肘前可触及骨折断端顶在皮下，肘部呈靴状畸形，肘后三角关系正常，桡动脉搏动可，手部活动及感觉正常。X线片：右肱骨髁上可见由前下斜向后上的骨折线，骨折的近端向前移位，远端向后移位。

请结合患者的症状、体征做出诊断并制定治疗方案。

【正确答案】诊断：右肱骨髁上骨折（伸直型）。治疗：①手法复位：患者仰卧，两助手分别握住上臂和前臂，做顺势拔伸牵引。术者双手分别握住远近段，相对挤压，先用端挤手法矫正侧方移位，再纠正前后重叠移位。若远段旋前（或旋后），应首先纠正旋转移位，使前臂旋后（或旋前）。纠正上述移位后，以两拇指从肘后推按远端向前，两手其余四指重叠环抱骨折近段向后提拉，并令助手在牵引下徐徐屈曲肘关节，常可感到骨折复位时的骨擦感，即表明骨折复位。②固定：复位后固定肘关节于屈曲 90°~110°位置 3 周。夹板长度应上达三角肌中部水平，内外侧夹板下达（或超过）肘关节，前侧板下至肘横纹，后侧板远端呈向前弧形弯曲。为防止骨折远端后移，可在鹰嘴后方加一梯形垫；为防止内翻，可在骨折近端外侧及远端内侧分别加塔形垫。

【答案分析】本题考查肱骨髁上骨折的分型、临床表现及治疗方法。患者有明显外伤史，右肘部伸直着地，肘后三角关系正常，可与肘关节后脱位鉴别，加之影像学检查，故诊断为伸直型肱骨髁上骨折。其次要注意肱骨髁上骨折的手法整复以及整复后的固定。

2. 患者李某，男，60 岁。行走时不慎摔倒致左腕部疼痛、活动受限，摔倒时左手掌着地，腕关节呈背伸位。查体：左腕部肿胀、压痛明显，呈“餐叉样”畸形，腕关节功能障碍。

请结合患者的症状、体征做出诊断及治疗。

【正确答案】诊断：左桡骨远端骨折（伸直型）。治疗：①手法复位：患者坐位或卧位，肘部屈曲 90°，前臂中立。一助手握住上臂，术者两拇指并列置于骨折远端的背侧，其他四指置于腕掌部，扣紧大小鱼际肌。先顺势拔伸 2~3 分钟，待重叠移位完全纠正后，将远段旋前，并利用牵引力，骤然猛抖，同时迅速尺偏掌屈，使之复位。若未完全整复，则由两助手维持牵引，术者用两拇指迫使骨折远段尺偏掌屈，即可达到解剖对位。②固定：伸直型骨折先在骨折远端背侧和近端掌侧分别放置一平垫，然后放上夹板，夹板上端达前臂中上 1/3，桡、背侧夹板下端应超过腕关节，限制手腕的桡偏和背伸活动。前臂悬吊固定 4~5 周。

【答案分析】患者为老年男性，有明显外伤史，腕部呈典型“餐叉样”畸形，故可诊断为桡骨远端骨折。桡骨远端骨折的整复需注意患者体位、牵引时间及手法的应用。

3. 患者赵某，男，25 岁。滑冰时摔倒致右肩部疼痛，右上肢外展、上举受限。摔倒时患者手掌撑地。入院症见：患者以左手托右肘，头部向右侧倾斜，下颌偏向左侧，右肩部肿胀，皮下瘀斑，局部隆起畸形，触诊有骨擦感。

问题：结合患者临床表现做出判断；未明确诊断需做何检查；制定治疗方案。

【正确答案】①诊断：右锁骨骨折。②检查：拍摄胸部 X 线正位、侧位（或外展侧位）片。③整复方法：患者坐位，挺胸抬头，双手叉腰，术者将膝部顶住患者背部正中，双手握其两肩外侧，向背侧徐徐牵引，使之挺胸伸肩，此时骨折移位即可复位或改善，如仍有侧方移位，可用提按手法。固定：用“∞”字绷带固定或双圈固定法，一般固定 4 周，粉碎骨折可延长至 6 周（图 5）。

【答案分析】患者有明显外伤史，以左手托右肘，头部向右侧倾斜，下颌偏向左侧，为锁骨骨折的特征表现，故诊断为锁骨骨折。此外需要注意锁骨骨折的特殊固定方法。

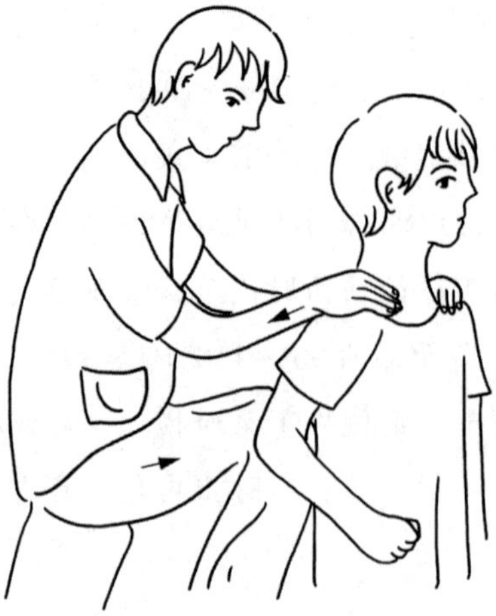

图5　锁骨骨折的整复

4. 患者张某，男，10岁。因跌倒致右肘部及前臂疼痛、畸形，功能障碍30分钟就诊。患者家属述30分钟前，自1 m处跌下，右手掌撑地，即感右肘疼痛，不能活动，肘窝突起，右前臂旋转受限。查体：右肘肿胀，肘窝前面可触及骨突，前臂尺侧上1/3处扪及骨擦感。X线片示右侧尺骨冠状突下2 cm处折断，向掌侧成角，桡骨干的中轴线向上延长不通过肱骨小头中心。

问题：患者的诊断及依据；早期治疗方案。

【正确答案】诊断：右尺骨上1/3骨折合并桡骨头脱位（伸直型）。依据：①右前臂间接暴力外伤史。②右肘肿胀，右前臂旋转受限，肘窝前面可触及骨突，前臂尺侧上1/3处扪及骨擦感。③X线片示右侧尺骨冠状突下2 cm处折断，向掌侧成角，桡骨干的中轴线向上延长不通过肱骨小头中心。

治疗：①整复：原则上先整复桡骨头脱位，后整复尺骨骨折。患者平卧，前臂置中立位，两助手顺势拔伸，矫正重叠移位，对伸直型骨折，术者两拇指放在桡骨头外侧和前侧，向尺侧、背侧按挤，同时肘关节徐徐屈曲90°，使桡骨头复位，然后术者捏住骨折断端进行分骨，在骨折处向掌侧加大成角，再逐渐向背侧按压，使尺骨复位；对屈曲型骨折，两拇指放在桡骨头的外侧、背侧，向内侧、掌侧挤按，同时肘关节徐徐伸直至0°位，使桡骨头复位，有时还可听到或感觉到桡骨头复位的滑动声，然后先向背侧加大成角，再逐渐向掌侧挤按，使尺骨复位；对内收型骨折，助手在拔伸牵引的同时，外展患侧的肘关节，术者拇指放在桡骨头外侧，向内侧推按桡骨头，使之还纳，尺骨向桡侧成角亦随之矫正。②固定：先以尺骨骨折平面为中心，在前臂的掌侧与背侧各置一分骨垫，在骨折的掌侧置一平垫；在桡骨头的前外侧放置葫芦垫；在尺骨内侧的上、下端分别放一平垫，用胶布固定。然后在前臂掌、背侧与桡、尺侧分别放上长度适宜的夹板，用四道布带捆绑。伸直型骨折脱位应固定于屈肘位4~5周。

【答案分析】本题主要考查尺骨上1/3骨折合并桡骨头脱位的诊查及其治疗，需注意尺骨上1/3骨折合并桡骨头脱位的分型及其整复手法。

第三节　下肢骨折

◎ 重点 ◎

1. 股骨颈的解剖学特点
2. 股骨颈骨折的诊断、整复
3. 股骨转子间骨折的分型、移位特点
4. 股骨干骨折的分型
5. 髌骨骨折的治疗
6. 胫腓骨干骨折的治疗原则
7. 踝部骨折的分型

◎ 难点 ◎

1. 股骨颈的颈干角、扭转角
2. 股骨颈的血供
3. 股骨颈骨折外展型、内收型的特点
4. 屈髋屈膝法
5. 股骨转子间骨折的移位特点
6. 股骨干骨折的移位特点、夹板固定、分型及牵引疗法
7. 髌骨骨折手术治疗常用术式
8. 胫腓骨干骨折夹板固定注意事项
9. 踝部骨折损伤分度
10. 距骨血液供应
11. 结节关节角

精选习题

扫码获取同步习题

（一）单选题

1. 下肢骨折缩短（　　）以上就会出现明显跛行

A. 1 cm　　B. 2 cm　　C. 3 cm
D. 4 cm　　E. 5 cm

【正确答案】B　　【易错答案】A

【答案分析】本题主要将骨折功能对位与下肢骨折结合考查。若患肢成角畸形，将会影响肢体的承重力；若患肢短缩在 2 cm 以上者，则会出现跛行。

2. 股骨颈的前倾角正常值是（　　）

A. 10° ~ 13°　　B. 11° ~ 14°　　C. 12° ~ 15°

D. 15°~18°　　E. 18°~20°

【正确答案】C　　【易错答案】A

【答案分析】股骨颈与股骨干之间形成一个角度称内倾角，又称颈干角（图 6），正常值为 110°~140°。股骨颈的中轴线与股骨两髁中点间的连线形成一个角度，称前倾角或扭转角，正常值为 12°~15°。

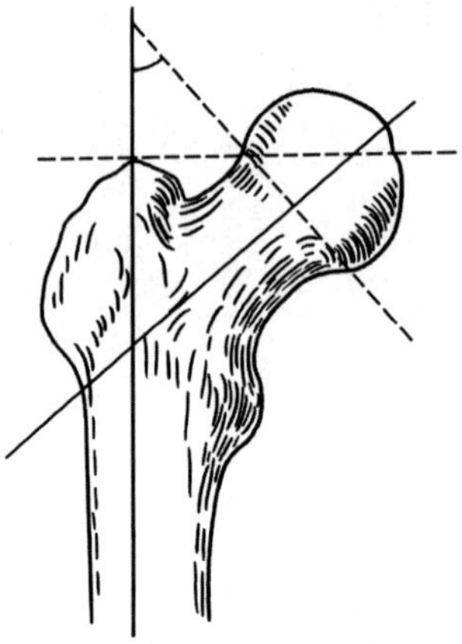

图 6　股骨颈颈干角

3. 成人股骨颈与股骨干之间形成的颈干角的正常值为（　　）

A. 12°~15°　　B. 110°~140°　　C. 90°~100°

D. 100°~130°　　E. 120°~130°

【正确答案】B　　【易错答案】A

【答案分析】详见第 2 题分析。

4. 趾骨骨折（　　）应当尽可能矫正

A. 侧方移位　　B. 向背侧移位　　C. 向跖侧移位

D. 向内侧移位　　E. 向外侧移位

【正确答案】C　　【易错答案】E

【答案分析】趾骨骨折的治疗应要求维持跖趾关节活动的灵活性和足跖趾面没有骨折断端突起。

5. 新鲜无移位或嵌插型股骨颈骨折应（　　）

A. 不须治疗　　B. 不须复位，但患肢应制动　　C. 改变负重力线的截骨术

D. 三翼钉内固定　　E. 人工关节置换

【正确答案】B　　【易错答案】C

【答案分析】股骨颈新鲜无移位骨折或嵌插型骨折不需复位，但患肢应制动。

6. 股骨颈骨折无移位或嵌插型骨折，患肢应保持（　　）

A. 内收内旋　　B. 外展外旋　　C. 内收中立

D. 外展中立　　E. 内收外旋

【正确答案】D　　【易错答案】C

【答案分析】股骨颈骨折无移位或嵌插型骨折，可让患者卧床休息，将患肢置于外展、膝关节轻度屈曲、足中立位。

7. 无移位的股骨颈骨折可用轻重量皮肤牵引固定（　　）周

A. 2~3　　B. 3~4　　C. 4~5

D. 5~6　　E. 6~8

【正确答案】E　　【易错答案】C

【答案分析】为防止患肢外旋，可在患足穿带有横木板的丁字鞋，亦可用轻重量的皮肤牵引固定 6~8 周。

8. 通过屈髋屈膝法整复有移位的股骨颈骨折，复位后通过（　　）判断复位成功

A. 压痛消失　　B. 纵向叩击痛消失　　C. 手掌试验

D. 直腿抬高试验　　E. 回旋挤压试验

【正确答案】C　　【易错答案】B

【答案分析】股骨颈骨折复位后可做手掌试验，如患肢外旋畸形消失，表示已经复位。

9. 股骨转子间骨折中属于稳定型骨折的是（　　）

A. 顺转子间型　　B. 反转子间型　　C. 转子下型

D. 顺转子间粉碎型　　E. 反转子间粉碎型

【正确答案】A　　【易错答案】C

【答案分析】股骨转子间骨折临床分为顺转子间型、反转子间型、转子下型，其中顺转子间粉碎型、反转子间粉碎型及转子下骨折均属于不稳定型骨折。

10. 反转子间型股骨转子间骨折的近端移位方向是（　　）

A. 外展、内旋　　B. 外展、外旋　　C. 内收、内旋

D. 内收、外旋　　E. 以上都不是

【正确答案】B　　【易错答案】C

【答案分析】反转子间骨折的近端因外展肌与外旋肌的收缩而外展、外旋，远端因内收肌与髂腰肌的牵引向内、向上移位。

11. 下列不是股骨转子间骨折诊查要点的是（　　）

A. 压痛点在腹股沟　　B. 患肢明显短缩、内收、外旋畸形

C. 伤后局部疼痛、肿胀明显　　D. 压痛点多在大转子部

E. 局部有广泛的瘀斑

【正确答案】A　　【易错答案】D

【答案分析】股骨转子间骨折伤后局部疼痛、肿胀明显，患肢短缩、内收、外旋畸形，有广泛的瘀斑，压痛点在大转子处，预后良好。

12. 有移位的股骨转子间骨折的牵引重量是（　　）

A. 2~4 kg　　B. 4~6 kg　　C. 6~8 kg

D. 8~10 kg　　E. 10~12 kg

【正确答案】C　　【易错答案】D

【答案分析】有移位的股骨转子间骨折应采用持续牵引与外展夹板固定结合，牵引重量为6~8 kg。固定患肢与外展中立位6~8周。

13. 成人股骨干骨折牵引复位后，牵引重量应维持在（　　）

A. 3 kg　　B. 5 kg　　C. 7 kg

D. 8 kg　　E. 9 kg

【正确答案】B　　【易错答案】A

【答案分析】股骨干骨折皮肤持续牵引，成人一般为体重的1/7~1/12，一般以不超过5 kg为宜。

14. 股骨干下1/3骨折远端移位方向是（　　）

A. 向上　　B. 向外　　C. 向前

D. 向后　　E. 向内

【正确答案】D　　【易错答案】C

【答案分析】本题考查股骨干骨折的移位特点。股骨干下1/3骨折，因膝后方关节囊及腓肠肌的牵拉，骨折远端往往向后移位。严重者，骨折端有损伤腘动、静脉及坐骨神经的危险。

15. 无重叠畸形的股骨干中1/3骨折，因内收肌收缩的影响有（　　）成角的倾向

A. 向前　　B. 向后　　C. 向外

D. 向内　　E. 向上

【正确答案】C　　【易错答案】A

【答案分析】股骨干中1/3无重叠畸形的骨折，因内收肌收缩的影响有向外成角的倾向。

16. 股骨干何处骨折，远端向后移位时，易刺伤腘动、静脉（　　）

A. 上1/3　　B. 中1/3　　C. 下1/3

D. 中下1/3交界处　　E. 中上1/3交界处

【正确答案】C　　【易错答案】D

【答案分析】股骨干下1/3骨折，因膝后方关节囊及腓肠肌的牵拉，骨折远端往往向后移位。严重者，骨折端有损伤腘动、静脉及坐骨神经的危险。

17. 股骨髁上骨折，若腘窝部出现较大的血肿，且胫后动脉、足背动脉搏动减弱或消失时，应考虑（　　）

A. 深静脉栓塞　　B. 筋膜间隔区综合征　　C. 腘动脉损伤

D. 腘静脉损伤　　E. 以上都不是

【正确答案】C　　【易错答案】A

【答案分析】股骨髁上骨折临床表现与股骨干下 1/3 骨折相类似，若局部出现较大血肿，且胫后动脉、足背动脉脉搏减弱或消失时，应考虑为腘动脉损伤。

18. 股骨髁间骨折复位应达到良好的对位使关节光滑完整，是为防止后期发生（　　）

A. 缺血性肌挛缩　B. 骨化性肌炎　C. 足下垂

D. 创伤性关节炎　E. 缺血性骨坏死

【正确答案】D　【易错答案】B

【答案分析】股骨髁间骨折属于关节内骨折，治疗股骨髁间骨折应保证达到良好的对位，关节面光滑完整，才能有效地恢复关节的功能和防止发生创伤性关节炎。

19. 有移位的跟骨结节横断骨折一般固定（　　）

A. 3~4 周　B. 6~8 周　C. 2~3 周

D. 3~5 周　E. 4~6 周

【正确答案】B　【易错答案】E

【答案分析】对有移位的跟骨结节横断骨折，接近距跟关节骨折和波及距跟关节面未用钢针固定者，可用夹板固定 6~8 周。

20. 髌骨骨折若移位在 1 cm 以内者，手法整复后可用（　　）固定

A. 钢丝内固定　B. 夹板　C. 张力带

D. 抱膝圈　E. 抓髌器

【正确答案】D　【易错答案】E

【答案分析】治疗髌骨骨折时，要求恢复伸膝装置的功能，并保持关节面的完整光滑，防止创伤性关节炎的发生。横断骨折若移位在 1 cm 以内者，可采用手法整复，抱膝圈固定膝关节于伸直位。

21. 距骨颈骨折整复后，应将踝关节固定在（　　）

A. 背伸位　B. 中立位　C. 功能位

D. 跖屈稍内翻位　E. 跖屈稍外翻位

【正确答案】E　【易错答案】D

【答案分析】距骨颈骨折整复后，应将踝关节固定在跖屈稍外翻位 8 周；距骨后唇骨折伴有距骨前脱位者，应固定在功能位 4~6 周；切开复位内固定或关节融合术者，应用管形石膏固定踝关节在功能位 3 个月。

22. 胫骨髁骨折若发现侧向试验阳性则提示（　　）

A. 半月板损伤　B. 前交叉韧带损伤　C. 侧副韧带损伤

D. 后交叉韧带损伤　E. 髌韧带损伤

【正确答案】C　【易错答案】A

【答案分析】本题主要考查骨科特殊检查的临床意义。

23. 胫腓骨干骨折时，骨折线在同一水平的病因病机最有可能的是（　　）

A. 肌肉强力收缩　　B. 传达暴力　　C. 扭转暴力

D. 直接暴力　　E. 持续劳损

【正确答案】D　　【易错答案】B

【答案分析】直接暴力由重物打击或挤压造成，暴力多来自外侧或前外侧，多为横断、短斜形骨折，亦可造成粉碎性骨折。胫、腓骨两骨折线都在同一水平，软组织损伤较严重。

24. 间接暴力引起胫腓骨干双骨折，其常见骨折线为（　　）

A. 骨折线在下段同一水平　　B. 骨折线在上段同一水平

C. 腓骨的骨折线高于胫骨　　D. 胫骨的骨折线高于腓骨

E. 无特殊规律

【正确答案】C　　【易错答案】D

【答案分析】间接暴力由高处坠下时的传达暴力或扭伤时的扭转暴力所致，多为斜形或螺旋形骨折。双骨折时，腓骨的骨折线较胫骨为高，软组织损伤较轻。

25. 胫腓骨干骨折常发生迟缓愈合的部位是（　　）

A. 上段　　B. 中段　　C. 中上段

D. 中下段　　E. 下段

【正确答案】D　　【易错答案】B

【答案分析】胫骨的营养血管由胫骨干上 1/3 的后方进入，在致密骨内下行一段距离，然后进入髓腔，而胫骨下 1/3 又缺乏肌肉附着，故胫骨干中、下段发生骨折后，往往因局部血液供应不良，而发生迟缓愈合或不愈合。

26. 胫腓骨干骨折用跟骨牵引进针时，跟骨外侧应比内侧高 1 cm，是因为（　　）

A. 足跟内旋　　B. 足跟外旋　　C. 足跟轻度内翻

D. 足跟外翻　　E. 避免损伤重要血管、神经

【正确答案】C　　【易错答案】E

【答案分析】跟骨牵引时，跟骨外侧要比内侧高 1 cm（相当于 15°斜角），牵引时足跟则轻度内翻，可恢复小腿的生理弧度，骨折对位更稳定。

27. 距骨的主要血液供应主要来自（　　）

A. 距骨头　　B. 距骨颈　　C. 距骨体

D. 距骨的前方　　E. 距骨的内侧

【正确答案】B　　【易错答案】D

【答案分析】距骨的主要血液供应自距骨颈部进入，距骨颈骨折时，常损伤来自足背动脉的血液供应，所以距骨体易发生缺血性坏死。

28. 下列关于内翻暴力造成的踝部骨折，说法不正确的是（　　）

A. 内踝多为斜形骨折　　B. 外踝多为横形骨折　　C. 可合并距骨脱位

D. 足部呈外翻畸形　　E. 可合并后踝骨折

【正确答案】D　　【易错答案】E

【答案分析】本题考查踝部骨折的病因病机。踝部骨折内翻损伤，从高处跌下，足底外缘着地；或步行在平路上，足底内侧踏在凸处，使足突然内翻。骨折时，内踝多为斜形骨折，外踝多为横形骨折；严重时可合并后踝骨折、距骨脱位。

29. 距骨表面软骨面约占整个距骨面的（　　）

A. 1/5　　B. 2/5　　C. 3/5

D. 4/5　　E. 全部

【正确答案】C　　【易错答案】B

【答案分析】距骨表面 3/5 为软骨面，故发生骨折时，骨折线多经过关节面，发生创伤性关节炎的机会较多。

30. 袜套悬吊滑动牵引适用于（　　）

A. 内踝骨折　　B. 外踝骨折　　C. 后踝骨折

D. 双踝骨折　　E. 距骨脱位

【正确答案】C　　【易错答案】B

【答案分析】后踝骨折合并距骨后脱位，可用一手握胫骨下段向后推，另一手握前足向前提，并徐徐将踝关节背伸。利用紧张的关节囊将后踝拉下，或利用长袜套套住整个下肢，下端超过足尖 20 cm，用绳结扎，做悬吊滑动牵引，使后踝逐渐复位。

31. 正常跟骨结节上缘与距跟关节面之间的角度是（　　）

A. 10°～25°　　B. 20°～35°　　C. 30°～45°

D. 40°～55°　　E. 50°～60°

【正确答案】C　　【易错答案】D

【答案分析】跟骨结节上缘与距跟关节面成 30°～45° 的结节关节角（图 7），为距跟关节的一个重要标志。

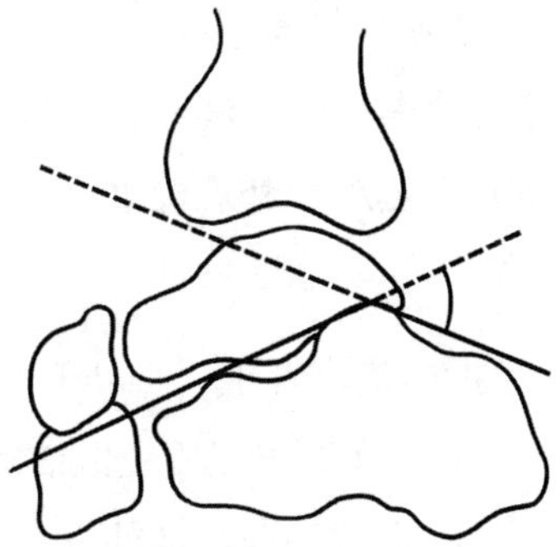

图 7　距跟关节面的结节关节角

32. 跟骨骨折治疗中应注意恢复（　　）

A. 颈干角　　B. 内翻角　　C. 外翻角

D. 携带角　　E. 结节关节角

【正确答案】E　　【易错答案】D

【答案分析】详见第 31 题。

33. 跟骨结节骨折复位后应将肢体固定于（　　）

A. 屈膝位　　B. 跖屈位　　C. 踝背伸位

D. 跖屈、屈膝位　　E. 屈膝、踝背伸位

【正确答案】D　　【易错答案】E

【答案分析】距骨结节骨折复位后，在跟骨两侧各置一棒形压垫，用小腿两侧弧形夹板做超踝关节固定，前面用一弓形夹板维持患足于跖屈位，维持膝关节屈曲 30°位，一般固定 6~8 周。

34. 股骨颈骨折骨折线与股骨干纵轴的垂直线所成的倾斜角小于 30°时，其分型属于（　　）

A. 头下型　　B. 头颈型　　C. 外展型

D. 内收型　　E. 基底型

【正确答案】C　　【易错答案】D

【答案分析】股骨颈骨折根据 X 线表现分为外展型和内收型。外展型骨折常在髋关节外展时发生，多为头下骨折，骨折端常互相嵌插，骨折线与股骨干纵轴的垂直线（水平线）所形成的倾斜角往往小于 30°，骨折局部剪力小，较稳定，血运破坏较少，愈合率高。

35. 骨折线自大转子顶点上方开始，斜向小转子的上方属于股骨转子间骨折的（　　）

A. 顺转子间型　　B. 反转子间型　　C. 转子上骨折

D. 转子下骨折　　E. 以上都不对

【正确答案】A　　【易错答案】C

【答案分析】顺转子间骨折，骨折线自大转子顶点开始，斜向内下方走行，达小转子部。

36. 股骨干下 1/3 骨折，远端向后移位，应选用的牵引方法是（　　）

A. 皮肤牵引　　B. 股骨髁间骨牵引　　C. 股骨髁上牵引

D. 胫骨结节骨牵引　　E. 跟骨牵引

【正确答案】C　　【易错答案】D

【答案分析】本题考查股骨干骨折骨牵引的方法。股骨髁上牵引适用于中 1/3 骨折或远折端向后移位的下 1/3 骨折。中 1/3 骨折应置患肢于外展旋中位，下 1/3 骨折应置患肢于屈髋屈膝旋中位。

37. 股骨干骨折复位后，上 1/3 骨折压垫应置于（　　）

A. 近端的前方，远端的外方　　B. 近端的外方，远端的前方　　C. 近端的前方和外方

D. 骨折线的外方和前方　　E. 远端的前方和外方

【正确答案】C　　【易错答案】D

【答案分析】本题考查股骨干骨折复位后的固定。股骨干上 1/3 段骨折，应将压垫放在近端的前方和外方。

38. 股骨干上 1/3 骨折行胫骨结节牵引时，肢体应处于（　　）

A. 屈髋屈膝中立位　　B. 屈髋内收位　　C. 外展中立位

D. 屈髋屈膝外展位　　E. 屈髋外展位

【正确答案】E　　【易错答案】B

【答案分析】本题考查股骨干骨折的牵引方法。胫骨结节牵引适用于股骨干上 1/3 骨折和骨折近端向前移位的 1/3 骨折，患肢置屈髋外展位。

39. 伸直型股骨髁上骨折远端移位方向是（　　）

A. 向内　　B. 向外　　C. 向前

D. 向后　　E. 向上

【正确答案】C　　【易错答案】D

【答案分析】股骨髁上骨折可分为屈曲型、伸直型。伸直型骨折远端向前移位，骨折线从前上斜向后下。

40. 股骨髁间骨折无明显移位者，采用（　　）

A. 石膏固定　　B. 夹板固定　　C. 股骨髁冰钳牵引

D. 胫骨结节牵引　　E. 手术切开复位内固定

【正确答案】D　　【易错答案】C

【答案分析】本题考查股骨髁间骨折的治疗。对内外两髁分离者，可采用股骨髁冰钳牵引；无明显移位者，用胫骨结节牵引。

41. 胫腓骨干上 1/3 骨折时的固定范围是（　　）

A. 超膝关节　　B. 超踝关节　　C. 上超膝关节、下超踝关节

D. 不必超膝、踝关节　　E. 以上都不对

【正确答案】A　　【易错答案】C

【答案分析】胫腓骨干上 1/3 骨折时，膝关节置于屈曲 40°~80°位，夹板下达内、外踝上 4cm，内外侧板上端超过膝关节 10cm。

42. 双踝骨折、距骨轻度脱位属于踝部骨折的（　　）

A. Ⅰ度踝部骨折　　B. Ⅱ度踝部骨折　　C. Ⅲ度踝部骨折

D. Ⅳ度踝部骨折　　E. 以上都不对

【正确答案】B　　【易错答案】C

【答案分析】根据骨折脱位的程度，损伤又可分为三度：单踝骨折为Ⅰ度；双踝骨折、距骨轻度脱位为Ⅱ度；三踝骨折、距骨脱位为Ⅲ度。

（二）多选题

1. 在治疗股骨颈骨折和股骨转子间骨折时，需注意保持的角度是（　　）

A. 髋臼角　　B. 颈干角　　C. 内翻角

D. 外翻角　　E. 前倾角

【正确答案】BE　　【易错答案】A

【答案分析】本题主要考查股骨颈的解剖特点。

2. 股骨转子间骨折分型的依据是（　　）

A. 骨折线的方向　　B. 骨折线与股骨干的角度

C. 骨折线的位置　　D. 骨折线与股骨干纵轴垂线的角度

E. 骨折线与骨盆连线的角度

【正确答案】AC　　【易错答案】D

【出题与避错】股骨转子间骨折根据骨折线的位置和方向分为顺转子间型、反转子间型、转子下型。

3. 股骨转子间骨折有移位，经牵引后，用手法将患肢外展内旋，以矫正（　　）畸形

A. 外旋　　B. 缩短　　C. 外展

D. 髋内翻　　E. 髋外翻

【正确答案】AD　　【易错答案】E

【答案分析】本题考查股骨转子间骨折的手法治疗。

4. 股骨髁上骨牵引适用于股骨干骨折中的（　　）

A. 上 1/3 骨折　　B. 中 1/3 骨折　　C. 下 1/3 骨折

D. 远端向后移位的下 1/3 骨折　　E. 远端向前移位的下 1/3 骨折

【正确答案】BD　　【易错答案】E

【答案分析】股骨髁上牵引适用于中 1/3 骨折和远侧骨折端向后移位的下 1/3 骨折，中 1/3 骨折应置患肢于外展旋中位，下 1/3 骨折置于屈髋屈膝旋中位。

5. 股骨干骨折骨牵引适用于（　　）

A. 儿童　　B. 较大的儿童　　C. 老年人

D. 体弱的成年人　　E. 青壮年

【正确答案】BE　　【易错答案】A

【答案分析】本题主要考查股骨干骨折不同牵引方法的适用人群。

6. 胫骨髁骨折治疗时，应力求达到（　　）

A. 恢复伸膝功能　　B. 恢复小腿的长度　　C. 恢复下肢的正常生理轴线

D. 恢复小腿的负重功能　　E. 恢复关节面的完整

【正确答案】CE　　【易错答案】B

【答案分析】本题考查胫骨髁骨折的治疗。

7. 多见于老年人的骨折类型是（　　）

A. 股骨颈骨折　　B. 股骨转子间骨折　　C. 股骨干骨折

D. 股骨髁上骨折　　E. 胫腓骨干骨折

【正确答案】AB　　　　　　　　【易错答案】D

【答案分析】本题考查各型骨折的多发人群。股骨颈骨折、股骨转子间骨折均为老年人常见骨折类型。

8. 关于髌骨骨折的说法正确的是（　　）

A. 间接暴力所致骨折线多呈横形

B. 骨折线经过上 1/3 部者最多见

C. 无移位髌骨骨折占 80%

D. 髌骨骨折是一种关节内骨折

E. 抓髌器固定法适用于无移位的骨折

【正确答案】AD　　　　　　　　【易错答案】B、E

【答案分析】直接暴力所致者，多呈粉碎性骨折；间接暴力所致者，由于膝关节在半屈曲位时跌倒，为了避免倒地，股四头肌强力收缩，髌骨与股骨滑车顶点密切接触成为支点，髌骨受到肌肉强力牵拉而骨折，骨折线多呈横形。

9. 波及距跟关节面的跟骨骨折类型是（　　）

A. 跟骨结节纵形骨折　　　　B. 跟骨结节横断骨折

C. 载距突骨折　　　　　　　D. 跟骨外侧距跟关节面塌陷骨折

E. 跟骨全部关节塌陷骨折

【正确答案】DE　　　　　　　　【易错答案】C

【答案分析】跟骨骨折根据骨折线的走向分为不波及距跟关节面骨折和波及距跟关节面骨折两类。

10. 距骨骨折易导致的并发症是（　　）

A. 缺血性坏死　　　　B. 创伤性关节炎　　　　C. 骨化性肌炎

D. 筋膜间隔区综合征　　E. 骨不连接

【正确答案】AB　　　　　　　　【易错答案】E

【答案分析】距骨表面 3/5 为软骨面，故发生骨折时，骨折线多经过关节面，发生创伤性关节炎的机会较多。距骨的主要血液供应自距骨颈部进入，距骨颈骨折时，常损伤来自足背动脉的血液供应，所以距骨体很易发生缺血性坏死。

11. 股骨颈骨折的病理基础是（　　）

A. 股骨颈部细小　　　　B. 负重量大

C. 处于松质骨和密质骨交界处　　D. 老年人肝肾不足、骨质疏松　E. 血液供应差

【正确答案】ABCD　　　　　　　【易错答案】E

【答案分析】本题主要考查股骨颈骨折的病理基础。

12. 股骨头、颈部的主要血液供应来源是（　　）

A. 圆韧带的小动脉　　　　B. 髂外动脉　　　　C. 上干骺端动脉

D. 股骨干滋养动脉　　E. 下干骺端动脉

【正确答案】ABCDE　　【易错答案】漏选

【答案分析】本题主要考查股骨头、颈部的血液供应。

13. 根据骨折部位可将股骨颈骨折分为（　　）

A. 头下部骨折　　B. 颈中部骨折　　C. 外展型骨折

D. 基底部骨折　　E. 内收型骨折

【正确答案】ABD　　【易错答案】C、E

【答案分析】股骨颈骨折根据解剖部位分为头下部、颈中部、基底部骨折；根据X线片分为外展型、内收型骨折。

14. 外展型股骨颈骨折的病理特点是（　　）

A. 骨折局部剪力大　　B. 骨折断端稳定性好　　C. 局部血运破坏少

D. 骨折愈合率相对高　　E. 骨折移位明显

【正确答案】BCD　　【易错答案】E

【答案分析】本题考查股骨颈骨折X线检查分型及其病理特点。外展型骨折常在髋关节外展时发生，多为头下骨折，骨折端常互相嵌插，骨折线与股骨干纵轴的垂直线（水平线）所形成的倾斜角（Linton角）往往小于30°，骨折局部剪力小，较稳定，血运破坏较少，故愈合率高。

15. 有移位的股骨颈骨折的下肢的畸形特点是（　　）

A. 外展　　B. 外旋　　C. 缩短

D. 屈膝　　E. 伸髋

【正确答案】BCD　　【易错答案】A

【答案分析】本题考查股骨颈骨折的特点。

16. 股骨颈骨折根据其X线片表现可分为（　　）

A. 头下部　　B. 外展型　　C. 颈中部

D. 内收型　　E. 基底部

【正确答案】BD　　【易错答案】A、C、E

【答案分析】本题考查股骨颈骨折的分型。

17. 股骨颈头下部骨折愈合不良的原因是（　　）

A. 骨折线位置较高　　B. 血供不足　　C. 移位明显

D. 固定困难　　E. 护理不好

【正确答案】ABCD　　【易错答案】漏选C

【答案分析】内收型骨折可发生在头下部，骨折线与股骨干纵轴的垂直线所形成的倾斜角往往在45°左右，颈干角小于正常值，如角度大于70°时，两骨折端往往接触较少，且有移位现象，骨折处剪力大，极不稳定，血运破坏较大，骨折愈合率低，股骨头缺血坏死率高。临床以内收型骨折多见。

18. 股骨颈骨折整复的方法有（　　）

A. 牵引复位法　B. 膝顶拔伸法　C. 椅背整复法

D. 屈髋屈膝法　E. 攀门拽伸法

【正确答案】AD　【易错答案】B、E

【答案分析】本题考查股骨劲骨折的中医手法整复。

19. 股骨转子间骨折患肢呈（　　）

A. 内收　B. 外展　C. 内旋

D. 外旋　E. 缩短

【正确答案】ADE　【易错答案】B、C

【答案分析】股骨转子间骨折伤后患肢局部疼痛、肿胀明显，患肢活动受限，患肢明显短缩，内收、外旋畸形。

20. 股骨转子间骨折属于不稳定型骨折的是（　　）

A. 顺转子间型　B. 反转子间型　C. 转子下型

D. 顺转子粉碎型　E. 转子上型

【正确答案】BCD　【易错答案】E

【答案分析】股骨转子间骨折临床分为顺转子间型、反转子间型、转子下型，其中顺转子粉碎型、反转子间型及转子下型骨折均属于不稳定型骨折。

21. 股骨颈骨折固定期间应注意（　　）

A. 不负重　B. 不盘腿　C. 不侧卧

D. 股四头肌舒缩功能　E. 髋膝屈伸活动

【正确答案】ABCD　【易错答案】E

【答案分析】股骨颈骨折固定期间应嘱咐患者做到“三不”：不负重、不盘腿、不侧卧，积极进行患肢股四头肌的舒缩活动，以及踝关节和足趾关节的屈伸功能锻炼。

22. 股骨干骨折易合并的并发症有（　　）

A. 血管、神经损伤　B. 创伤性休克　C. 挤压综合征

D. 脂肪栓塞　E. 筋膜间隔区综合征

【正确答案】ABCD　【易错答案】漏选 C

【答案分析】本题考查股骨干骨折的并发症。

23. 股骨干骨折牵引固定后的早期功能锻炼包括（　　）

A. 髋关节的屈伸　B. 膝关节的屈伸　C. 踝关节的屈伸

D. 跖趾关节的屈伸　E. 股四头肌舒缩功能

【正确答案】CDE　【易错答案】A、B

【答案分析】较大儿童及成人患者的功能锻炼应从复位后第 2 天开始，开始练习股四头肌收缩及踝关节、跖趾关节屈伸活动。

24. 有移位的股骨髁上骨折的治疗方法有（　　）

A. 骨牵引后无须整复

B. 骨牵引后手法整复

C. 整复时注意保护腘窝神经血管

D. 屈曲型骨折采用股骨髁部冰钳牵引

E. 伸直型采用胫骨结节牵引

【正确答案】BCDE　　【易错答案】A

【答案分析】本题考查股骨髁上骨折的治疗。

25. 髌骨骨折的治疗要求有（　　）

A. 恢复伸膝装置　　B. 保持关节面完整光滑

C. 逐渐加强股四头肌舒缩活动　　D. 防止创伤性关节炎

E. 骨折未临床愈合前，勿过度屈膝

【正确答案】ABCDE　　【易错答案】漏选 E

【答案分析】治疗髌骨骨折时，要求恢复伸膝装置、保持关节面完整光滑以及防止创伤性关节炎的发生。在固定期间逐渐加强股四头肌舒缩活动，解除固定后应逐步进行膝关节的屈伸锻炼，但骨折未临床愈合前，勿过度屈膝。

26. 按照骨折的原因和解剖部位，临床上跖骨骨折分为（　　）

A. 跖骨干骨折　　B. 第 5 跖骨基底部撕脱骨折　　C. 跖骨颈疲劳骨折

D. 跖骨头骨折　　E. 跖骨粉碎骨折

【正确答案】ABC　　【易错答案】E

【答案分析】临床上按照骨折的原因和解剖部位，将跖骨骨折分为跖骨干骨折、第 5 跖骨基底部撕脱骨折、跖骨颈疲劳骨折。

27. 第 5 跖骨基底部撕脱骨折的病因包括（　　）

A. 足外翻扭伤引起　　B. 足内翻扭伤引起　　C. 腓骨短肌的猛烈收缩

D. 腓骨长肌的猛烈收缩　　E. 腓骨第 3 肌的猛烈收缩

【正确答案】BCE　　【易错答案】漏选 B

【答案分析】第 5 跖骨基底部撕脱骨折因足内翻扭伤时，附着于其上的腓骨短肌、腓骨第 3 肌的猛烈收缩所致。

28. 跖骨颈疲劳骨折的特点是（　　）

A. 无明显外伤史　　B. 前足痛　　C. 劳累后加重，休息后减轻

D. 多发于第 2、3 跖骨　　E. 骨折明显移位

【正确答案】ABCD　　【易错答案】漏选 D

【答案分析】跖骨颈疲劳骨折多发于第 2、3 跖骨颈部，其中尤以第 2 跖骨颈发病率较高。

29. 胫腓骨上 1/3 骨折，夹板应超关节固定的有（　　）

A. 内侧板　　B. 外侧板　　C. 前内侧板

D. 前外侧板　　E. 后侧板

【正确答案】ABE　　【易错答案】D

【答案分析】胫腓骨上 1/3 骨折时，膝关节置于屈曲 40°～80°位，夹板下达内、外踝上 4cm，内、外侧板上端超过膝关节 10 cm，胫骨前嵴两侧放置两块前侧板，外前侧板正压在分骨垫上；两块前侧板上端平胫骨内、外两侧髁，后侧板的上端超过腘窝部，在股骨下端做超膝关节固定。

30. 下列关于胫腓骨干骨折说法正确的是（　　）

A. 中下 1/3 交界处为骨折好发部位

B. 胫骨中、下段骨折易发生迟缓愈合或不愈合

C. 有移位者，出现肢体缩短、成角及足内旋畸形

D. 损伤严重可能发生筋膜间隔区综合征

E. X 线摄片应包括胫腓骨全长的正、侧位片

【正确答案】ABDE　　【易错答案】C

【答案分析】胫骨干中上段横截面呈三棱形，有前、内、外三棱将胫骨干分成内、外、后三面，胫骨嵴前突并向外弯曲，形成胫骨的生理弧度，其上端为胫骨结节。胫骨干下 1/3 处，横断面变成四方形。该骨中下 1/3 交界处比较细弱，为骨折的好发部位。胫骨的营养血管由胫骨干上 1/3 的后方进入，在致密骨内下行一段距离，然后进入髓腔，而胫骨下 1/3 又缺乏肌肉附着，故胫骨干中、下段发生骨折后，往往因局部血液供应不良，而发生迟缓愈合或不愈合。严重者可有肢体短缩、成角及足外旋畸形。胫骨骨折可造成小腿筋膜间隔区内肿胀，压迫血管，而引起筋膜间隔区综合征，严重者发生缺血性肌挛缩。

31. 下列应行胫距、距跟关节融合术的是（　　）

A. 距骨体缺血性坏死　　B. 距骨粉碎性骨折

C. 距骨体陈旧性脱位　　D. 距骨骨折并发踝关节严重创伤性关节炎

E. 距骨颈骨折

【正确答案】ABCD　　【易错答案】E

【答案分析】距骨体缺血性坏死、距骨粉碎性骨折、距骨体陈旧性脱位或并发踝关节严重创伤性关节炎者，应行胫距、距跟关节融合术。

32. 下列属于关节内骨折的是（　　）

A. 股骨转子间骨折　　B. 股骨髁间骨折　　C. 髌骨骨折

D. 胫骨髁部骨折　　E. 距骨骨折

【正确答案】BCDE　　【易错答案】漏选 B

【答案分析】本题主要考查骨折的分类，依据骨折部位的解剖特点回答。

33. 下列符合踝关节结构特点的是（　　）

A. 内、外、后三踝构成踝穴

B. 外踝比较窄而长，位于内踝的稍后方

C. 内踝的三角韧带较外踝的韧带坚强

D. 踝关节处于背伸位时，关节稳定，不易扭伤

E. 踝关节处于跖屈位时，关节稳定，不易扭伤

【正确答案】ABCD　　【易错答案】E

【答案分析】踝关节由胫腓骨下端和距骨构成。胫骨下端内侧向下的骨突称为内踝，其后缘向下突出者称为后踝，腓骨下端骨突称为外踝。外踝比较窄而长，位于内踝后约 1cm、下约 0.5cm，内踝的三角韧带也较外踝的距腓、跟腓韧带坚强，故阻止外翻的力量大，阻止内翻的力量小。内、外、后三踝构成踝穴，而距骨居于其中。踝关节处于跖屈位时，下胫腓韧带松弛，关节不稳定，易扭伤。

34. 关于距骨骨折说法正确的是（　　）

A. 主要为间接暴力所致　　B. 以颈体间骨折为多见　　C. 易引起缺血性坏死

D. 易合并创伤性关节炎　　E. 可合并跟距关节脱位

【正确答案】ABCDE　　【易错答案】漏选

【答案分析】距骨骨折多因踝背伸外翻暴力所致，如暴力继续作用，则合并距跟关节脱位，跟骨、距骨头连同足向前上方移位。待暴力消失时，因跟腱与周围肌腱的弹性，足向后回缩，跟骨的载距突常钩住距骨体下面内侧结节，而使整个骨折的距骨体随之向后移位，脱位于胫腓踝穴之后方，距骨体向外旋转，骨折面朝向外上方，甚至还合并内踝骨折。距骨表面 3/5 为软骨面，故发生骨折时，骨折线多经过关节面，发生创伤性关节炎的机会较多。距骨的主要血液供应自距骨颈部进入，距骨颈骨折时，常损伤来自足背动脉的血液供应，所以距骨体很易发生缺血性坏死。

35. 跟骨骨折的临床特征是（　　）

A. 不能负重　　B. 足跟部横径变宽　　C. 足跟部横径变窄

D. 足弓变平　　E. 足弓变大

【正确答案】ABD　　【易错答案】C、E

【答案分析】跟骨骨折伤后，跟部肿胀、瘀斑、疼痛、压痛明显，足跟部横径变宽，严重者足弓变平。

36. 正常足底三点负重的是（　　）

A. 跟骨　　B. 距骨　　C. 第 1 跖骨头

D. 第 5 跖骨头　　E. 足舟骨

【正确答案】ACD　　【易错答案】B、D

【答案分析】正常足底是三点负重，在跟骨、第 1 跖骨头和第 5 跖骨头三点组成的负重面上，跟骨和距骨组成纵弓的后壁，负担 60% 的重量。

（三）填空题

1. 股骨颈骨折的压痛点在________，股骨转子间骨折压痛点在________。

【正确答案】腹股沟中点、大转子处

【答案分析】股骨颈骨折系指股骨头下至股骨颈基底部之间的骨折。股骨转子间骨折系指股骨颈基底至小转子水平以上部位所发生的骨折。根据解剖位置记忆，不难鉴别。

2. 在股骨颈骨折的治疗中，必须注意保持正常的________、________，特别是________，否则将遗留髋关节畸形，影响髋关节的功能。

【正确答案】前倾角、颈干角、前倾角

【答案分析】股骨颈和股骨干之间形成一个角度称内倾角，又称颈干角，正常值为110°~140°。股骨颈的中轴线与股骨两髁中点间的连线形成一个角度，称前倾角或扭转角，正常值为12°~15°。在治疗股骨颈骨折时，必须注意保持正常的颈干角和前倾角，特别是前倾角，否则会遗留髋关节畸形，影响髋关节的功能。

3. 股骨转子间骨折反转子间型，近端因________与________的收缩而________、________，远端因________与________的牵引而________、________移位。

【正确答案】外展肌、外旋肌、外展、外旋、内收肌、髂腰肌、向内、向上

【答案分析】此题主要考查股骨转子间骨折的分型及其移位特点。

4. 股骨干上1/3骨折时，骨折近端因受________、________、________及其他外旋肌的牵拉而产生________、________、________移位，骨折远端由于________作用则________、________、________、移位。

【正确答案】髂腰肌、臀中肌、臀小肌、屈曲、外展、外旋、内收肌群、向后、向上、向内

【答案分析】本题可结合股骨的解剖部位回答。

5. 股骨髁上骨折屈曲型，远端因受________的牵拉和________的紧缩，而向________移位，容易压迫或损伤________。

【正确答案】腓肠肌、关节囊、后、血管和神经

【答案分析】股骨髁上骨折分为屈曲型和伸直型，以屈曲型多见。

6. 股骨髁上骨折伸直型采用________牵引，屈曲型采用________牵引。

【正确答案】胫骨结节、股骨髁部

【答案分析】此题主要考查股骨髁上骨折分型及其治疗方法。

7. 股骨髁上骨折因靠近关节，易发生________。所以应尽早进行________和________锻炼。

【正确答案】膝关节功能受限、股四头肌舒缩、关节屈伸功能

【答案分析】由于股骨髁上骨折邻近膝关节，为了防止关节僵硬，解除夹板固定后应用中药熏洗并结合按摩。

8. 治疗股骨髁间骨折，应达到________，________，才能有效地恢复关节功能和防止发

生________。

【正确答案】良好的对位、关节面光滑完整、创伤性关节炎

【答案分析】治疗股骨髁间骨折，应保证达到良好的对位，关节面光滑完整，才能有效地恢复关节的功能和防止发生创伤性关节炎。

9. 髌骨骨折的治疗，要求恢复________功能，并保持关节面的________，防止________的发生。

【正确答案】伸膝装置、完整光滑、创伤性关节炎

【答案分析】本题可结合髌骨的生理功能回答。

10. 胫骨髁骨折又称为________，多由高处跌下，足底触地而产生的________所致。

【正确答案】胫骨平台骨折、传达暴力

【答案分析】本题主要考查胫骨髁的解剖位置及其病因。

11. 因胫骨和腓骨的骨折线可不在同一平面，故X线片应包括________。

【正确答案】胫腓骨的全长

【答案分析】此题可结合胫腓骨干骨折临床诊断进一步回答。

（四）名词解释

1. 颈干角

【正确答案】股骨颈与股骨干之间形成一个角度称内倾角，又称颈干角，正常值为110°~140°。

【答案分析】颈干角易与桡骨下端的尺偏角等相混淆，通过记忆股骨颈、股骨干的位置，易于记忆。

2. 前倾角

【正确答案】股骨颈的中轴线与股骨两髁中点间的连线形成一个角度，称前倾角或扭转角，正常值为12°~15°。

【答案分析】前倾角易与上肢桡骨远端相关解剖特点混淆，股骨颈前倾角需注意角度形成的主要解剖位置。

3. 结节关节角

【正确答案】跟骨结节上缘与距跟关节面成30°~45°的结节关节角，为距跟关节的一个重要标志。

【答案分析】结节关节角需注意其正常范围及其组成。

（五）简答题

1. 结合临床回答股骨颈骨折的诊查要点。

【正确答案】有跌倒等外伤史；髋部疼痛，不敢站立、行走；腹股沟中点压痛、纵轴叩击痛；有移位的骨折伤肢外旋、缩短，髋、膝关节轻度屈曲；髋关节正侧位X线片可明确骨折部位、类型、

移位情况。

【答案分析】股骨颈骨折多发生于老年人，女性略多于男性，临床诊断需将症状体征与影像学检查结合判断。

2. 结合临床回答股骨转子间骨折的诊查要点。

【正确答案】外伤史；患者伤后局部疼痛、肿胀明显，不能直立或行走；患肢明显短缩、内收、外旋畸形，压痛点在大转子处；X 线检查可明确诊断和骨折类型。

【答案分析】股骨转子间骨折与股骨颈骨折均为老年人常见骨折类型，根据压痛位置、患肢畸形表现、X 线检查可鉴别诊断。

3. 股骨干骨折持续牵引方法的选择。

【正确答案】①垂直皮肤悬吊牵引：适用于 3 岁以内的儿童。②皮肤牵引：适用于小儿或年老体弱的人。③骨骼牵引：适用于较大儿童及成人。④股骨髁上牵引：适用于中 1/3 骨折和远侧骨折端向后移位的下 1/3 骨折。⑤股骨髁牵引：适用于上 1/3 骨折和远侧骨折端向后移位的下 1/3 骨折。⑥胫骨结节牵引：适用于上 1/3 骨折和骨折远端向前移位的下 1/3 骨折。

【答案分析】由于大腿部肌肉丰厚，肌力强大，加之下肢杠杆力量强，用骨折手法复位夹板固定术后，仍有可能使已经复位的骨折端发生成角甚至侧方移位。因此，需按照患者年龄、性别、肌力的强弱，分别采用持续皮肤牵引或骨牵引，才能维持复位后的良好位置。

4. 简述内翻损伤、外翻损伤造成踝部骨折的特点。

【正确答案】①内翻损伤：多因从高处跌下，足底外缘着地；或步行在平板上，足底内侧踏在凸处，使足突然内翻。骨折时，内踝多为斜形骨折，外踝多为横形骨折；严重时可合并后踝骨折、距骨脱位。②外翻损伤：多因从高处跌下，足底内缘着地；或外踝受暴力打击，可引起踝关节强度外翻。骨折时，外踝多为斜形骨折，内踝为横形骨折；严重时可合并后踝骨折、距骨脱位。

【答案分析】此题可结合踝部受伤机制进一步回答。

5. 简述股骨转子间骨折和股骨颈骨折的异同。

【正确答案】①股骨转子间骨折和股骨颈骨折均多发于老年人，临床表现和全身并发症也大致相仿。②股骨转子部血运丰富，肿胀明显，有广泛的瘀斑，压痛点多在大转子处，预后良好。③股骨颈骨折瘀肿较轻，压痛点在腹股沟中点，属于囊内骨折，愈合较难。④ X 线检查可明确诊断和骨折类型。

【答案分析】股骨转子间骨折和股骨颈骨折症状相仿，但可根据其体征、影像学表现鉴别。

（六）论述题

1. 试述股骨头、颈部的血液供应来源。

【正确答案】股骨头、颈部的血液供应主要来自 3 个途径：①关节囊的小动脉来源于旋股内动脉、旋股外动脉、臀下动脉和闭孔动脉的吻合部到关节囊附着部，分为骺外动脉、上干骺端动脉和下干骺端动脉，进入股骨颈，供应股骨颈和大部分股骨头的血运。②股骨干滋养动脉仅达股骨颈基底部，小部分与关节囊的小动脉有吻合支。③圆韧带的小动脉较细，仅供应股骨头内下部分的血运，与关节囊小动脉之间有吻合支。

【答案分析】本题可结合股骨相关解剖知识回答。

2. 试述股骨颈骨折的分型及其临床意义。

【正确答案】股骨颈骨折根据X线片表现分为外展型和内收型。①外展型骨折：常在髋关节外展时发生，多为头下骨折，骨折端常互相嵌插，骨折线与股骨干纵轴的垂直线（水平线）所形成的倾斜角往往小于30°，骨折局部剪力小，较稳定，血运破坏较少，愈合率高。②内收型骨折：常在髋关节内收时发生，多为颈中部骨折，也可发生在头下部或基底部，骨折线与股骨干纵轴的垂直线所形成的倾斜角往往在45°左右，颈干角小于正常值，如角度大于70°时，两骨折端往往接触较少，且有移位现象，骨折处剪力大，极不稳定，血运破坏较大，骨折愈合率低，股骨头缺血坏死率高。临床以内收型骨折多见。

【答案分析】本题主要考查股骨颈骨折。根据X线片表现的分型，依据分型的不同，可判断骨折的预后情况。

3. 试述胫腓骨干骨折治疗的主要原则。

【正确答案】胫腓骨干骨折的治疗原则主要是恢复小腿长度和负重功能。因此，应重点处理胫骨骨折。对骨折端的成角和旋转移位，应予以完全纠正。无移位骨折只需用夹板固定，直至骨折愈合；有移位的稳定性骨折（如横断骨折），可用手法整复，夹板固定；不稳定性骨折（如粉碎性骨折、斜形骨折），可用手法整复，夹板固定，配合跟骨牵引。开放性骨折应彻底清创，尽快闭合伤口，将开放性骨折变为闭合性骨折。

【答案分析】本题可结合胫腓骨的主要生理功能与下肢骨折治疗的注意事项回答。

4. 试述跟骨骨折的分型。

【正确答案】跟骨骨折根据骨折线的走向可分为不波及距跟关节面骨折和波及距跟关节面骨折两类。前者预后较好，后者预后较差。不波及距跟关节面骨折包括跟骨结节纵形骨折、跟骨结节横断骨折、载距突骨折，波及距跟关节面骨折包括跟骨外侧距跟关节面塌陷骨折、跟骨全部关节塌陷骨折。

5. 试述股骨干骨折的移位特点及复位后压垫的位置。

【正确答案】（1）移位特点：①股骨干上1/3骨折，骨折近端因受髂腰肌、臀中肌、臀小肌，以及其他外旋肌群的牵拉而产生屈曲、外展、外旋移位；骨折远端由于内收肌群作用则向后、向上、向内移位。②股骨干中1/3骨折，两骨折段除有重叠畸形外，移位方向依暴力而定，但多数骨折近端呈外展屈曲倾向，远端因内收肌的作用，其下端向内上方移位。无重叠畸形的骨折，因受内收肌收缩的影响有向外成角的倾向。③股骨干下1/3骨折，因膝后方关节囊及腓肠肌的牵拉，骨折远端往往向后移位。严重者，骨折端有损伤腘动、静脉及坐骨神经的危险。

（2）压垫的位置。股骨干上1/3段骨折，应将压垫放在近端的前方和外方，股骨干中1/3骨折，把压垫放在骨折线的外方和前方，股骨干下1/3骨折，把压垫放在骨折近端的前方。再按照大腿的长度放置四块夹板，后侧夹板上应放置一较长的塔形垫，以保持股骨正常的生理弧度，然后用4条布带捆扎固定。

（七）病案分析题

1. 患者张某，男，70岁。摔伤致左髋部疼痛、活动受限2小时就诊。患者自述2小时前不慎摔倒，左臀部着地致左髋部疼痛，活动受限。查体：患者表情痛苦，左下肢外旋、缩短畸形，被动活动时患肢疼痛加重，左大转子处深压痛，叩击患肢足跟部患髋疼痛。X线检查示：自大转子顶点起斜向内下方至小转子处有一骨折线。

问题：患者诊断及其依据；初步治疗方案。

【正确答案】左股骨转子间骨折（顺转子间型）。诊断依据：左髋部外伤史；左髋部疼痛、活动受限；左下肢外旋、缩短畸形，左大转子深处压痛；X线检查示自大转子顶点起斜向内下方至小转子处有一骨折线。治疗方案：①采用牵引复位法整复：左下肢置于外展中立位，行左股骨髁上牵引，使骨折的移位矫正并固定，牵引重量6~8 kg，固定患肢于外展中立位6~8周。②中药内服：初期行气化瘀，消肿止痛，方选桃红四物汤。③练功：做踝关节屈伸运动与股四头肌收缩锻炼。

【答案分析】本题主要考查股骨转子间骨折的诊查及治疗要点。诊查要点包括：外伤史；患者伤后局部疼痛、肿胀明显，不能直立或行走；患肢明显短缩、内收、外旋畸形，压痛点在大转子处；X线检查可明确诊断和骨折类型。

2. 患者李某，男，38岁。右大腿肿痛、活动受限2小时就诊。患者家属述患者2小时前因车祸导致右大腿变形、疼痛、活动受限，随即肿胀。查体：心率104次/分，血压93/77 mmHg，面色苍白，表情淡漠，被动体位，右大腿肿胀明显，患肢缩短、外旋畸形，大腿中部压痛明显，有骨擦音及异常活动，患肢远端血运正常。

问题：患者的诊断及诊断依据；初步治疗方案。

【正确答案】诊断：创伤性休克、右股骨干骨折。诊断依据：右下肢外伤史；面色苍白，心率104次/分，血压93/77 mmHg；右大腿肿胀明显，患肢短缩、外旋畸形，右大腿中部压痛，有骨擦音、异常活动。治疗：①抗休克疗法：补充血容量、止血。②牵引复位：采用较大重量的骨骼牵引逐渐复位，右下肢置于外展中立位，行右股骨髁上牵引，并辅以手法复位，矫正股骨干骨折移位，加用夹板外固定。③中药内服：以行气消瘀、活血止痛为法，方选桃红四物汤。④练功：练习股四头肌收缩及踝关节、跖趾关节屈伸活动。

【答案分析】本题主要考查股骨干骨折的诊查要点，同时治疗时要分清主次，以抢救患者生命为第一原则。

3. 患者赵某，男，65岁。外伤致右髋部疼痛、活动受限2小时就诊。患者自述2小时前摔倒，右髋部着地，导致右髋部疼痛、活动受限。查体：患者右髋部无明显肿胀，右腹股沟中点压痛，髋关节活动受限，髋膝微屈，伤肢呈内收、短缩畸形，大转子和足底部叩痛阳性。舌质暗淡，脉沉弦细。X线检查示：右股骨颈骨折，远端向上移位并内收。

问题：患者的诊断；手法复位及牵引方法。

【正确答案】诊断：右股骨颈骨折。手法复位及牵引方法：屈髋屈膝法，即患者仰卧，助手固定骨盆，术者握其腘窝，并使膝、髋均屈曲 90°，向上牵引，纠正缩短畸形。然后伸髋内旋外展以纠正成角畸形，并使骨折面紧密接触。复位后可做手掌试验，如患肢外旋畸形消失，表示已复位。复位后可采用股骨髁上牵引。

【答案分析】患者有跌倒外伤史，患肢右腹股沟中点压痛，髋膝微屈曲，患肢内收、短缩畸形，可明确诊断为股骨颈骨折。股骨颈骨折的主要手法复位为屈髋屈膝法，复位后，有移位的骨折可采用股骨髁上牵引维持断端位置。

第四节　躯干骨折

◎ 重点 ◎

1. 肋骨骨折的好发部位及特殊体征
2. 脊柱的解剖特点及常见损伤分型
3. 脊柱损伤的急救处理
4. 骨盆骨折的分型及常见并发症

◎ 难点 ◎

1. 反常呼吸的概念
2. 胸廓挤压试验
3. 肋骨骨折并发症的处理
4. 脊柱“三柱”理论
5. 脊柱骨折的常用牵引、固定方法
6. 脊髓完全性横断损伤
7. 截瘫患者的主要死因
8. 骨盆骨折的急救处理

扫码获取
同步习题

精选习题

（一）单选题

1. 肋骨无移位骨折，早期 X 线检查呈阴性，伤后（　　）周出现骨痂时才能证实为骨折

A. 1　　B. 1~3　　C. 3~4

D. 4~6　　E. 6~8

【正确答案】C　　【易错答案】D

【答案分析】本题可与骨折的愈合过程鉴别回答。

2. 肋骨骨折多发生于（　　）

A. 第 1~5 肋　　B. 第 4~9 肋　　C. 第 7~10 肋

D. 第 8~12 肋　　E. 第 11~12 肋

【正确答案】B　　【易错答案】C

【答案分析】第 1~3 肋骨较短，且受锁骨、肩胛骨及上臂保护，而浮肋弹性较大，故均不易骨折。第 4~9 肋较长且固定，在外力作用下较容易发生骨折。

3. 反常呼吸一般发生于（　　）

A. 一根肋骨骨折　　B. 数根肋骨骨折　　C. 一根肋骨两处骨折

D. 多根肋骨双处骨折　　E. 后肋骨折

【正确答案】D　　【易错答案】B

【答案分析】多根肋骨双处骨折时，或者胸侧方多根肋骨骨折，由于暴力大，往往同时有多根肋骨前端的肋软骨关节脱位或肋软骨骨折，使该胸廓失去支持，产生浮动胸壁，吸气时因胸膜腔负压增加而向内凹陷，呼气时因胸膜腔负压减低而向外凸出，恰与正常呼吸活动相反，称为反常呼吸。

4. 肋骨骨折胶布的固定时间为（　　）

A. 1~2 周　　B. 2~3 周　　C. 3~4 周

D. 4~5 周　　E. 4~6 周

【正确答案】C　　【易错答案】B

【答案分析】本题考查的是肋骨骨折的愈合时间，一般骨痂形成时间为 3~4 周。

5. 肋骨骨折用胶布固定法粘贴胶布的最佳时机是（　　）

A. 吸气之初　　B. 呼气之初　　C. 吸气之末

D. 呼气之末　　E. 吸气之中

【正确答案】D　　【易错答案】C

【答案分析】肋骨骨折的胶布固定法：患者正坐，做呼气时使胸围缩至最小，然后屏气，用宽 7~10 cm 的长胶布，自健侧肩胛中线绕过骨折处紧贴到健侧锁骨中线，第 2 条盖在第 1 条的上缘，互相重叠 1/2，由后向前、由上至下地进行固定，直至将骨折区和上下邻近肋骨全部固定，固定时间为 3~4 周（图 8）。

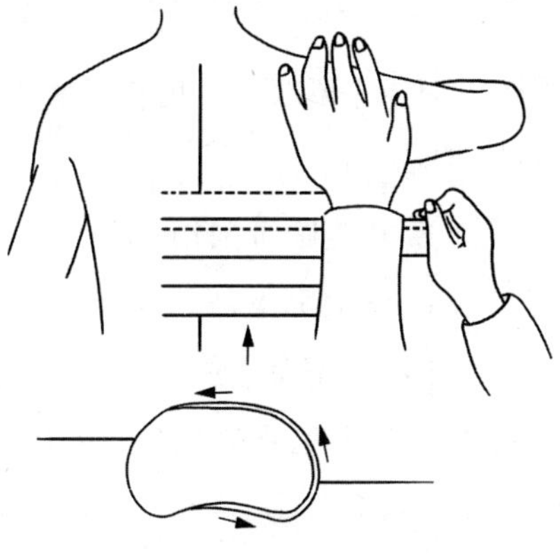

图 8　肋骨骨折的胶布固定法

6. 肋骨骨折初期药物治疗应遵循的原则是（　　）

A. 活血化瘀，理气止痛　　B. 活血和营，接骨续筋　　C. 行气活血，舒筋活络

D. 接骨续筋，温经通络　　E. 和营止痛，活血舒筋

【正确答案】A　　【易错答案】D

【答案分析】中药治疗肋骨骨折初期应活血化瘀，理气止痛，后期应化瘀和伤，行气止痛。

7. 颈椎骨折脱位可选用的治疗方法是（　　）

A. 两踝悬吊法　　B. 攀索叠砖法　　C. 垫枕法

D. 攀门拽伸法　　E. 颅骨牵引法

【正确答案】E　　【易错答案】B

【答案分析】轻度移位、压缩而无关节交锁的颈椎骨折，一般采用枕颌布托牵引。若颈椎骨折伴有关节交锁者，需用颅骨牵引。

8. 属于不稳定性脊柱骨折的是（　　）

A. 压缩 1/3 的椎体骨折　　B. 单纯横突骨折　　C. 单纯棘突骨折

D. 椎体爆裂性骨折　　E. 以上都不是

【正确答案】D　　【易错答案】A

【答案分析】在严重外力作用下，除椎体、附件骨折外，还常伴有韧带、椎间盘损伤，使脊柱的稳定因素大部分被破坏，而在搬运中易发生移位，损伤脊髓或马尾神经，称为不稳定性损伤，如骨折脱位、椎体爆裂性骨折、压缩性骨折超过 1/2 者。

9. 高处坠落，身体向前倾，臀部着地受伤，出现腰背部疼痛，最可能造成的脊柱损伤类型是（　　）

A. 稳定型　　B. 伸直型　　C. 屈曲型

D. 旋转型　　E. 以上都不是

【正确答案】C　　【易错答案】D

【答案分析】屈曲型损伤多由高处坠落时臀部触地躯干前屈，或头枕部触地颈椎前屈，使脊柱相应部位椎体前半部分受到上下位椎体、椎间盘的挤压而发生压缩性骨折。

10. 损伤平面以下运动、感觉和反射完全丧失，一般伤后数十分钟感觉、运动开始逐渐恢复，数小时后即可完全恢复，不留任何后遗症，属于（　　）

A. 脊髓震荡　　B. 脊髓圆锥损伤　　C. 脊髓横断

D. 马尾神经损伤　　E. 以上都不是

【正确答案】A　　【易错答案】E

【答案分析】本题主要考查脊髓损伤的常见分型及其临床表现。

11. 截瘫患者肘以上肌肉正常，肘以下肌肉瘫痪，前臂置于胸前，伸指肌力减弱，而以食指伸指肌减弱尤为明显，损伤的节段可能为（　　）

A. C_3　　B. C_4　　C. C_5

D. C_6　　E. C_7

【正确答案】E　　【易错答案】C

【答案分析】本题主要考查脊神经及其支配区的分布，可结合解剖相关知识回答。

12. 骨盆骨折应优先处理的是（　　）

A. 止痛　　B. 复位　　C. 镇静

D. 切开复位　　E. 抢救休克

【正确答案】E　　【易错答案】D

【答案分析】骨盆骨折相关的失血性休克、脏器破裂后严重感染、脂肪栓塞和 DIC 是其早期死亡的主要因素。

13. 截瘫后期的常见并发症及其主要死亡原因是（　　）

A. 呼吸肌麻痹　　B. 呼吸道感染　　C. 压疮

D. 心肺肾功能不全、慢性消耗营养不良　　E. 泌尿系感染

【正确答案】D　　【易错答案】A

【答案分析】因长期卧床导致的心肺肾功能不全、慢性消耗营养不良等是截瘫后期的常见并发症及主要死亡原因。

14. 骨盆骨折最严重的并发症是（　　）

A. 盆腔大出血　　B. 膀胱破裂　　C. 尿道损伤

D. 直肠损伤　　E. 神经损伤

【正确答案】A　　【易错答案】E

【答案分析】本题主要考查骨盆骨折的常见并发症。

15. 未损伤骨盆后部负重弓者，伤后（　　）周练习下肢肌肉收缩及踝关节屈伸运动

A. 1　　B. 2　　C. 3

D. 4　　E. 5

【正确答案】A　　【易错答案】D

【答案分析】本题主要考查依据骨盆骨折部位的不同进行下肢功能锻炼。

16. 在 Denis 提出的脊柱“三柱”概念中，属于前柱的是（　　）

A. 椎体和椎间盘前 2/3　　B. 椎体和椎间盘后 1/3　　C. 后纵韧带和椎弓

D. 关节突关节　　E. 椎体和椎间盘

【正确答案】A　　【易错答案】E

【答案分析】Denis 提出的脊柱“三柱”理论：前柱为前纵韧带、椎体和椎间盘前 2/3；中柱为后纵韧带、椎体及椎间盘的后 1/3；后柱为椎弓、关节突关节、棘突、椎板、黄韧带、棘间韧带、棘上韧带。

17. 前部结构受牵张应力可导致的脊柱损伤是（　　）

A. 屈曲型损伤　　B. 过伸型损伤　　C. 垂直压缩型损伤

D. 侧屈型损伤　　E. 水平剪力型损伤

【正确答案】B　　【易错答案】A

【答案分析】本题主要考查脊柱损伤的分型。

18. 在脊髓的两个扩张部中，颈膨大位于（　　）

A. $C_1 \sim C_3$　　B. $C_3 \sim C_7$　　C. $C_4 \sim T_1$

D. $T_9 \sim T_{12}$　　E. $T_{12} \sim S_2$

【正确答案】C　　【易错答案】A

【答案分析】颈膨大为脊髓的上级膨大，指自人体第 4 颈髓节段（C_4）至第 1 胸髓节段（T_1）形成，为臂丛神经发出区，支配上肢的运动和感觉。腰膨大（$T_{12} \sim S_2$）为腰骶丛发出区，支配下肢的运动和感觉及膀胱自主排尿功能。

19. 骨盆骨折中，内旋位不稳定，而在垂直平面上稳定的是（　　）

A. 侧方压缩型　　B. 前后压缩型　　C. 垂直压缩型

D. 混合型　　E. 撕脱性骨折

【正确答案】A　　【易错答案】B

【答案分析】侧方压缩型骨盆骨折，损伤的特点是骶髂前韧带完整，在内旋位是不稳定的，而在垂直平面上是稳定的。

（二）多选题

1. 下列属于机械性不稳定脊柱骨折的是（　　）

A. 骨折脱位　　B. 前柱和后柱受累　　C. 中柱受累

D. 中柱与后柱受累　　E. 撕脱性损伤

【正确答案】BD　　【易错答案】A、C

【答案分析】脊柱损伤的机械性不稳定，如前柱与后柱受累或中柱与后柱受累，可逐渐发生后凸畸形。

2. 肋骨疲劳骨折发生于（　　）

A. 体质虚弱者　　B. 青壮年　　C. 骨质疏松者

D. 重物挤压　　E. 外力打击

【正确答案】AC　　【易错答案】E

【答案分析】本题考查肋骨骨折的常见病因病机。长期剧烈咳嗽或喷嚏时，胸部肌肉急剧而强烈的收缩可致肋骨发生疲劳骨折，但多发生于体质虚弱、骨质疏松者。

3. 脊髓损伤最常见的暴力形式是（　　）

A. 屈曲损伤　　B. 旋转损伤　　C. 垂直压缩损伤

D. 水平剪力损伤　　E. 伸直损伤

【正确答案】AC　　【易错答案】D、E

【答案分析】本题主要考查脊髓损伤的常见病因病机。

4. 下列属于垂直压缩型骨盆骨折的是（　　）

A. 耻骨联合分离、耻骨支骨折，骶髂关节纵向分离脱位

B. 骶髂后韧带断裂，而骶髂前韧带保持完整，出现骶髂关节旋转性半脱位

C. 骶髂前韧带断裂，而骶髂后韧带保持完整，骶髂关节向外旋转性半脱位

D. 坐骨结节撕脱性骨折

E. 骶骨孔处的纵向骨折，骶髂关节髂骨侧的纵向骨折

【正确答案】AE　　【易错答案】B、C

【答案分析】本题主要考查骨盆骨折的常见分型。

5. 骨盆骨折后方内固定主要适用于（　　）

A. 开放型损伤耻骨联合分离＞ 3 cm

B. 骶髂关节脱位

C. 侧方压缩型耻骨支骨折

D. 骶髂关节附近的髂骨骨折

E. 髋臼前柱骨折

【正确答案】BD　　【易错答案】A、E

【答案分析】骨盆骨折后方内固定主要适用于骶髂关节脱位和骶髂关节附近的髂骨骨折。

6. 脊柱的作用为（　　）

A. 负荷重力　　B. 缓冲震荡　　C. 支撑身体

D. 保护脊髓　　E. 保护体腔脏器

【正确答案】ABCDE　　【易错答案】E

【答案分析】脊柱是人体的支柱，具有负荷重力、缓冲震荡、支撑身体、保护脊髓及体腔脏器的作用。

7. 肋骨骨折的常见并发症包括（　　）

A. 疼痛　　B. 肺部感染　　C. 血气胸

D. 失血性休克　　E. 腹腔脏器损伤

【正确答案】ABC　　【易错答案】D

【答案分析】肋骨骨折引起的疼痛、血气胸及肺部感染，可严重影响患者的呼吸循环功能，导致进行性低氧血症，甚至死亡。

8. 腰背肌锻炼应遵循的原则是（　　）

A. 早期开始　　B. 循序渐进　　C. 根据功能需要进行锻炼

D. 力量和耐力训练并重　　E. 早期下地行走

【正确答案】ABCD　　【易错答案】E

【答案分析】本题主要考查脊柱骨折腰背部肌肉锻炼的主要原则。

9. 肋骨骨折引起反常呼吸是指（　　）

A. 吸气时骨折处胸壁陷落　　B. 吸气时骨折处胸壁隆起　　C. 呼气时骨折处胸壁陷落

D. 呼气时骨折处胸壁隆起　　E. 吸气、呼气时骨折处胸壁均隆起

【正确答案】AD　　【易错答案】B、C

【答案分析】本题主要考查反常呼吸的表现。

10. 属于脊柱稳定性损伤的是（　　）

A. 第 1 腰椎压缩 1/4 以下的骨折

B. 椎体粉碎型压缩骨折

C. 第 1 至第 3 腰椎横突骨折

D. 第 2 至第 5 腰椎棘突骨折

E. 第 2 腰椎体压缩在 1/3 以下的骨折伴脱位

【正确答案】ACD　　【易错答案】E

【答案分析】无论是搬运或者脊柱活动，骨折无移位趋向者，称为稳定性损伤，如单纯椎体压缩骨折不超过 1/3、单纯横突棘突骨折等。

11. 脊髓椎体束损害的上运动神经元病变可出现的病理反射可表现为（　　）

A. 双侧明显不对称　　B. 过于强烈　　C. 深反射亢进

D. 浅反射减弱　　E. 浅反射消失

【正确答案】ABCDE　　【易错答案】漏选 E

【答案分析】本题主要考查椎体束征常见的病理反射。

12. 外伤性截瘫并发压疮的好发部位是（　　）

A. 足跟　　B. 大粗隆　　C. 骶尾部

D. 外踝　　E. 小腿后侧

【正确答案】ABCD　　【易错答案】漏选 B

【答案分析】压疮最易发生于身体骨性突起的部位，如足跟、骶尾部、枕部、肩胛区、大转子、内外踝、腓骨头、坐骨结节区及肘部等。

13. 明确脊髓损伤的程度，应检查（　　）

A. 肌力　　B. 感觉　　C. 反射

D. 大小便　　E. 自主神经功能

【正确答案】ABCDE　　【易错答案】漏选 E

【答案分析】对任何脊柱损伤患者，均应进行详细的神经系统检查，以排除是否伴有脊髓损伤。

14. 脊髓损伤后排尿障碍治疗的主要目的是（　　）

A. 改善排尿状况　　B. 防止尿毒症　　C. 恢复膀胱正常功能

D. 防止泌尿系感染　　E. 建立有规律的排尿

【正确答案】ACDE　　【易错答案】B

【答案分析】本题主要考查截瘫患者排尿障碍的治疗目的。

15. 骨盆骨折 X 线检查采用的体位（　　）

A. 正位　　B. 侧位　　C. 斜位

D. 出口位　　E. 入口位

【正确答案】ABDE　　【易错答案】漏选 D、E

【答案分析】此题主要考查骨盆骨折的影像学检查。

16. 骨盆骨折的并发症包括（　　）

A. 神经损伤　　B. 失血性休克　　C. 泌尿道损伤

D. 直肠损伤　　E. 女性生殖道损伤

【正确答案】ABCDE　　【易错答案】漏选 A

【答案分析】本题主要考查骨盆骨折的常见并发症。

（三）填空题

1. 胸廓受到前后方对挤的暴力，在________处发生肋骨骨折，多发生在________附近。

【正确答案】最突出、腋中线

【答案分析】根据肋骨的解剖位置与其受伤机制回答。

2. 肋骨骨折的固定方法有________、________。

【正确答案】胶布固定法、尼龙扣带或弹力绷带固定法

【答案分析】肋骨骨折的常用固定法包括胶布固定法、尼龙扣带或弹力绷带固定法。

3. 中药治疗脊柱骨折的原则，早期宜________，中期宜________，后期宜________。

【正确答案】行气活血、消肿止痛，活血和营、接骨续筋，补益肝肾、调养气血

【易错答案】记忆不全或错误。

【答案分析】本题主要考查脊柱骨折中药的应用，可根据骨折“瘀去、新生、骨合”的原则记忆。

4. 肋骨骨折的常见并发症是________、________、________。

【正确答案】疼痛、肺部感染、血气胸

【答案分析】本题主要考查肋骨骨折的并发症。

5. 肌肉萎缩多见于________损伤，在________损伤早期并不出现肌肉萎缩，但长期瘫痪也可出现不同程度的肌肉萎缩。

【正确答案】下运动神经元、上运动神经元

【答案分析】本题主要考查上、下运动神经元损害的鉴别诊断。上运动神经元损伤早期可不出肌肉萎缩，之后出现轻度肌肉萎缩，为失用性的肌肉萎缩；下运动神经元损伤肌肉萎缩早期即出现且明显。

6. 外伤性截瘫根据脊髓损伤情况可分为________、________、________。

【正确答案】脊髓震荡、脊髓不完全横断损伤、脊髓完全性横断损伤。

【答案分析】脊髓损伤依据损伤程度及临床表现分为脊髓震荡、脊髓不完全横断损伤、脊髓完全性横断损伤。

7. 骨盆环的后方有两个负重弓，分别是________、________。

【正确答案】骶股弓、骶坐弓

【答案分析】本题主要考查骨盆的组成。人体站立时，重力通过骶骨，经骶髂关节传达到髋臼，称为骶股弓。而在坐位时，重力则由骶骨，经骶髂关节传达到坐骨结节，称为骶坐弓。

（四）名词解释

1. 脊髓震荡

【正确答案】脊髓震荡是脊神经细胞遭受强烈刺激而产生的超限抑制，脊髓功能暂处于生理停滞状态，随着致伤外力的消失，神经功能得以恢复。临床表现为损伤平面以下运动、感觉和反射的完全丧失，一般伤后数十分钟感觉、运动开始逐渐恢复，数小时后即可完全恢复，不留任何后遗症。

【答案分析】脊髓震荡属于脊髓损伤的一种，预后良好，需注意其临床表现极其预后。

2. 骶股弓

【正确答案】人体站立时，重力通过骶骨，经骶髂关节传达到髋臼，称为骶股弓。

【答案分析】需掌握骶股弓受力时的体位。

3. 骶坐弓

【正确答案】在坐位时，重力则由骶骨，经骶髂关节传达到坐骨结节，称为骶坐弓。

【答案分析】需掌握骶坐弓受力时的体位。

4. 脊髓休克

【正确答案】由于与高级中枢的联系完全中断，失去中枢对脊髓神经元的控制作用，兴奋性极为低下，横断以下出现弛缓性瘫痪，感觉、肌张力消失，内脏和血管反射活动暂时丧失，进入无反应状态，称为脊髓休克。

【答案分析】本题需注意脊髓休克产生的原因及其主要表现。

（五）简答题

1. 简述脊髓圆锥及马尾神经损伤的临床特点。

【正确答案】脊髓圆锥（S_3~S_5）及马尾神经损伤主要表现为排尿中枢损伤及括约肌功能障碍，大小便潴留或失禁，会阴部有马鞍状感觉障碍区。第 2 腰椎以下骨折脱位仅损伤马尾神经，且多为不完全损伤，出现双侧大腿以下皮肤感觉不对称，以大腿、小腿后部，足部及会阴区皮肤感觉减退或消失较明显，小腿肌肉瘫痪。

【答案分析】本题主要考查脊髓圆锥及马尾神经损伤的主要临床表现，可根据其支配功能回答。

2. 简述脊柱骨折的临床表现。

【正确答案】伤后脊柱疼痛及活动障碍为主要症状。额面部皮肤擦伤或挫伤，提示颈椎过伸性损伤；沿脊柱中线自上而下逐个按压棘突，寻找压痛点，发现棘突后突，表明椎体压缩或骨折脱位；棘突周围软组织肿胀、皮下瘀血，说明韧带肌肉断裂；棘突间距增大，说明椎骨脱位或棘间韧带断裂；棘突排列不在一条直线上，表明脊柱有旋转或侧方移位。当椎体只有轻微压缩骨折时，疼痛及功能障碍多不明显，应注意不要漏诊。对任何脊柱损伤患者，均应进行详细的神经系统检查，以排除是否伴有脊髓损伤。

【答案分析】脊柱骨折需注意其症状、体征及判断有无神经损伤。

3. 简述 Frankel 分级标准。

【正确答案】A 级，无感觉及运动功能。B 级，感觉功能不完全丧失，无运动功能。C 级，感觉功能不完全丧失，无有用的运动功能。D 级，感觉功能不完全丧失，具有有用的运动功能。E 级，正常功能，可能有痉挛状态。

【答案分析】本题主要考查 Frankel 分级对于脊髓损伤的评定，可根据临床表现记忆。

4. 简述压疮的临床分度。

【正确答案】Ⅰ度，局部皮肤红肿，可有硬结或表皮糜烂，有少量渗出；Ⅱ度，局部皮肤呈紫红色，水疱形成或皮肤全层破溃，但皮下组织尚未累及；Ⅲ度，皮肤溃疡深达皮下组织，累及筋膜和肌肉，但深层骨组织未受累；Ⅳ度，坏死深达骨组织，伴有骨坏死和骨感染。

【答案分析】压疮为外伤性截瘫患者晚期的常见并发症，可根据受累组织逐步记忆。

（六）论述题

试述脊柱骨折脱位的急救处理。

【正确答案】脊柱骨折和脱位的恰当急救处理，对患者的预后有重要意义。在受伤现场就地检查，主要明确两点：①脊柱损伤的部位。如患者清醒，可询问并触摸其脊柱疼痛部位。昏迷患者可触摸脊柱后突部位。②观察伤员是高位四肢瘫还是下肢瘫，从而确定系颈椎损伤还是胸腰椎损伤，作为搬运依据。搬运过程中，应使脊柱保持平直，避免屈曲和扭转。可采用两人或数人在患者一侧，动作一致地平托头、胸、腰、臀、腿的平卧式搬运，或同时扶住患者肩部、腰、髋部的滚动方式，将患者移至担架上。对颈椎损伤者，应由一人专门扶住头部或用沙袋挤住头部，以防颈椎转动。用帆布担架抬运屈曲型骨折者应采用俯卧位。搬运用的担架应为木板担架，切忌用被单提拉两端或一人抬肩、另一人抬腿的搬运法，因其不但会增加患者的痛苦，还可使脊椎移位加重，损伤脊髓。由于导致脊髓损伤的暴力往往巨大，在急救时应该特别注意颅脑和重要脏器损伤、休克等的诊断并优先处理，维持呼吸道通畅及生命体征的稳定。

【答案分析】脊柱骨折脱位现场急救时，应避免进一步加重脊髓损伤，防止骨折脱位的进一步加重。

（七）病案分析题

1. 患者张某，男，28 岁，工厂工人。因高处坠落致腰背部疼痛、活动受限 3 小时就诊。患者 3 小时前不慎从高处坠落，臀部着地致腰背部疼痛，活动障碍，不能站立。查体：第 1 腰椎轻度后凸，有明显压痛，下肢运动、感觉正常，生理反射存在，二便可。X 线检查：第 1 腰椎前缘呈楔形变。

问题：结合患者症状体征做出诊断；初步治疗方案。

【正确答案】诊断：第 1 腰椎屈曲型压缩性骨折。治疗方案：①仰卧硬板床、腰部垫枕；腰背肌功能锻炼复位，在床上做五点支撑练功，致腰椎呈过伸位牵拉，使得椎体因压缩而皱折的前纵韧带重新恢复原有张力，并牵拉椎体前缘张开，达到部分甚至完全复位。②药物治疗宜行气活血，消肿止痛。内服复元活血汤，外敷消瘀膏。

【答案分析】患者自高处坠落，臀部着地，使脊柱相应部位椎体前半部分受到上下位椎体、椎间盘的挤压而发生压缩骨折。根据患者临床表现及影像学检查不难判断。

2. 患者李某，女，45 岁。汽车撞伤 2 小时入院。入院时患者神志清，呼吸急促，面色苍白，下腹急胀，不能排尿。查体：BP 86/40 mmHg，P 108 次 / 分，呼吸 30 次 / 分，右髂腰部大片瘀斑，双手置于髂前上棘处向外挤压骨盆，引发疼痛，尿道口有渗血。

问题：患者的诊断；近期处置方案。

【正确答案】诊断：创伤性休克、骨盆骨折、尿道损伤。处理方案：①抗休克治疗：止血，补充血容量；待血压、呼吸等生命体征恢复正常，处理尿道损伤；适时处理骨盆骨折。首先可考虑使用抗休克裤压迫止血；待全身情况稳定、血压正常后行 X 线检查，以明确诊断及了解损伤类型。②前后压缩型骨折复位后，用多头带加压包扎、骨盆帆布兜悬吊固定或骨盆外固定器固定；侧方压缩型可采用手法分离骨盆使之复位。髂前上、下棘骨折，复位后用钢针经皮交叉固定骨块；垂直压缩型可行股骨髁上牵引，配合应用前方外固定架。

【答案分析】骨盆骨折后大量出血导致的创伤性休克是导致死亡的主要原因，因此应把治疗重点放在控制出血、纠正休克、恢复血流动力学稳定上。待全身情况稳定后，再进一步检查，制定治疗方案。

第五节　骨骺损伤

◎ **重点** ◎

骨骺损伤的分型

◎ **难点** ◎

1. 骨骺损伤的 X 线表现
2. 骨骺损伤的主要后遗症
3. 骨骺损伤的临床分型

精选习题

扫码获取
同步习题

（一）单选题

1. 骨骺损伤的固定时间为（ ）

A. 1~2 周　B. 2~3 周　C. 3~4 周
D. 4~6 周　E. 6~8 周

【正确答案】C　【易错答案】D

【答案分析】骨骺损伤愈合较快，需 3~4 周即可，固定时间不需过分延长，以避免关节僵硬。

2. 骨骺损伤可导致骨骼生长障碍，因此骨骺损伤的患儿应在（ ）内密切观察

A. 1 年　B. 2 年　C. 3 年
D. 4 年　E. 5 年

【正确答案】B　【易错答案】A

【答案分析】骨骺损伤可导致骨骼生长障碍，其发生时间早晚不一，因此骨骺损伤的患儿应在 2 年内密切观察，每 4 个月拍片一次，以后 1~2 年拍片一次直至骨骺成熟为止。

3. 骨骺损伤分型中早期诊断较困难的是（ ）

A. Ⅰ型　B. Ⅱ型　C. Ⅲ型
D. Ⅳ型　E. Ⅴ型

【正确答案】E　【易错答案】D

【答案分析】Ⅴ型骺板全部或部分压缩，预后极差。其早期诊断困难，X 线表现为骺板软骨变窄；晚期发生骺早闭，肢体短，锥状骨骺或成角畸形。

4. 上肢骨骺生长潜力较大的是（ ）

A. 肘部　B. 肩部和腕部　C. 踝部
D. 膝部　E. 髋部

【正确答案】B　【易错答案】A

【答案分析】在上肢肩和腕部的骨骺生长潜力明显大于肘部，而在下肢则膝部生长潜力大于踝部，髋部最小。

（二）多选题

1. 根据骨骺所在部位及生理功能，可分为（ ）

A. 传导性骨骺　B. 压力性骨骺　C. 生长性骨骺
D. 牵拉性骨骺　E. 生理性骨骺

【正确答案】BD　【易错答案】A、C

【答案分析】根据骨骺所在部位及生理功能，可将其分为压力性骨骺、牵拉性骨骺。

2. 骺板损伤可引起生长障碍或紊乱，表现为（ ）

A. 生长迟缓　　B. 生长对称　　C. 生长停止
D. 生长不对称　　E. 过度生长
【正确答案】ACDE　　【易错答案】漏选 D
【答案分析】本题主要考查骨骺损伤所导致的后遗症。

3. 骨骺损伤的处理以闭合复位夹板固定为主的是（　　）
A. Ⅰ型　　B. Ⅱ型　　C. Ⅲ型
D. Ⅳ型　　E. Ⅴ型
【正确答案】AB　　【易错答案】D
【答案分析】Ⅰ、Ⅱ型骨骺损伤以闭合复位夹板固定为主。

4. 下列属于骨骺损伤机制的是（　　）
A. 持续劳损力　　B. 肌肉肌腱的牵拉力　　C. 纵向挤压力
D. 成角作用力　　E. 传达外力
【正确答案】BCDE　　【易错答案】漏选 E
【答案分析】跑跳中摔倒，传达外力或成角作用力可致骺板首先断裂分离。由高处坠落时，纵向外力可致骺板压缩损伤。肌肉肌腱过度牵拉，可使骺板发生撕脱性损伤。

（三）名词解释

骺板
【正确答案】骺板是位于骨骺二级骨化中心与长骨干骺端之间的软骨结构，在生长过程中由原始球形骺板逐渐变为扁平盘状骺板。
【答案分析】需注意骺板的位置及其最终的结构。

（四）简答题

1. 简述骺板的血液供应。
【正确答案】骺板有两组供血系统：①由骨骺动脉的分支穿过骺板进入增殖细胞层，为软骨提供营养，所以骨骺的血供破坏，可直接影响骺板增值层的增殖能力。②来源于干骺动脉，其终末支进入骺板的软骨内骨化层，可促进新骨沉积，有利于软骨内成骨过程的顺利完成，此组血管损伤可致软骨基质不能钙化。
【答案分析】注意骺板两组血液供应的主要来源，同时注意两个部位的主要生理功能。

2. 简述骨骺损伤的 X 线检查表现。
【正确答案】①化骨核小。②干骺端骨折片。③骺板宽度改变。④关节骨端与邻近骨干的相互关系。⑤应注意副骨化中心的存在。
【答案分析】骨骺损伤常规行 X 线检查，必要时加照斜位及正常肢体 X 线片作为对照。

第七章　脱位

第一节　脱位概论

◎ **重点** ◎

1. 脱位的概念
2. 脱位的分类、特有体征（关节畸形、关节盂空虚、弹性固定、异位骨端）
3. 脱位的常见并发症

◎ **难点** ◎

1. 脱位的古代文献记载
2. 脱位的名词解释
3. 弹性固定
4. 关节盂空虚
5. 新鲜脱位的治疗原则及其固定时间

精选习题

扫码获取
同步习题

（一）单选题

1. 下列为关节脱位最常见病因的是（　　）

A. 持续劳损　　B. 肌肉强烈收缩　　C. 直接暴力

D. 感染　　E. 间接暴力

【正确答案】E　　【易错答案】B

【答案分析】关节脱位多由直接或间接暴力所致，其中间接暴力（传达、杠杆、扭转暴力等）引起者较多见。

2. 上肢关节脱位的固定时间是（　　）

A. 1 周　　B. 2~3 周　　C. 3~4 周

D. 4 周　　E. 5 周

【正确答案】B　　【易错答案】C

【答案分析】固定时间根据脱位部位及并发症的程度而定，一般上肢脱位应固定 2 ～ 3 周，下肢脱位应固定 3 ~ 4 周，时间过长易导致软组织粘连而发生关节僵硬。

3. 新鲜脱位与陈旧性脱位的分界线是（　　）

A. 2 天　　B. 1 周　　C. 2~3 周

D. 3~4 周　　E. 5 周

【正确答案】C　　【易错答案】A

【答案分析】本题可与新鲜骨折与陈旧性骨折的分界线联系记忆，一般脱位在 2~3 周内者为新鲜脱位。

4. 在全身大关节脱位中最常见的部位是（　　）

A. 肩关节　　B. 肘关节　　C. 髋关节

D. 膝关节　　E. 踝关节

【正确答案】A　　【易错答案】C

【答案分析】在大关节脱位中，以肩关节为最多，其次为肘关节、髋关节及膝关节。

5. “肩胛骨出”的椅背复位最早见于（　　）

A.《备急千金要方》　　B.《外台秘要》　　C.《刘涓子鬼遗方》

D.《黄帝内经》　　E.《仙授理伤续断秘方》

【正确答案】E　　【易错答案】D

【答案分析】唐代《仙授理伤续断秘方》首次描述了髋关节脱位，将其分为前脱位、后脱位两种，利用手牵足蹬法进行复位，并介绍了“肩胛骨出”的椅背复位法。

6. 下列不能用以判断脱位整复成功的是（　　）

A. 畸形消失　　B. 肿胀消失　　C. 被动活动正常

D. X 线检查正常　　E. 弹性固定消失

【正确答案】B　　【易错答案】C

【答案分析】本题可结合脱位的特征表现进行回答。

7. 脱位初期内治宜活血化瘀，佐以行气止痛，常用方是（　　）

A. 舒筋活血汤　　B. 活血止痛汤　　C. 接骨续筋药膏

D. 理气止痛汤　　E. 跌打丸

【正确答案】B　　【易错答案】A

【答案分析】本题考查脱位的中药内治法。初期：伤后 1~2 周内，应以活血化瘀为主，佐以行气止痛，内服可选用桃红四物汤、活血止痛汤、肢伤一方、云南白药等，外用药则可选用双柏散、消肿止痛膏等。

8. 脱位的早期并发症是（　　）

A. 畸形　　B. 关节盂空虚　　C. 神经损伤

D. 关节僵硬　　E. 弹性固定

【正确答案】C　　【易错答案】A

【答案分析】脱位的早期并发症有骨折、神经损伤、血管损伤、感染等。

（二）多选题

1. 脱位的早期并发症是（　　）

A. 骨折　　B. 关节僵硬　　C. 骨化性肌炎

D. 神经损伤　　E. 血管损伤

【正确答案】ADE　　【易错答案】C

【答案分析】本题可与骨折常见并发症鉴别记忆，同时根据疾病的进程发展分析回答。

2. 脱位的晚期并发症是（　　）

A. 肌无力　　B. 创伤性关节炎　　C. 神经损伤

D. 关节僵硬　　E. 骨缺血性坏死

【正确答案】BDE　　【易错答案】A

【答案分析】脱位的晚期并发症有关节僵硬、骨化性肌炎、骨缺血性坏死、创伤性关节炎等。

3. 关节脱位后及时固定的优点是（　　）

A. 减少出血　　B. 使损伤的组织迅速恢复　　C. 防止再脱位

D. 避免出现感染　　E. 防止骨化性肌炎

【正确答案】ABCE　　【易错答案】D

【答案分析】固定是脱位整复后巩固疗效的重要措施之一。

4. 新鲜脱位手法整复的原理是（　　）

A. 欲合先离　　B. 原路返回　　C. 杠杆作用

D. 松弛肌肉　　E. 舒筋活络

【正确答案】ABCD　　【易错答案】E

【答案分析】本题主要考查手法整复的主要原理。

（三）填空题

1. 脱位的特有体征是________、________、________、________。

【正确答案】关节畸形、关节盂空虚、弹性固定、异位骨端

【答案分析】本题可将脱位的特有体征与骨折的特有体征结合记忆。

2. 新鲜脱位的中医分期论治，初期指伤后________，治疗以________为主，中期指伤后________，治疗以________为主，后期指伤后________，治疗以________为主。

【正确答案】1~2 周，活血化瘀，2~3 周，和营生新、舒筋活络，3 周以后，养气血、补肝肾、壮筋骨

【答案分析】本题主要考查中医内治法对新鲜脱位的分期治疗。

（四）名词解释

1. 脱位

【正确答案】凡构成关节的骨端关节面脱离正常位置，引起关节功能障碍者，称为脱位。

【答案分析】需注意脱位指构成关节面的骨端位置的改变。

2. 关节盂空虚

【正确答案】构成关节的一侧骨端部分，完全脱离了关节盂，造成关节盂空虚，表浅关节比较容易触摸辨别。

【答案分析】可根据关节盂周围组织进行记忆。

3. 骨化性肌炎

【正确答案】脱位时损伤了关节附近的骨膜，并与周围血肿相沟通，随着血肿机化和骨样组织形成，可引起骨化性肌炎。好发于肘、膝、肩等处。

【答案分析】骨化性肌炎需注意其发生的部位及其病理基础。

（五）简答题

简述新鲜关节脱位切开复位的适应证。

【正确答案】①多次手法复位失败者。②合并血管、神经损伤，需手术探查、修补者。③有骨折片嵌入关节腔内，影响复位者。④合并骨折及肌腱、韧带断裂，复位后关节不稳定者。⑤开放性脱位需要手术清创者。

【答案分析】经临床和X线检查，认为关节内有障碍，复位困难，应考虑手术复位。如无手术禁忌证，早期手术应比晚期容易，效果也好。

第二节　颞下颌关节脱位

◎ 重点 ◎

颞颌关节脱位的治疗

◎ 难点 ◎

1. 单侧脱位、双侧脱位口腔内复位法
2. 颞颌关节脱位的固定

精选习题

扫码获取
同步习题

（一）单选题

1. 颞颌关节脱位中，习惯性脱位好发于（　　）

A. 青少年　　B. 青壮年　　C. 婴幼儿

D. 年老或多病者　　E. 儿童

【正确答案】D　　【易错答案】B

【答案分析】老年人和久病体质虚弱者，均有不同程度的气血不足，肝肾亏损，筋肉失养，韧带松弛，因此易发生习惯性颞颌关节脱位。

2. 颞颌关节脱位常用的固定材料是（　　）

A. 石膏　　B. 夹板　　C. 硬纸板

D. 四头带　　E. 不需固定

【正确答案】D　　【易错答案】B

【答案分析】颞颌关节复位成功后，托住颏部，维持闭口位，用四头带兜住患者下颌部，四头分别在头顶上打结，固定时间1~2周，习惯性脱位固定2~3周。

3. 下列关于颞颌关节单侧脱位说法正确的是（　　）

A. 下颌骨向健侧偏斜且低于健侧

B. 下颌骨向健侧偏斜且高于健侧

C. 下颌骨向患侧偏斜且低于健侧

D. 下颌骨向患侧偏斜且高于健侧

E. 以上都不对

【正确答案】A　　【易错答案】D

【答案分析】颞颌关节单侧脱位患者口角歪斜，下颌骨向健侧倾斜下垂，患侧颧弓下可触及髁状突和凹陷。

4. 颞颌关节习惯性脱位的中药内治原则是（　　）

A. 调补肝肾　　B. 舒筋活络　　C. 培补脾胃

D. 补益气血　　E. 祛风通络

【正确答案】A　　【易错答案】D

【答案分析】老年人和久病体质虚弱者，均有不同程度的肝肾亏损，筋肉失养，韧带松弛，因此易发生习惯性颞颌关节脱位。

5. 颞颌关节脱位复位后初期的中药内治原则是（　　）

A. 理气、活血、舒筋　　B. 祛风、散寒、通络

C. 补气养血、益肝肾、壮筋骨　　D. 理脾、健胃、生新

E. 疏肝、理气、止痛

【正确答案】A　　【易错答案】C

【答案分析】脱位复位后，初期宜选用理气、活血、舒筋方剂，以促进气血运行、筋脉畅通。

（二）多选题

下列属于颞颌关节双侧前脱位症状的是（　　）

A. 口张呈半开合状　　B. 流涎不止　　C. 口角歪斜

D. 下颌骨尺偏　　　　　　　　E. 吞咽困难

【正确答案】ABE　　　　　　　【易错答案】C

【答案分析】双侧前脱位患者局部酸痛，下颌骨下垂并向前突出，口不能张合，言语不清，口流涎唾，触诊时在双侧耳屏前方可触及下颌关节凹陷，颧弓下方可触及下颌髁状突。单侧脱位患者口角歪斜，颊部也向前突出，并向健侧倾斜。在患侧颧弓下可触及下颌骨髁状突，在患侧耳屏前可触及凹陷。

（三）简答题

简述颞颌关节单侧前脱位的手法复位方法。

【正确答案】单侧脱位口腔内复位法：①患者坐位，术者位于患者旁侧。②术者一手掌部按住健侧耳屏前方，将头部抱住固定，另一手拇指用纱布包缠好插入口内，按置于患侧下臼齿，其余 2~4 指托住下颌。③操作时，2~4 指斜行上提，同时拇指用力向下推按，感觉有滑动响声，即已复位。

【答案分析】颞颌关节以前脱位多见，治疗时注意两手位置以及操作时的方向。

（四）病案分析题

患者赵某，男，20 岁。因张口过大致口不能闭合，言语不清就诊。患者家属述患者 1 小时前咬桃时张口过大致口不能闭合，言语不清。查体：患者下颌骨下垂、前突，下列齿突出于上列齿之前，口呈半开合状，不能闭合，言语不清，流涎不止，吞咽困难，咬肌痉挛呈块状突出，双侧颧弓下方可触及高起的髁状突，耳屏前方有明显凹陷。

问题：患者的诊断；初步治疗方案。

【正确答案】诊断：颞颌关节双侧前脱位。治疗：①手法复位：患者坐位，术者站在患者前面，用无菌纱布数层包缠拇指，然后将双手拇指伸入到患者口腔内，指尖尽量置于双侧最后的下臼齿上，其余四指放于两侧下颌骨下缘，拇指将患者臼齿向下按压，待下颌骨移动时再向后推，余指协调地将下颌骨向上端送，听到滑入的响声，说明脱位已复位。②固定：复位成功后，托住颏部，维持闭口位，用四头带兜住患者下颌部，四头分别在头顶上打结，固定时间 1~2 周。

【答案分析】本题主要考查颞颌关节脱位的诊断及治疗。患者下颌骨下垂、前突，口呈半开合状，不能闭合，流涎不止，双侧颧弓下方可触及高起的髁状突，耳屏前方有明显凹陷，可诊断为颞颌关节双侧前脱位。治疗上需注意与单侧前脱位治疗的不同，同时注意复位后患者固定的方法及时间。

第三节　上肢脱位

◎ 重点 ◎

1. 肩关节脱位的分型及临床表现
2. 肘关节脱位的分型及治疗

3. 小儿桡骨头半脱位的治疗

◎ **难点** ◎

1. 肩关节脱位的临床常见类型
2. 各型肩关节脱位的特点
3. 肩关节脱位的并发症、手法整复（手牵足蹬法）
4. 各型肘关节脱位的临床特点
5. 肘关节脱位的手法整复
6. 小儿桡骨头半脱位的手法整复
7. 月骨脱位的固定

精选习题

扫码获取
同步习题

（一）单选题

1. 肩关节前脱位中最常见的类型是（　　）

A. 喙突下型　　B. 肩峰下型　　C. 锁骨下型
D. 盂下型　　E. 胸壁内型

【正确答案】A　　【易错答案】B

【答案分析】肩关节前脱位可分为喙突下、盂下、锁骨下及胸腔内脱位，其中以喙突下脱位最为多见。

2. 下列不是肩关节解剖及功能特点的是（　　）

A. 肩关节囊松弛　　B. 运动幅度最大　　C. 肩关节是单轴关节
D. 肩胛盂小且浅　　E. 关节囊前方缺乏韧带和肌肉的覆盖

【正确答案】C　　【易错答案】E

【答案分析】肩关节脱位与肩关节的解剖和生理特点有关。

3. 下列不是肩关节脱位表现的是（　　）

A. "方肩"畸形　　B. 肩部疼痛、肿胀　　C. 搭肩试验阳性
D. 在喙突下、腋窝内部或锁骨下可触及肱骨头　　E. "靴状"畸形

【正确答案】E　　【易错答案】D

【答案分析】"靴状"畸形可见于肱骨髁上骨折、肘关节后脱位，肩关节前脱位可在喙突下、腋窝内部或锁骨下触及肱骨头。

4. 下列属于肩关节脱位特殊检查的是（　　）

A. 托马斯征　　B. 搭肩试验　　C. 胸廓挤压试验
D. 浮髌试验　　E. 疼痛弧试验

【正确答案】B　　【易错答案】A

【答案分析】托马斯征多用于髋关节的检查，胸廓挤压试验多用于肋骨骨折的检查，浮髌试验用于膝关节积液的检查，疼痛弧试验多用于上臂的检查。

5. 肩关节脱位最常见的神经损伤是（　　）

A. 腋神经　　B. 臂丛神经　　C. 尺神经

D. 桡神经　　E. 正中神经

【正确答案】A　　【易错答案】B

【答案分析】肩关节脱位较容易遭受牵拉伤的是腋神经或臂丛神经内侧束，腋神经损伤后，三角肌瘫痪，肩部前外、后侧的皮肤感觉消失。

6. 肩关节脱位常见的血管损伤是（　　）

A. 腋动脉　　B. 肱动脉　　C. 旋肱前动脉

D. 旋肱后动脉　　E. 肩胛下动脉

【正确答案】A　　【易错答案】B

【答案分析】本题考查肩关节脱位的并发症。

7. 肩关节脱位常合并的骨折是（　　）

A. 肱骨头骨折　　B. 肱骨髁上骨折　　C. 肱骨外科颈骨折

D. 肱骨大结节骨折　　E. 肱骨小结节骨折

【正确答案】D　　【易错答案】A、C

【答案分析】肩关节脱位的主要病理变化是关节囊撕裂及肱骨头移位，肩关节周围软组织可发生不同程度的损伤，其中以肱骨大结节骨折最为常见。

8. 下列属于陈旧性肩关节脱位手法复位禁忌证的是（　　）

A. 青壮年脱位时间 1 个月以内　　B. 无血管损伤　　C. 无并发骨折

D. 无神经损伤　　E. 肩部有大量瘢痕组织形成

【正确答案】E　　【易错答案】A

【答案分析】本题主要考查陈旧性脱位处理。

9. 肱骨外科颈骨折合并肩关节脱位的整复顺序是（　　）

A. 先整复骨折，后整复脱位　　B. 先整复脱位，后整复骨折　　C. 骨折与脱位同时整复

D. 只整复骨折，不整复脱位　　E. 只整复脱位，不整复骨折

【正确答案】B　　【易错答案】A

【答案分析】本题主要考查肱骨外科颈骨折合并肩关节脱位的治疗原则。

10. 肩关节后脱位后，上臂的固定位置是（　　）

A. 内收、外旋屈肘　　B. 内收、内旋屈肘　　C. 外展、内旋屈肘

D. 外展、外旋屈肘　　E. 内收、外展屈肘

【正确答案】B　　　　【易错答案】A

【答案分析】肩关节脱位一般采用胸壁绷带固定法，将患侧上臂保持在内收、内旋位，肘关节屈曲 60°~90°，固定 2~3 周。

11. 肩关节脱位整复固定早期功能锻炼的目的是（　　）

A. 防止肌肉萎缩　　B. 防止组织粘连　　C. 促进韧带修复

D. 促进血管修复　　E. 促进神经修复

【正确答案】B　　　　【易错答案】A

【答案分析】本题主要考查肩关节脱位后的练功活动。

12. 下列不是肘关节后脱位表现的是（　　）

A. 肘关节疼痛、肿胀、功能障碍　　B. 肘关节"靴状"畸形　　C. 前臂较健侧长

D. 前臂明显缩短　　E. 肘后三角关系改变

【正确答案】C　　　　【易错答案】D

【答案分析】本题主要考查肘关节后脱位的诊查。

13. 肘关节侧后方脱位常合并（　　）

A. 尺骨喙突骨折　　B. 尺神经损伤　　C. 血管损伤

D. 尺骨鹰嘴骨折　　E. 侧副韧带损伤

【正确答案】E　　　　【易错答案】D

【答案分析】本题主要考查肘关节脱位的早期并发症。

14. 肘关节后脱位常见的神经损伤是（　　）

A. 桡神经　　B. 正中神经　　C. 尺神经

D. 腋神经　　E. 外侧皮神经

【正确答案】C　　　　【易错答案】A

【答案分析】尺神经损伤是肘关节后脱位常见的合并症。

15. 牵拉肘的好发人群是（　　）

A. 幼儿　　B. 男性　　C. 体力劳动者

D. 女性　　E. 年老体弱者

【正确答案】A　　　　【易错答案】E

【答案分析】牵拉肘多发生于 5 岁以下幼儿，1~3 岁发病率最高，是临床中常见的肘部损伤，左侧多于右侧。

16. 小儿桡骨头半脱位的主要临床表现是（　　）

A. 功能障碍为主　　B. 轻度畸形为主　　C. 肿痛

D. 弹性固定为主　　E. 关节盂空虚为主

【正确答案】A　　　　【易错答案】D

【答案分析】本题主要考查小儿桡骨头半脱位的诊查要点。

17. 下列关于月骨脱位的说法不正确的是（　　）

A. 腕部疼痛、隆起　　B. 腕关节呈背伸位

C. 腕关节功能障碍　　D. 中指不能完全伸直，五指自然分开

E. X 线正位片示月骨由四方形变成三角形

【正确答案】B　　【易错答案】E

【答案分析】本题主要考查月骨脱位的诊查。

18. 月骨脱位的严重并发症是（　　）

A. 缺血性坏死　　B. 腕关节强直　　C. 神经损伤

D. 骨化性肌炎　　E. 创伤性关节炎

【正确答案】A　　【易错答案】D

【答案分析】在月骨与桡骨下端前、后两面有桡月背侧、掌侧韧带相连，营养血管经过韧带进入月骨，以维持其正常的血液供应。因此，月骨脱位易阻断血供，造成骨的缺血性坏死。

19. 掌指关节脱位复位后固定的位置是（　　）

A. 掌指关节伸直位　　B. 掌指关节伸直对掌位　　C. 掌指关节轻度屈曲位

D. 掌指关节轻度屈曲对掌位　　E. 握拳位

【正确答案】D　　【易错答案】B

【答案分析】复位后，保持掌指关节屈曲位固定，固定患指于轻度对掌位 1~2 周，用绷带卷置于手掌心。

20. 肘关节脱位可见（　　）

A. 靴状畸形　　B. 方肩畸形　　C. 短缩畸形

D. 外展、外旋畸形　　E. 外展、内旋畸形

【正确答案】A　　【易错答案】B

【答案分析】本题考查肘关节脱位的特征性表现。方肩畸形见于肩关节脱位。

21. 肘关节脱位的整复手法可采用（　　）

A. 软木复位法　　B. 拔伸屈肘法　　C. 针拨复位法

D. 杠杆支撑法　　E. 手牵足蹬法

【正确答案】B　　【易错答案】E

【答案分析】肘关节脱位的整复手法需与肩关节相区分。

（二）多选题

1. 肩关节的解剖特点是（　　）

A. 肱骨头大呈半球形　　B. 肩胛盂小而浅　　C. 肱骨头小呈半球形

D. 肩胛盂大而浅　　E. 肩胛盂大而深

【正确答案】AB　　【易错答案】D、E

【答案分析】本题主要考查肩关节解剖特点与肩关节脱位的关系。

2. 肩关节脱位形成“方肩”畸形，弹性固定的位置为（　　）

A. 内收　　B. 外展　　C. 屈曲

D. 10°~20°　　E. 30°

【正确答案】BE　　【易错答案】D

【答案分析】肩关节脱位患者肩部呈弹性固定状态，位于外展约30°位。

3. 肩关节脱位的主要病理变化（　　）

A. 肩部肿胀　　B. 关节囊撕裂　　C. 肩部瘀斑

D. 肩部骨擦音　　E. 肱骨头移位

【正确答案】BE　　【易错答案】A、D

【答案分析】本题主要考查肩关节脱位的病理改变。

4. 肩关节脱位整复后的固定位置为（　　）

A. 内收、外旋位　　B. 内收、内旋位　　C. 外展、内旋位

D. 屈肘60°~90°　　E. 屈肘90°~110°

【正确答案】BD　　【易错答案】E

【答案分析】肩关节脱位整复后一般采用胸壁绷带固定法，将上臂保持在内收、内旋位，肘关节屈曲60°~90°，固定2~3周。

5. 肘关节侧后方脱位可呈现（　　）

A. 肘过伸　　B. 肘内翻　　C. 肘外翻

D. 肘旋转　　E. 肘屈曲

【正确答案】BC　　【易错答案】A、E

【答案分析】本题主要考查肘关节侧后方脱位的诊查。

6. 小儿桡骨头半脱位的病理基础是（　　）

A. 桡骨头发育不完全　　B. 环状韧带松弛　　C. 桡骨头发育畸形

D. 环状韧带缺损　　E. 环状韧带断裂

【正确答案】AB　　【易错答案】C、D

【答案分析】本题主要考查小儿桡骨头半脱位的病理基础。

7. 腋神经损伤的表现是（　　）

A. 三角肌瘫痪　　B. 肢体变冷、麻木　　C. 桡动脉搏动消失

D. 肩部前外、后侧感觉消失　　E. 肱二头肌瘫痪

【正确答案】AD　　【易错答案】E

【答案分析】本题考查肩关节脱位并发症腋神经的损伤。

8. 肩关节前脱位的临床表现是（　　）

A. 肩部疼痛、肿胀、功能障碍　B. “方肩”畸形　C. 搭肩试验阳性

D. 盂下脱位时患肢较健侧长　E. 患肢呈内收、外旋畸形

【正确答案】ABCD　【易错答案】E

【答案分析】本题主要考查肩关节前脱位的诊查要点。

9. 肩关节前脱位分为（　　）

A. 喙突下　B. 锁骨下　C. 盂下

D. 锁骨上　E. 肩胛下

【正确答案】ABC　【易错答案】D

【答案分析】肩关节脱位根据脱位后肱骨头所在部位，可分为前脱位、后脱位两种。前脱位又可分为喙突下、盂下、锁骨下及胸腔内脱位，其中以喙突下脱位最为多见。

10. 肩关节脱位的并发症是（　　）

A. 腋神经损伤　B. 肩袖损伤　C. 肱骨外科颈骨折

D. 肱骨大结节骨折　E. 肱骨干骨折

【正确答案】ABCD　【易错答案】E

【答案分析】本题主要考查肩关节脱位的主要并发症。

11. 肩关节脱位的手法复位方法包括（　　）

A. 拔伸牵引法　B. 手牵足蹬法　C. 椅背复位法

D. 拔伸托入法　E. 悬吊复位法

【正确答案】BCDE　【易错答案】A

【答案分析】肩关节脱位手法复位包括牵引复位法、手牵足蹬法、拔伸托入法、牵引回旋法、椅背复位法、悬吊复位法。

12. 肘关节脱位的体征包括（　　）

A. 肘关节疼痛、肿胀、功能障碍　B. 肘前窝饱满，可摸到肱骨下端

C. 前臂较健侧长　D. 肘关节弹性固定于90°左右屈曲位

E. 肘后三角关系改变

【正确答案】ABE　【易错答案】C、D

【分学习与避错】本题可结合肘关节脱位的分型及其诊查要点回答。

13. 肘关节前脱位早期可见（　　）

A. 肘关节伸屈功能丧失　B. 肘后三角关系改变　C. 前臂较健侧长

D. 肘前可触到尺桡骨上端　E. 肘关节过伸

【正确答案】ABCDE　【易错答案】漏选A、C、D

【答案分析】本题可结合肘关节前脱位的诊查要点回答。

14. 肘关节脱位的早期并发症是（ ）

A. 关节僵硬 B. 骨化性肌炎 C. 骨缺血性坏死

D. 血管损伤 E. 神经损伤

【正确答案】DE 【易错答案】A、B、C

【答案分析】肘关节脱位的早期并发症包括肱骨内或外上髁撕脱骨折，尺骨冠状突骨折，桡骨头或桡骨颈骨折，肘内、外侧副韧带断裂，桡神经或尺神经牵拉性损伤，肱动、静脉压迫性损伤及前脱位并发鹰嘴骨折。

15. 小儿桡骨头半脱位的诊查要点是（ ）

A. 多发生于幼儿 B. 局部明显肿胀 C. 局部畸形

D. 肘部疼痛 E. 肘关节呈半屈曲

【正确答案】ADE 【易错答案】B、C

【答案分析】本题主要考查小儿桡骨头半脱位的诊查要点。

16. 下列关于月骨脱位的叙述正确的是（ ）

A. 血运障碍导致手指感觉异常 B. 神经受压导致手指感觉异常

C. 肌腱受压导致手指屈曲障碍 D. 肌腱坏死导致手指屈曲障碍

E. 神经受压导致手指屈曲障碍

【正确答案】BC 【易错答案】A、E

【答案分析】月骨的前面相当于腕管，有屈指肌腱和正中神经通过。在月骨与桡骨下端前、后两面有桡月背侧、掌侧韧带相连，营养血管经过韧带进入月骨，以维持其正常血液供应。

17. 月骨脱位后可导致手指感觉障碍，主要表现在（ ）

A. 拇指 B. 食指 C. 中指

D. 无名指 E. 小指

【正确答案】ABC 【易错答案】D、E

【答案分析】月骨脱位可导致正中神经损伤，结合正中神经支配区回答。

18. 下列关于掌指关节脱位的叙述正确的是（ ）

A. 多见于背侧脱位 B. 拇指掌指关节脱位最多见

C. 多由于过伸暴力引起 D. 掌指关节呈过度屈曲而弹性固定

E. 复位后保持掌指关节屈曲位固定

【正确答案】ABCE 【易错答案】D

【答案分析】本题主要考查掌指关节脱位的诊查及其主要特点。

19. 小儿桡骨头半脱位的诊查要点是（ ）

A. 多发生于幼儿 B. 肘部疼痛 C. 肘关节呈半屈曲

D. 肘部畸形明显 E. 局部明显肿胀

【正确答案】ABC 【易错答案】E

【答案分析】本题主要考查小儿桡骨半脱位（牵拉肘）的诊查要点。

（三）填空题

1. 肩关节脱位的病因包括________、________。间接暴力可分为________、________。

【正确答案】直接暴力、间接暴力、传达暴力、杠杆作用力

【答案分析】本题主要考查肩关节脱位的病因病机。

2. 肘关节脱位并发骨折者应首先整复________，后处理________。

【正确答案】脱位、骨折

【答案分析】本题主要考查脱位并发骨折的治疗原则。新鲜肘关节脱位应以手法整复为主，宜早期复位及固定。并发骨折者，应先整复脱位，后处理骨折。

3. 肘关节脱位后期并发症包括________、________、________、________。

【正确答案】关节僵硬、骨化性肌炎、侧副韧带骨化、创伤性关节炎

【答案分析】本题考查肘关节脱位的并发症。

4. 肘关节脱位复位后，一般用绷带做________固定，1周后采取屈曲________位，2周后去除固定。

【正确答案】“8”字、90°

【答案分析】肘关节脱位复位后，一般用绷带做肘关节屈曲位“8”字固定，1周后采用肘屈曲90°前臂中立位，三角巾悬吊或直角夹板固定。

5. 牵拉肘复位后，采用________悬吊前臂________天。

【正确答案】颈腕吊带或三角巾、2~3

【答案分析】牵拉肘复位后一般不需要制动，可用颈腕吊带或三角巾悬吊前臂2~3天。

6. 月骨脱位后，压迫屈指肌腱，腕关节呈________位，________不能完全伸直，五指自然分开。

【正确答案】屈曲、中指

【答案分析】本题考查月骨脱位的查体。

7. 月骨脱位的严重并发症是________。

【正确答案】缺血性坏死

【答案分析】在月骨与桡骨下端前、后两面有桡月背侧、掌侧韧带相连，营养血管经过韧带进入月骨，以维持其正常血液供应。因此，月骨脱位易阻断血供，造成骨的缺血性坏死。

8. 月骨脱位常压迫________，造成________、________、________感觉障碍。

【正确答案】正中神经、拇指、食指、中指

【答案分析】月骨的前面相当于腕管，有屈指肌腱和正中神经通过。可结合正中神经的分布区回答。

9. 掌指关节脱位临床常见掌骨头向________移位，尤以________多见。

【正确答案】掌侧、拇指掌指关节脱位

【答案分析】掌指关节脱位以拇指掌指关节脱位最为多见，其次为食指掌指关节脱位，第3~5掌指关节脱位少见。掌指关节脱位后，掌骨头向背侧移位，近节指骨基底部向背侧移位。

10. 月骨脱位复位后用外固定将腕关节固定于________，1周后改为________。

【正确答案】掌屈 30°~40°位、中立位

【答案分析】本题考查月骨脱位的固定方法。复位后，用塑形夹板或石膏托将腕关节固定于掌屈 30°~40°位。1周后改为中立位，再固定2周。

（四）名词解释

“方肩”畸形

【正确答案】肩部失去正常圆钝平滑的曲线轮廓，形成“方肩”畸形，多见于肩关节脱位。

【答案分析】重点记忆“方肩”畸形的临床意义。

（五）简答题

1. 简答肩关节前脱位的临床诊查要点。

【正确答案】肩关节前脱位的诊查要点：①患者常以健侧手托患侧前臂，头倾向患侧。②“方肩”畸形。③肩峰至肱骨外上髁距离增长。④患肩呈弹性固定于外展 20°~30°位。⑤触诊肩峰下空虚，常可在喙突下、腋窝外或锁骨下触到脱位的肱骨头。⑥搭肩试验阳性。⑦肩部正位和穿胸侧位X线片可明确脱位的方向、移位的程度及是否伴有骨折。

【答案分析】肩关节脱位是全身关节脱位中最常见的部位之一，根据肱骨头所在部位分为前脱位、后脱位，临床可将前脱位与后脱位对照记忆。

2. 简答肘关节后脱位的临床诊查要点。

【正确答案】肘关节后脱位诊查的诊查要点：①肘关节弹性固定于45°半屈曲位。②“靴状”畸形。③肘窝前饱满，可触及肱骨下端。④肘后空虚，肘后三角关系改变。⑤与健侧比，前臂掌侧明显缩短，关节的前后径增宽、左右径正常。⑥肘关节正侧位X线片可明确脱位类型，并可判断是否合并骨折。

3. 简答肩关节脱位手牵足蹬法的操作要点。

【正确答案】①患者仰卧于床上，用拳头大的棉垫置于患侧腋下，以保护软组织。②术者立于患侧，双手握住患肢腕部，并用近于患侧的一足抵于患者腋窝内。③在肩关节外旋、稍外展位沿患肢纵轴方向用力缓慢拔伸，继而徐徐将患肢内收、内旋，将肱骨头撬挤于关节盂内。④当有入臼声时，复位即成功。

【答案分析】手牵足蹬法为肩关节脱位临床常用的整复方法，需熟练掌握。

（六）论述题

1. 试从肩关节解剖特点回答肩关节易脱位的原因。

【正确答案】①肩关节是由肱骨头及肩胛盂构成，肩胛盂小且浅，只占肱骨头的 1/4~1/3，

而肩关节囊松弛薄弱，前方尤为明显，这种结构为增大肩关节活动度提供了良好的条件，但对关节的稳定则是不利因素。②维持关节稳定的另一因素是肌肉的作用，如若肩部的主要肌肉麻痹或部分肌肉损伤，肌力下降，可破坏关节的相对稳定性而致关节脱位。因此肩关节脱位是全身关节脱位中最常见的部位之一。

【答案分析】可根据肩关节的组成及关节稳定性回答。

2. 试述肩关节前脱位与肱骨外科颈骨折的鉴别。

【正确答案】见表1。

表1 肩关节前脱位与肱骨外科颈骨折的鉴别

	肩关节前脱位	肱骨外科颈骨折
年龄	好发于20~50岁之间男性	老年人
畸形	“方肩”畸形	局部内收或外展畸形
弹性固定	弹性固定于外展20°~30°位	无
触诊	可在盂下、喙突下及锁骨下触及移位的肱骨头	纵轴叩击痛，骨擦音及异常活动
压痛点	肩峰下方	肱骨大结节下方

【答案分析】本题主要考查肩关节前脱位与肱骨外科颈骨折的鉴别诊断，可根据其特有体征、触诊特点作答。

3. 试述肘关节后脱位与伸直型肱骨髁上骨折的鉴别。

【正确答案】见表2。

表2 肘关节后脱位与伸直型肱骨髁上骨折的鉴别

	肘关节后脱位	伸直型肱骨髁上骨折
发病人群	青壮年	儿童
肘后三角	肘后三角位置关系改变	肘后三角位置关系正常
并发症	肱骨内或外上髁撕脱骨折，尺骨冠状突骨折，桡骨头或桡骨颈骨折，肘内、外侧副韧带断裂，桡神经或尺神经牵拉性损伤，肱动、静脉压迫性损伤	易合并血管神经损伤，以桡神经、正中神经和肱动脉损伤多见
特殊表现	肘关节弹性固定于45°半屈曲位	有骨擦音、异常活动
X线	未见骨折线，有脱位征象	可见骨折线

（七）病案分析题

1. 患者钱某，女，40岁。因右肩部疼痛，右臂活动受限3小时就诊。患者自述3小时前不慎摔倒，右手掌撑地，导致右肩部疼痛，右臂不能活动。查体：右肩峰下空虚，右手搭于左侧肩峰，右肘关节内侧不能贴紧胸壁，右侧喙突下可摸到一硬物。

问题：患者的诊断；患者初步治疗。

【正确答案】诊断：右肩关节前脱位（喙突下型）。治疗：①手法复位：手牵足蹬法（图 9）。患者取仰卧位，术者立于患侧，双手握住患肢腕部，并用右足抵于患者腋窝内，在肩关节外旋、稍外展位沿患肢纵轴方向用力缓慢拔伸，继而徐徐将患肢内收、内旋，将肱骨头撬挤于关节盂内。当有入臼声时，即表明复位成功。②固定：复位成功后，一般采用胸壁绷带固定法，将上臂保持在内收、内旋位，肘关节屈曲 60°~90°，固定 2~3 周。

【答案分析】本题考查肩关节脱位的诊查，需注意肩关节脱位的分型及其常用的整复方法。

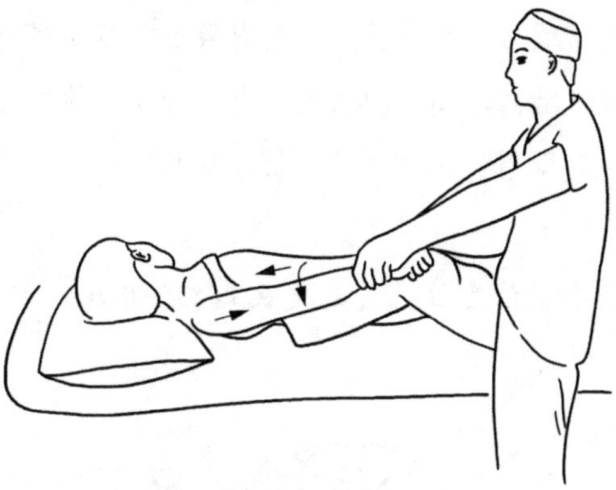

图 9　肩关节脱位手牵足蹬法整复

2. 患者张某，女，32 岁。因右肘部疼痛、活动受限 2 小时就诊。患者自述 2 小时前向右侧跌倒，右手掌撑地致右肘关节疼痛、活动受限。查体：右肘部肿胀，肘前窝饱满，前臂明显较左侧短，肘后三点骨性标志发生改变，肘关节呈弹性固定于 45°左右半屈曲位。

问题：患者的诊断；患者初步治疗。

【正确答案】诊断：右肘关节后脱位。治疗：①手法复位：拔伸屈肘法（图 10），即患者取坐位，助手立于患者背侧，以双手握其上臂，术者站于患者前面，以双手握住腕部，置前臂于旋后位，与助手相对牵引，3~5 分钟后，术者以一手握腕部保持牵引，另一手的拇指抵住肱骨下端向后推按，其余四指置于鹰嘴处，向前端挤，并缓慢地将肘关节屈曲，若闻及入臼声，则说明脱位已整复。②固定：复位后，一般用绷带做肘关节屈曲位“8”字固定，肘关节屈曲 90°，前臂中立位，三角巾悬吊前臂于胸前，2 周后去除固定。

【答案分析】本题考查肘关节脱位的诊查，需注意其分型及整复手法。

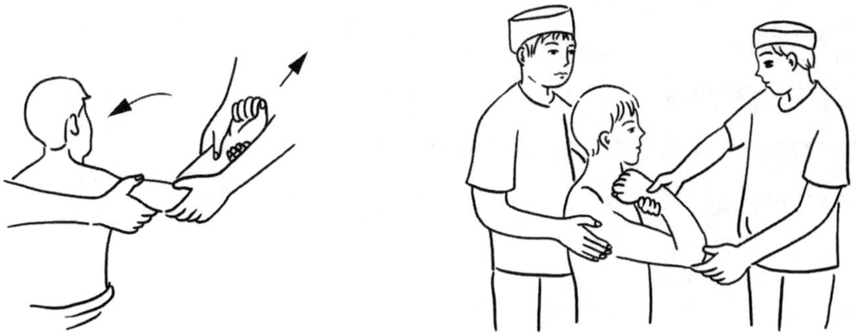

图 10　拔伸屈肘法

3. 患者李某，女，3 岁。因左上肢疼痛、活动受限 2 小时就诊。患者家属述患者 2 小时前下台阶时不慎摔倒，被其父亲拉住左前臂，仍右手掌撑地摔倒，随即哭闹不止，不肯用左手取物。查体：触及左肘部时，哭闹加重，局部未见明显肿胀及皮下瘀斑，右上肢未见异常。X 线检查示：左肘部未见异常。

问题：患者的初步诊断；患者治疗方案。

【正确答案】诊断：小儿桡骨头半脱位（左侧）。治疗：①牵拉肘手法复位（图 11）：家长抱患儿坐位。术者面对患儿而坐，一手握伤肘，以拇指于肘中部向外、向后捏压脱出的桡骨头；同时用另一手握持伤肢腕部，并向下适当用力牵拉，使前臂旋后，然后屈肘，常可听到轻微的入臼声，使其手触及伤侧肩部，复位即成功，疼痛立即消失，患儿即能屈伸伤肢。若复位未成功，可使患儿屈肘 90°，向旋后方向来回旋转前臂，亦可复位。②复位后一般不需要制动，可用颈腕吊带或三角巾悬吊前臂 2~3 天。

【答案分析】小儿桡骨头半脱位需注意其病史及其主要临床表现，掌握其主要的整复方法。

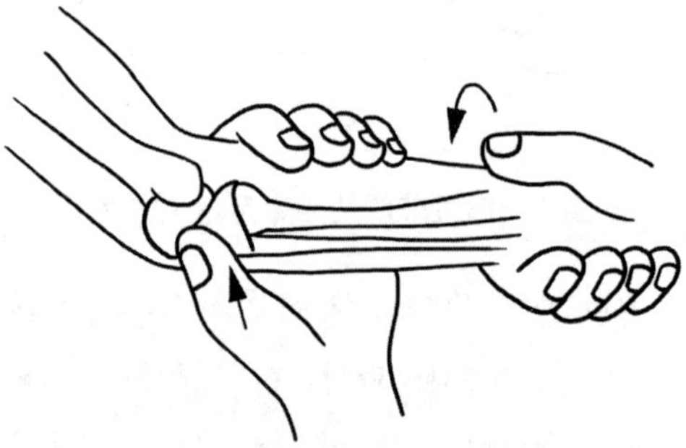

图 11　牵拉肘手法复位

第四节　下肢脱位

◎ 重点 ◎

1. 髋关节脱位的分型及其临床表现（前脱位、后脱位、中心性脱位）
2. 髋关节脱位的整复方法
3. 膝关节脱位的分型

◎ 难点 ◎

1. 髋关节脱位的病理基础
2. 髋关节前脱位、后脱位的诊查要点及整复手法
3. 膝关节脱位的固定

精选习题

扫码获取
同步习题

（一）单选题

1. 髋关节脱位的好发人群是（　　）

A. 幼年　　B. 少年　　C. 青壮年

D. 中年　　E. 老年

【正确答案】C　　【易错答案】A、E

【答案分析】髋关节脱位常为强大暴力造成，故患者多为活动力强的青壮年男性。

2. 髋关节脱位分型中临床常见的是（　　）

A. 前脱位　　B. 中心性脱位　　C. 后脱位

D. 上脱位　　E. 下脱位

【正确答案】C　　【易错答案】A

【答案分析】髋关节脱位根据股骨头的移位情况分为后脱位、前脱位、中心性脱位，临床以后脱位多见。

3. 下列不是髋关节后脱位表现的是（　　）

A. 患肢呈屈曲、内收、内旋和短缩畸形

B. 患侧臀部和股骨大粗隆异常突处

C. 在髂前上棘与坐骨结节连线后上方可触及股骨头

D. X 线检查可见股骨头位于髋臼内下方

E. 患肢不能主动活动，做外展、外旋动作时呈弹性固定

【正确答案】D　　【易错答案】E

【答案分析】本题主要考查髋关节后脱位的临床诊查要点。

4. 髋关节脱位正确治疗后，患肢逐渐负重开始的时间是（　　）

A. 1 个月后　　B. 2 个月后　　C. 3 个月后

D. 4 个月后　　E. 5 个月后

【正确答案】C　　【易错答案】A

【答案分析】整复后即可在牵引制动下，行股四头肌及踝关节锻炼。

5. 髋关节后脱位复位后不能过早负重的原因是（　　）

A. 使并发骨折顺利愈合　　B. 防止再脱位　　C. 防止发生骨化性肌炎

D. 防止股骨头缺血性坏死　　E. 防止神经损伤

【正确答案】D　　【易错答案】B

【答案分析】髋关节脱位复位后，床上练习可适当提早，而负重锻炼则应相对推迟，以减少创伤性关节炎及股骨头缺血性坏死的发生。

6. 髋关节处于（　　）位置会导致前脱位的发生

A. 过度外展、外旋　　B. 过度内收、内旋　　C. 过度内收、外旋

D. 过度外展、内旋　　E. 以上都不是

【正确答案】A　　【易错答案】B

【答案分析】当髋关节因外力强度外展、外旋时，大转子顶部与髋臼上缘接触，股骨头因受杠杆作用而被顶出髋臼，突破关节囊的前下方，形成前脱位。

7. 髋关节脱位后，当股骨头在耻骨横支水平时易引起（　　）

A. 闭孔神经损伤　　B. 闭孔动脉损伤　　C. 坐骨神经损伤

D. 股深动脉损伤　　E. 股动、静脉损伤

【正确答案】E　　【易错答案】A

【答案分析】髋关节脱位后，若股骨头停留在耻骨支水平，则为耻骨部脱位，可引起股动、静脉受压而出现下肢血循环障碍。

8. 髋关节脱位后需要持续骨牵引方可复位的是（　　）

A. 中心性脱位　　B. 前脱位　　C. 后脱位

D. 以上都需要　　E. 以上都不需要

【正确答案】A　　【易错答案】D

【答案分析】中心性脱位的复位手法包括扳伸牵拉法、持续牵引复位法，其中持续牵引复位法适用于股骨头突入骨盆腔较严重的患者。

9. 髋关节中心性脱位持续牵引的时间为（　　）

A. 2~4 周　　B. 4~6 周　　C. 6~8 周

D. 8~10 周　　E. 3 个月以上

【正确答案】C　　【易错答案】B

【答案分析】髋关节脱位复位后，可采用皮肤牵引或骨牵引固定，患肢两侧置沙袋防止内、外旋，牵引重量为 5~7 kg。通常牵引 3~4 周，中心性脱位牵引 6~8 周，要待髋臼骨折愈合后才可考虑解除牵引。

10. 膝关节脱位的早期严重并发症是（　　）

A. 血管神经损伤　　B. 侧副韧带损伤　　C. 十字韧带损伤

D. 半月板损伤　　E. 胫骨棘骨折

【正确答案】A　　【易错答案】B

【答案分析】因膝关节内、外有坚强的韧带结构维护其稳定性，只有在遭受强大暴力而造成脱位时，才会并发韧带、半月板损伤，而且可能发生骨折乃至神经、血管的损伤。合并腘动脉损伤时，若诊治不当，则有导致下肢截肢的危险。

11. 膝关节脱位合并十字韧带断裂出现的阳性体征是（　　）

A. 研磨试验　　B. 侧向试验　　C. 抽屉试验

D. 旋转提拉试验　　E. "4"字试验

【正确答案】C　　【易错答案】B

【答案分析】本题主要考查膝关节的常用特殊检查法。

12. 下列关于膝关节解剖特点叙述错误的是（　　）

A. 结构欠稳定　　B. 关节囊坚强　　C. 关节内韧带坚固

D. 关节外韧带坚固　　E. 伸膝装置完善

【正确答案】A　　【易错答案】C

【答案分析】膝关节由股骨髁、胫骨平台和髌骨构成，为人体最大、结构最复杂的关节。其借助关节囊、内外侧副韧带、十字交叉韧带、半月板等连接和加固，周围有坚强的韧带和肌肉保护而保持稳定。

13. 膝关节脱位后侧向试验阳性常提示（　　）

A. 十字交叉韧带损伤　　B. 侧副韧带损伤　　C. 半月板损伤

D. 胫骨平台骨折　　E. 胫骨棘骨折

【正确答案】B　　【易错答案】A、C

【答案分析】本题可与骨科特殊检查中的膝关节检查结合回答。

14. 膝关节前脱位常并发的韧带损伤是（　　）

A. 内侧副韧带损伤　　B. 外侧副韧带损伤　　C. 后交叉韧带损伤

D. 前交叉韧带损伤　　E. 以上都不是

【正确答案】C　　【易错答案】A

【答案分析】膝关节前脱位多为关节强烈过伸所致。

15. 患者男性，5岁。左髋部疼痛、活动受限伴全身高热寒战半个月，关节腔穿刺抽出黄稠脓液，X线片示髋关节脱位，诊断为（　　）

A. 先天性脱位　　B. 习惯性脱位　　C. 混合型脱位

D. 外伤性脱位　　E. 病理性脱位

【正确答案】E　　【易错答案】A

【答案分析】本题主要考查髋关节脱位的分型，根据病因进行分类。

16. 患儿男性，1岁。无明显诱因致左下肢短缩、跛行，X线检查示髋关节脱位，其诊断为（　　）

A. 先天性脱位　　B. 习惯性脱位　　C. 混合型脱位

D. 外伤性脱位　　E. 病理性脱位

【正确答案】A　　【易错答案】B

【答案分析】本题主要考查髋关节脱位的不同临床分型。

17. 下列是髋关节后脱位整复方法的是（　　）

A. 拔伸屈肘法　　B. 屈髋拔伸法　　C. 杠杆支撑法

D. 椅背复位法　　E. 膝顶复位法

【正确答案】B　　【易错答案】C

【答案分析】本题主要考查髋关节脱位的整复方法，后脱位整复方法包括屈髋拔伸法、回旋法、俯卧下垂法。

18. 膝关节脱位复位后，将患肢固定的位置是屈曲（　　）

A. 20°~30°　　B. 30°~50°　　C. 90°

D. 100°~110°　　E. 170°~180°

【正确答案】A　　【易错答案】C

【答案分析】膝关节脱位复位后，加压包扎，用长腿夹板或石膏托固定膝关节屈曲 20°~30°位 6~8 周。禁止伸直位固定，以免加重血管、神经损伤。

19. 膝关节脱位复位后的固定时间是（　　）

A. 1 周　　B. 2 周　　C. 4~5 周

D. 5~6 周　　E. 6~8 周

【正确答案】E　　【易错答案】C

【答案分析】本题考查膝关节脱位整复后的固定。复位后膝关节加压包扎，用长腿夹板或石膏托固定膝关节屈曲 20°~30°位 6~8 周。

20. 跗跖关节脱位易导致（　　）血管损伤

A. 股动脉　　B. 足背动脉　　C. 腓动脉

D. 胫后动脉　　E. 腘动脉

【正确答案】B　　【易错答案】D

【答案分析】跗跖关节脱位多因急剧暴力引起，如高处坠下，前足着地，遭受暴力扭转，5 个跖骨可以整体向外、上或下方脱位，也可第 1 跖骨向内侧脱位，其余 4 个跖骨向外侧脱位。由于足背动脉终支，自第 1、2 跖骨间穿至足底，故在跗跖关节脱位时足背动脉易受损伤。

（二）多选题

1. 下列属于髋关节脱位出现的畸形是（　　）

A. 髋关节后脱位呈屈曲、内收、内旋畸形

B. 髋关节后脱位呈屈曲、内收、外旋畸形

C. 髋关节后脱位呈屈曲、外展、内旋畸形

D. 髋关节前脱位呈外展、外旋和轻度屈曲畸形

E. 髋关节前脱位呈伸直、外展、内旋畸形

【正确答案】AD　　【易错答案】B、E

【答案分析】本题主要考查各型髋关节脱位的特殊表现。前脱位呈屈曲、外展、外旋畸形，后脱位呈屈曲、内收、内旋畸形，中心形脱位畸形多不明显。

2. 临床上髋关节脱位根据股骨头所处位置可分为（　　）

A. 前脱位　　B. 后脱位　　C. 上脱位

D. 下脱位　　E. 中心性脱位

【正确答案】ABE　　【易错答案】C、D

【答案分析】本题主要考查髋关节脱位根据股骨头位置的分型。

3. 下列属于髋关节后脱位体征的是（　　）

A. 患肢呈屈曲、内收、外旋、缩短畸形

B. 患肢呈外展、外旋肌轻度屈曲畸形

C. 在髂前上棘及坐骨结节连线后上方可触及股骨头

D. 可在腹股沟处触及股骨头

E. 在做外展、外旋动作时呈弹性固定

【正确答案】CE　　【易错答案】A

【答案分析】本题主要考查髋关节后脱位的诊查要点。

4. 髋关节中心性脱位，患肢的位置是（　　）

A. 髋外展位　　B. 宽内收位　　C. 足内旋位

D. 足外旋位　　E. 足中立位

【正确答案】AE　　【易错答案】B、C

【答案分析】本题考查髋关节中心性脱位的治疗。

5. 髋关节后脱位可出现的并发症包括（　　）

A. 坐骨神经损伤　　B. 股骨颈骨折　　C. 股骨头骨折

D. 髋臼骨折　　E. 同侧股骨干骨折

【正确答案】ABCDE　　【易错答案】漏选 B、E

【答案分析】本题可根据髋关节后脱位的受伤机制进行回答。

6. 髌骨习惯性脱位的病因包括（　　）

A. 股骨外髁发育不良　　B. 膝外翻畸形　　C. 股内侧肌松弛

D. 膝外翻畸形截骨矫正术　　E. 股骨外髁垫高术

【正确答案】ABCDE　　【易错答案】漏选 B

【答案分析】由于股四头肌特别是内侧肌束松弛，髌骨较正常时小，股骨外髁低平，并有膝外翻畸形，髌腱的抵止部随着胫骨外翻而向外移位，使股四头肌及髌腱的作用力线不在一条直线上而向内成角。胫骨有外翻畸形时，亦可引起髌骨脱位。轻度外力，有时甚至屈伸膝关节即可诱发脱位。外伤性脱位后，股内侧肌撕裂未修补或修补不当，亦是习惯性脱位的发生因素之一。

7. 髋关节前脱位的整复手法包括（　　）

A. 屈髋拔伸法　　B. 持续牵引复位法　　C. 回旋法

D. 反回旋法　　E. 俯卧下垂法

【正确答案】AD　　【易错答案】B、C

【答案分析】本题主要考查髋关节脱位的手法整复。前脱位复位手法有屈髋拔伸法和反回旋法。

8. 下列出现肢体长度缩短的是（　　）

A. 肩关节前脱位　　B. 肘后脱位　　C. 髋关节前脱位

D. 髋关节中心性脱位　　E. 指间关节脱位

【正确答案】BDE　　【易错答案】C

【答案分析】肩关节前脱位肩峰至肱骨外上髁距离增长。肘后脱位与健侧比，前臂的掌侧明显缩短。髋关节后脱位呈屈曲、内收、内旋、短缩畸形；髋关节中心性脱位严重者可有短缩，指间关节脱位可见肢体短缩。

9. 下列出现肢体长度变长的是（　　）

A. 肘关节前脱位　　B. 肩关节前脱位　　C. 髋关节后脱位

D. 掌指关节脱位　　E. 髋关节前脱位

【正确答案】AB　　【易错答案】C

【答案分析】髋关节后脱位呈屈曲、内收、内旋、短缩畸形；髋关节前脱位呈屈曲、外展、外旋畸形，患肢很少短缩。肩关节前脱位肩峰至肱骨外上髁距离增长。肘关节前脱位与健侧对比，前臂掌侧较健肢明显变长。

10. 下列关于膝关节脱位说法正确的是（　　）

A. 不全脱位者，常可因自行复位而没有畸形

B. 完全脱位者，患膝明显畸形，下肢较健侧变长

C. 根据移位方向，可分前、后、内侧、外侧及旋转脱位，其中后脱位常见

D. 膝关节脱位的病因可分为直接暴力和间接暴力

E. 脱位整复后，固定于屈膝 90°位 2~3 周

【正确答案】AD　　【易错答案】B、C、E

【答案分析】膝关节完全脱位患者患膝明显畸形，下肢短缩。膝关节脱位中前脱位最为多见。脱位整复后用长腿夹板或石膏托固定膝关节屈曲 20°~30°位 6~8 周。

11. 膝关节脱位复位后应注意锻炼（　　）

A. 股四头肌　　B. 趾关节　　C. 膝关节

D. 踝关节　　E. 股二头肌

【正确答案】ABD　　【易错答案】C

【答案分析】膝关节脱位复位固定后，可做股四头肌舒缩及踝、趾关节屈伸。4~6 周后，可在夹板固定下，做扶双拐不负重步行锻炼，8 周后可解除外固定。

12. 膝关节脱位根据移位方向可分为（　　）

A. 前脱位　　B. 后脱位　　C. 旋转脱位

D. 内侧脱位　　E. 外侧脱位

【正确答案】ABCDE　　　　　　　【易错答案】漏选 C

【答案分析】膝关节脱位根据脱位后胫骨上端所处位置及暴力作用方向，可分为前脱位、后脱位、内侧脱位、外侧脱位和旋转脱位；根据股骨髁及胫骨髁完全分离或部分分离，可分为完全脱位和部分脱位。

（三）填空题

1. 髋关节中心性脱位常合并________骨折，宜采取________使脱出的股骨头逐渐复位。

【正确答案】髋臼、骨牵引

【答案分析】暴力从外侧作用于大转子外侧时，可传递到股骨头而冲击髋臼底部，引起臼底骨折。当暴力继续作用，股骨头可连同髋臼的骨折块一同向盆腔内移位，成为中心性脱位。其宜采取骨牵引使脱出的股骨头逐渐复位。

2. 髋关节中心性脱位复位后，牵引时间一般为________。

【正确答案】6~8 周

【答案分析】本题主要考查髋关节脱位复位后的固定，通常牵引 3~4 周，中心性脱位牵引 6~8 周。

3. 髋关节脱位时间超过________个月以后不宜再复位的患者，________是首先考虑的治疗方法。

【正确答案】6、截骨术

【答案分析】本题主要考查陈旧性髋关节脱位的手术治疗方法。

4. 习惯性髌骨脱位好发于________。

【正确答案】青少年女性

【答案分析】本题主要考查髌骨习惯性脱位的发病人群。

5. 跖跗关节脱位中，以________跖骨向内脱位，________跖骨向外、向背侧脱出较多见。

【正确答案】第 1、第 2~5

【答案分析】临床中以第 1 跖骨向内脱位，第 2~5 跖骨向外、向背脱出为多见，两者可同时发生或单独发生。

6. 回旋法适用于整复髋关节________，反回旋法适用于整复髋关节________。

【正确答案】后脱位、前脱位

【答案分析】本题主要考查髋关节脱位的整复方法以及前、后脱位的区分。

（四）名词解释

1. 回旋法

【正确答案】患者仰卧，助手以双手按压双侧髂前上棘固定骨盆，术者立于患侧，一手握住患肢踝部，另一手以肘窝提托腘窝部，在向上提拉的基础上，将大腿内收、内旋，髋关节极度屈曲，使膝部贴近腹壁，然后将患肢外展、外旋、伸直。在此过程中听到入臼声，复位即告成功。

2. 粘膝征

【正确答案】髋关节后脱位，患侧的膝部紧贴在健侧的大腿上，并呈弹性固定状态，称为粘膝征阳性。

（五）简答题

1. 简述髋关节脱位的整复方法。

【正确答案】髋关节后脱位的复位方法有屈髋拔伸法、回旋法、俯卧下垂法。髋关节前脱位的复位方法有屈髋拔伸法、反回旋法。中心性脱位的复位方法有拔伸扳拉法、持续牵引复位法。

2. 简述跗跖关节脱位的诊查要点。

【正确答案】①损伤后前足或足背部肿胀、疼痛、功能丧失。足部畸形呈弹性固定。②分离性脱位者，足呈外旋、外展畸形，足宽度增大，足弓塌陷。③开放性骨折脱位者软组织损伤严重，可有骨端外露或骨擦音。有血管损伤时，前足变冷、苍白或暗紫。④足部正、侧位X线片可明确脱位类型、跖骨移位方向及是否伴有骨折。

【答案分析】本题考查跗跖关节脱位的诊查，需结合病史、症状、体征及其影像学表现综合判断。

（六）论述题

1. 试述髋关节脱位的诊查要点。

【正确答案】髋关节后脱位的诊查要点：①明显外伤史。②患髋疼痛，患肢呈屈曲、内收、内旋及缩短的典型畸形。③大转子向后上移位，常于臀部触及隆起的股骨头。④髋关节主动活动丧失，被动活动时出现疼痛加重及保护性痉挛。⑤X线片示股骨头呈内旋、内收位，位于髋臼外上方，股骨颈内侧缘与闭孔上缘所连的弧线中断。

髋关节前脱位的诊查要点：①明显外伤史。②患肢呈外展、外旋和轻度屈曲的典型畸形，并较健侧长。③大转子亦突出，可位于髂前上棘与坐骨结节的连线之下。④在闭孔前可触到股骨头。⑤X线片可见股骨头在闭孔内或耻骨上支附近，股骨头呈极度外展、外旋位，小转子完全暴露。

髋关节中心性脱位的诊查要点：①髋部肿胀，畸形多不明显，但疼痛显著，下肢功能障碍。②脱位严重者，患肢可有短缩，大转子不易扪及，阔筋膜张肌及髂胫束松弛。③骨盆分离及挤压试验阳性，有纵轴叩击痛。④X线片示髋臼底部骨折及突向盆腔的股骨头，CT检查可明确髋臼骨折的具体情况。

【答案分析】本题主要考查髋关节脱位的诊查，各分型可结合记忆。

2. 试述髌骨脱位的手术适应证。

【正确答案】①外伤性脱位，有严重的股四头肌扩张部或股内侧肌撕裂及股四头肌腱、髌韧带断裂等，均应做手术修补。②习惯性脱位，则以矫正伸膝装置力线为主，如股内侧肌髌前移植术，胫骨结节髌腱附着部内移及内侧关节囊紧缩术，膝畸形者骨骺闭合后行截骨矫正术或股骨外髁垫高术。

【答案分析】本题主要考查髌骨脱位的手术治疗。

3. 试述髋关节后脱位与股骨颈骨折的鉴别。

【正确答案】见表3。

表3 髋关节后脱位与股骨颈骨折的鉴别

	髋关节后脱位	股骨颈骨折
发病人群	青壮年男性	老年人，女性较多
病因	车祸、坠伤、塌方等强大暴力作用或屈髋位自高处跳下、骑马跌倒等，足或膝着地	平地滑到，髋关节旋转内收，臀部着地
畸形	患肢呈现屈曲、内收、内旋及缩短的典型畸形	伤肢外旋、缩短，髋、膝关节轻度屈曲
体征	做外展、外旋运动时呈弹性固定，常于臀部触及股骨头	纵轴叩击痛，腹股沟附近有压痛
X线片	股骨头位于髋臼后上方	明确骨折部位、类型和移位情况

【答案分析】本题可从发病人群、病因、特殊表现及影像学检查结合判断。

（七）病案分析题

1. 患者朱某，男，26岁。因砸伤致右臀部疼痛，右下肢活动受限2小时就诊。患者自述2小时前弯腰站立工作时，墙体倒塌，砸至右侧腰臀部致右膝跪地，当即右臀部疼痛，右下肢活动受限。查体：右臀部皮肤多处擦伤，轻度肿胀，右臀部膨隆，患肢呈屈曲、内收、内旋、缩短畸形，右大转子上移，患肢较健侧短缩，伤侧膝部靠在对侧大腿上，患肢末端血运、感觉及足趾活动可。X线片示：右髋关节脱位，股骨头向后上方移位。

问题：患者的初步诊断。患者的初步治疗方案。

【正确答案】诊断：右髋关节后脱位。治疗：①手法复位：屈髋拔伸法（图12），即患者仰卧于木板床或铺于地面的木板上。助手以两手按压髂前上棘以固定骨盆。术者面向患者，弯腰站立，骑跨于患肢上，用双前臂、肘窝扣在患肢腘窝部，使其屈髋、屈膝各90°。先在内旋、内收位顺势拔伸，然后垂直向上拔伸牵引，使股骨头接近关节囊裂口，略将患肢旋转，促使股骨头滑入髋臼，当听到入臼声后，再将患肢伸直，即可复位。②固定：复位后，可采用皮肤牵引或骨牵引固定，患肢两侧置沙袋，防止内、外旋，牵引重量为5~7 kg，通常牵引3~4周。

【答案分析】患者为壮年男性，有明显外伤史，患肢呈屈曲、内收、内旋、缩短畸形，患肢较健侧短缩，右臀部膨隆、右大转子上移，结合X线片表现可诊断为髋关节后脱位。复位成功后，需注意其固定方法及固定时间。

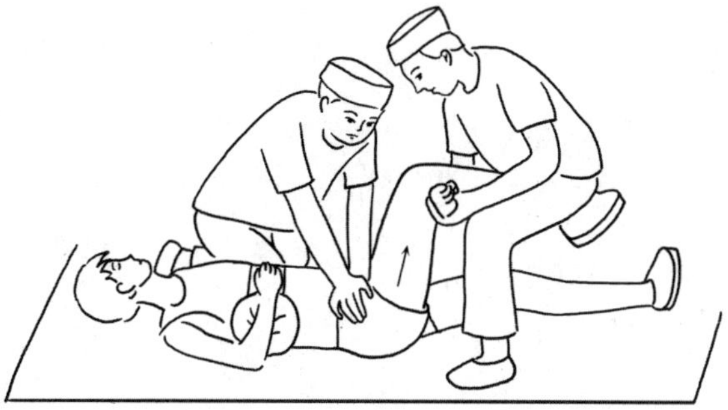

图12 髋关节后脱位屈髋拔伸法

2. 患者江某，男性，30 岁。因车祸致右髋关节疼痛，活动受限 2 小时就诊。患者自述 2 小时前坐于车内，髋关节外展、外旋，因车祸致身体前倾出现右髋部疼痛、活动受限。查体：右髋外展、外旋和轻度屈曲畸形，患肢较健侧长，腹股沟处可触及一圆形骨性物，右大腿前下方皮肤浅感觉减退，右大腿外侧肌力较左侧减弱，右膝反射减弱。

问题：患者可能的诊断及需补充的检查。初步治疗方案。

【正确答案】可能的诊断及补充检查：右髋关节前脱位伴股神经损伤，需结合右髋关节正侧位 X 线片及肌电图检查。治疗：①手法复位：屈髋拔伸法，即患者仰卧于床上，一助手将骨盆固定，另一助手将患肢微屈膝，并在髋外展、外旋位渐渐向上拔伸至屈髋 90°，术者双手环抱大腿根部，将大腿根部向后外方按压，可使股骨头回纳髋臼内。②固定：复位后可采用皮肤牵引或骨牵引固定，患肢两侧置沙袋防止内、外旋，牵引重量 5~7 kg，通常牵引 3~4 周。

【答案分析】患者有明显外伤史，右髋外展、外旋，轻度屈曲畸形，患肢较健侧长，腹股沟处可触及股骨头，可初步判断为右髋关节前脱位，可结合 X 线检查明确诊断；右大腿前下方皮肤浅感觉减退，右大腿外侧肌力较左侧减弱，右膝反射减弱，为周围神经股神经损伤。髋关节前脱位的整复手法有屈髋拔伸法、侧牵复位法、反回旋法。

第八章　筋伤

第一节　筋伤概论

◎ **重点** ◎

1. 筋伤的概念（各种暴力或慢性劳损等原因造成筋的损伤）

2. 筋伤的主要症状

3. 筋伤的常见并发症

◎ 难点 ◎

1. 筋伤的主要发病部位

2. 关节内游离体

3. 筋伤的常用治疗方法

精选习题

扫码获取
同步习题

（一）单选题

1. 筋伤初期的治疗原则是（　　）

A. 活血化瘀，行气止痛　B. 舒筋活血，和营止痛　C. 养血和络，补益肝肾

D. 祛风宣痹，强壮筋骨　E. 温经散寒，祛风止痛

【正确答案】A　【易错答案】B

【答案分析】筋伤的治疗应从整体着眼，初期治宜活血化瘀，行气止痛。

2. 下列不属于筋伤常见并发症的是（　　）

A. 神经损伤　B. 骨关节炎　C. 损伤性骨化

D. 关节内游离体　E. 缺血性肌挛缩

【正确答案】E　【易错答案】B

【答案分析】本题主要考查筋伤的常见并发症：小骨片撕脱、神经损伤、损伤性骨化、关节内游离体、骨关节炎。

3. 下列可以应用于筋伤初期及中期的外用药物是（　　）

A. 四黄散　B. 清营退肿膏　C. 宝珍膏

D. 三色敷药　　E. 万应膏

【正确答案】D　　【易错答案】B

【答案分析】筋伤初期及中期宜消瘀退肿、理气止痛，常用药膏有消瘀止痛膏、三色敷药、定痛散等。

4. 直接暴力打击或跌仆撞击、重物挤压等作用于人体，引起该处皮下、筋膜、肌肉、肌腱等组织损伤，属于（　　）

A. 扭伤　　B. 挫伤　　C. 碾挫伤

D. 筋撕裂　　E. 筋断裂

【正确答案】B　　【易错答案】C

【答案分析】本题主要考查根据不同暴力形式筋伤的分型，主要包括扭伤、挫伤、碾挫伤。挫伤系指直接暴力打击或跌仆撞击、重物挤压等作用于人体，引起该处皮肤、皮下组织、筋膜、肌肉、肌腱等组织损伤。挫伤症状以直接受损部位皮下或深部组织损伤为主，轻则局部血肿、瘀斑，重则肌肉、肌腱断裂，关节错位或神经、血管严重损伤。

5. 关节内游离体多见于（　　）

A. 肩关节　　B. 肘关节　　C. 腕关节

D. 膝关节　　E. 踝关节

【正确答案】D　　【易错答案】C

【答案分析】关节内游离体指关节内的软骨损伤，软骨脱落、钙化而形成游离体，常随关节的屈伸活动而发生位置的改变，亦称“关节鼠”，多见于膝关节。

（二）多选题

1. 急性筋伤的鉴别包括（　　）

A. 骨痨　　B. 风湿肿痛　　C. 骨肿瘤

D. 湿热流住　　E. 退行性疾病

【正确答案】BD　　【易错答案】C、E

【答案分析】急性筋伤需与风湿肿痛、湿热流住等相鉴别。风湿肿痛多无明显的外伤史，局部红肿而无青紫，全身发热等；湿热流住则有较重的全身症状，如发热、汗出而热不解、神疲纳呆等。

2. 扭伤的好发部位是（　　）

A. 关节部位　　B. 关节周围组织　　C. 骨干周围组织

D. 胸壁部　　E. 腹壁组织

【正确答案】AB　　【易错答案】C

【答案分析】扭伤指间接暴力使肢体和关节突然发生超出正常生理范围的活动，外力远离损伤部位，发病却在关节周围，其关节及关节周围的筋膜、肌肉、肌腱、韧带、软骨盘等过度扭曲、牵拉，引起损伤、撕裂、断裂或错位。

3. 广义的筋包括（ ）

A. 关节囊　　B. 关节　　C. 关节软骨盘

D. 肌腱　　E. 筋膜

【正确答案】ACDE　　【易错答案】B

【答案分析】广义的筋主要是指皮肤、皮下组织、筋膜、肌肉、肌腱、韧带、关节囊、滑液囊、关节软骨盘、椎间盘、腱鞘等软组织。

4. 筋伤的主要临床症状是（ ）

A. 畸形　　B. 异常活动　　C. 疼痛

D. 瘀肿　　E. 功能障碍

【正确答案】CDE　　【易错答案】漏选 E

【答案分析】筋伤的主要症状是疼痛、瘀肿和功能障碍，可与骨折、脱位的特征区别记忆。

5. 下列不适宜用理筋手法的是（ ）

A. 骨恶性肿瘤　　B. 妊娠期妇女　　C. 骨髓炎

D. 骨结核　　E. 脊髓损伤

【正确答案】ABCDE　　【易错答案】漏选

【答案分析】手法禁忌用于诊断尚不明确的急性脊柱损伤伴有脊髓症状患者，急性筋伤局部肿胀严重的患者，有严重心、脑、肺疾患的患者，有出血倾向的血液病患者，可疑或已明确诊断有骨关节、软组织肿瘤的患者，骨关节感染性疾病（骨髓炎、骨结核等）的患者，妊娠期妇女，传染性皮肤病及精神病不能合作的患者等。

（三）填空题

1. 扭伤多发生于________，导致挫伤的暴力形式主要是________。

【正确答案】关节周围、直接暴力

【答案分析】扭伤指间接暴力使肢体和关节突然发生超出正常生理范围的活动，外力远离损伤部位，发病却在关节周围，其关节及关节周围的筋膜、肌肉、肌腱、韧带、软骨盘等过度扭曲、牵拉，引起损伤、撕裂、断裂或错位。挫伤多为直接暴力打击或跌仆撞击、重物挤压等作用于人体。

2. 筋伤的主要症状是________、________、________。

【正确答案】疼痛、瘀肿、功能障碍

【答案分析】本题主要考查筋伤的表现。筋伤的主要症状是疼痛、瘀肿和功能障碍。

3. 筋伤并发损伤性骨化常见于________，关节内游离体的好发部位是________。

【正确答案】肘关节、膝关节

【答案分析】损伤性骨化多因关节部严重的扭挫伤，损伤了关节附近的骨膜，软组织内血肿与骨膜下血肿互相沟通所致，多见于肘关节。关节内游离体指关节内的软骨损伤，软骨脱落、钙化而形成游离体，常随关节的伸屈活动而发生位置的改变，亦称“关节鼠”，多发生于膝关节。

（四）名词解释

1. 筋伤

【正确答案】各种暴力或慢性劳损等原因所造成筋的损伤，统称为筋伤。筋的范围比较广泛，主要是指皮肤、皮下组织、筋膜、肌肉、肌腱、韧带、关节囊、滑液囊、关节软骨盘、椎间盘、腱鞘等软组织。

【答案分析】筋伤的概念需包括致病因素、筋的范围。

2. 关节内游离体

【正确答案】关节内游离体指关节内的软骨损伤，软骨脱落、钙化而形成游离体，常随关节的屈伸活动而发生位置的改变，亦称"关节鼠"，多见于膝关节。

【答案分析】关节内游离体需注意其损伤的部位。

（五）简答题

简述筋伤的常见并发症。

【正确答案】筋伤除了可以产生局部症状外，在早期或晚期常会引起各种并发症，包括小骨片撕脱、神经损伤、损伤性骨化、关节内游离体、骨关节炎等。

【答案分析】本题可与骨折、脱位的常见并发症鉴别记忆。

第二节　颈部筋伤

◎ 重点 ◎

1. 颈椎病的概念及其临床分型
2. 各型颈椎病的临床诊查要点

◎ 难点 ◎

1. 神经根型颈椎病的病理基础及诊查要点
2. 颈椎病的常用治疗方法
3. 落枕的压痛点位置

精选习题

扫码获取同步习题

（一）单选题

1. 下列以疼痛为特点的颈椎病是（　　）

A. 神经根型颈椎病　　B. 交感神经型颈椎病　　C. 脊髓型颈椎病
D. 椎动脉型颈椎病　　E. 混合型颈椎病

【正确答案】A　　【易错答案】E

【答案分析】本题主要考查颈椎病的临床分型及其主要特点。神经根型颈椎病以颈部局限性疼痛为主。

2. 颈椎病的药物治疗原则是（　　）

A. 祛风通络止痛　　B. 补肝肾，祛风寒，活络止痛

C. 滋补肝肾，强筋壮骨　　D. 补气养血

E. 化痰祛湿，散瘀通络

【正确答案】B　　【易错答案】D

【答案分析】中药治疗颈椎病宜补肝肾、祛风寒、活络止痛。

3. 造成椎动脉受压和刺激引起脑供血不足的病理变化是（　　）

A. 颈椎间盘退化　　B. 钩椎关节增生　　C. 颈部项韧带肥厚钙化

D. 椎间孔变窄　　E. 椎体后缘骨赘形成

【正确答案】B　　【易错答案】D

【答案分析】椎动脉第 2 段通过颈椎横突孔，在椎体旁走行。当钩椎关节增生时，可对椎动脉造成挤压和刺激，引起脑供血不足，产生头晕、头痛等症状。

4. 下列不是落枕病因的是（　　）

A. 睡眠时枕头过高　　B. 睡眠时枕头过低　　C. 睡眠时头颈过度旋转

D. 睡眠时颈部遭受暴力打击　　E. 睡眠姿势不良

【正确答案】D　　【易错答案】B

【答案分析】落枕多因睡眠姿势不良，头颈过度偏转，或睡眠时枕头过高、过低或过硬，使局部肌肉处于长时间紧张状态，持续牵拉而发生静力性损伤引起。另外颈背部遭受风寒侵袭也是常见因素。

5. 头颈旋转时引起眩晕发作常见于（　　）

A. 椎动脉型颈椎病　　B. 颈型颈椎病　　C. 神经根型颈椎病

D. 脊髓型颈椎病　　E. 交感神经型颈椎病

【正确答案】A　　【易错答案】B

【易错答案】本题考查各型颈椎病的临床特点。椎动脉型颈椎病，头颈旋转时引起眩晕发作是其最大特点。

6. 下列不能导致颈椎病受压并产生症状的组织是（　　）

A. 椎动脉　　B. 脊髓　　C. 神经根

D. 交感神经　　E. 项韧带

【正确答案】D　　【易错答案】A

【答案分析】本题可结合各型颈椎病的病理基础回答。

7. 瘫痪型颈椎病受压并引起症状的组织是（　　）

A. 椎动脉　B. 脊髓　C. 神经根
D. 交感神经　E. 肌肉
【正确答案】B　【易错答案】C
【答案分析】瘫痪型颈椎病（脊髓型颈椎病）主要是突出的椎间盘、骨赘、后纵韧带钙化及黄韧带肥厚，造成椎管狭窄及脊髓受压所致。

8. 脊髓型颈椎病的典型症状是（　　）
A. 肩臂疼痛　B. 眩晕　C. 颈部疼痛
D. 猝倒　E. 步态不稳
【正确答案】E　【易错答案】D
【答案分析】本题主要考查各型颈椎病的特点。

9. 下列不宜使用手法治疗的颈椎病类型是（　　）
A. 神经根型　B. 交感神经型　C. 脊髓型
D. 椎动脉型　E. 混合型
【正确答案】C　【易错答案】A
【答案分析】脊髓型颈椎病因脊髓受压所致，禁用理筋手法，以免发生危险。

10. 落枕查体时可见压痛点位于（　　）
A. 骶棘肌　B. 背阔肌　C. 斜方肌
D. 冈上肌　E. 竖脊肌
【正确答案】C　【易错答案】D
【答案分析】落枕患者颈项部肌肉痉挛压痛，触及条索状硬结，斜方肌及大小菱形肌部位亦常有压痛。

11. 治疗颈椎病，枕颌布带牵引法的牵引重量为（　　）
A. 2~5kg　B. 4~6kg　C. 6~8kg
D. 15kg　E. 20kg 左右
【正确答案】C　【易错答案】B
【答案分析】颈椎病牵引疗法常用枕颌布带牵引法，牵引重量可逐渐增大至6~8kg，隔日或每日1次，每次30分钟。

12. 神经根型颈椎病，患者拇指、食指感觉减退提示病变在（　　）
A. $C_3 \sim C_4$　B. $C_4 \sim C_5$　C. $C_5 \sim C_6$
D. $C_6 \sim C_7$　E. $C_7 \sim T_1$
【正确答案】C　【易错答案】B
【答案分析】本题主要考查颈椎神经根支配区。

13. 各型颈椎病中，发病率较高的是（　　）

A. 神经根型　　B. 脊髓型　　C. 椎动脉型

D. 交感神经型　　E. 混合型

【正确答案】A　　【易错答案】E

【答案分析】神经根型颈椎病也称为痹痛型颈椎病，是各型中发病率最高、临床最为多见的一种。

14. 下列各型颈椎病中，诊断困难的是（　　）

A. 交感神经型　　B. 神经根型　　C. 脊髓型

D. 椎动脉型　　E. 混合型

【正确答案】A　　【易错答案】E

【答案分析】单纯交感神经型颈椎病诊断较为困难，应注意与冠状动脉供血不全、神经官能症等鉴别。

（二）多选题

1. 下列可用于神经根型颈椎病检查的是（　　）

A. 旋颈诱发试验　　B. 颈椎间孔挤压试验　　C. 臂丛神经牵拉试验

D. 叩击试验　　E. 屈腕试验

【正确答案】BC　　【易错答案】A

【答案分析】神经根型颈椎病臂丛神经牵拉试验阳性，颈椎间孔挤压试验阳性。

2. 下列是颈椎病病理基础的是（　　）

A. 颈椎骨质增生　　B. 黄韧带肥厚变性　　C. 椎间孔变窄

D. 颈项韧带钙化　　E. 颈椎间盘退化

【正确答案】ABCDE　　【易错答案】漏选 D

【答案分析】本题可结合颈椎病概念回答。

3. 颈椎病受压并可引起临床症状的组织是（　　）

A. 颈部肌肉　　B. 颈神经根　　C. 颈部脊髓

D. 椎动脉　　E. 交感神经

【正确答案】BCDE　　【易错答案】A

【答案分析】本题可根据各型颈椎病的病理基础回答。

4. 椎动脉型颈椎病的临床表现包括（　　）

A. 猝倒　　B. 眩晕　　C. 头痛

D. 走路不稳　　E. 食管梗阻

【正确答案】ABC　　【易错答案】D

【答案分析】本题可结合椎动脉型颈椎病的诊查回答。

5. 枕颌布带牵引法用于颈椎病治疗的作用是（　　）

A. 缓解肌肉痉挛　　B. 扩大椎间隙　　C. 扩大椎管

D. 畅通气血　　E. 减轻压迫刺激症状

【正确答案】ABDE　　【易错答案】C

【答案分析】枕颌布带牵引法可缓解肌肉痉挛，扩大椎间隙，气血流畅，减轻压迫刺激症状。

6. 落枕的主要临床表现是（　　）

A. 晨起突感颈项疼痛　　B. 颈部活动受限　　C. 颈部肌肉痉挛

D. 头颈部歪斜　　E. 颈项部肌肉可触及条索状改变

【正确答案】ABCDE　　【易错答案】漏选 C

【答案分析】本题主要考查落枕的诊查要点。

7. 可造成颈椎管狭窄，导致脊髓型颈椎病的原因包括（　　）

A. 突出的椎间盘　　B. 颈椎椎体后缘增生的骨赘

C. 颈椎椎体前缘增生的骨刺　　D. 后纵韧带钙化

E. 黄韧带肥厚

【正确答案】ABDE　　【易错答案】漏选 B

【答案分析】本题考查颈椎病的病理基础。

8. 导致神经根型颈椎病的病理基础是（　　）

A. 髓核的突出　　B. 椎体后缘骨赘形成　　C. 后纵韧带肥厚

D. 小关节的骨质增生　　E. 椎动脉受压

【正确答案】ABCD　　【易错答案】E

【答案分析】神经根症状的产生是由于颈部韧带肥厚钙化、颈椎间盘退变、骨质增生等病变，使椎间孔变窄、脊神经根受到压迫或刺激，即逐渐出现各种症状。

（三）填空题

1. 颈椎病的常见分型包括________、________、________、________、________。

【正确答案】颈型、脊髓型、神经根型、椎动脉型、交感神经型

【答案分析】本题主要考查颈椎病的临床分型，包括颈型、脊髓型、神经根型、椎动脉型、交感神经型。

2. 临床上最常见的颈椎病分型是________，又称为________。

【正确答案】神经根型、痹痛型

【答案分析】神经根型颈椎病也称为痹痛型颈椎病，是各型中发病率最高、临床最为多见的一种。

3. 颈椎病的临床症状主要是________、________、________和椎动脉等组织受压所引起的。

【正确答案】脊髓、神经根、交感神经

【答案分析】本题可结合颈椎病的概念、病理基础回答。

4. 椎动脉型颈椎病头痛部位主要在________、________。

【正确答案】单侧颈枕部、枕顶部

【答案分析】椎动脉型颈椎病主要症见单侧颈枕部或枕顶部发作性头痛，视力减弱，耳鸣、听力下降，眩晕，可见猝倒发作。

5. 神经根型颈椎病临床常用的特殊检查为________、________。

【正确答案】颈椎间孔挤压试验、臂丛神经牵拉试验

【答案分析】本题可与骨科常用特殊检查方法结合。

（四）名词解释

颈椎病

【正确答案】颈椎病是指颈椎骨质增生、颈项韧带钙化、颈椎间盘退行性改变等，刺激或压迫颈部神经、脊髓、血管等组织而产生的一系列症状和体征的综合征。

【答案分析】颈椎病的概念需包含其病理改变、受压组织等。

（五）论述题

1. 试述脊髓型颈椎病的诊查要点。

【正确答案】①症状：缓慢进行性双下肢麻木、发冷、疼痛，走路欠灵、无力，打软腿、易绊倒，不能跨越障碍物。休息时症状缓解，紧张、劳累时加重，时缓时剧，逐步加重。晚期双下肢或四肢瘫痪，二便失禁或尿潴留。②体征：颈部活动受限不明显，双侧脊髓传导束的感觉与运动障碍，即受压脊髓节段以下感觉障碍，肌张力增高，腱反射亢进，锥体束征阳性。③影像学检查：X线摄片检查显示颈椎生理曲度改变，病变椎间隙狭窄，椎体后缘唇样骨赘，椎间孔变小。CT检查可见颈椎间盘变性，颈椎增生，椎管前后径缩小，脊髓受压等改变。MRI检查可显示受压节段脊髓信号有改变，脊髓受压呈波浪样压迹。

【答案分析】脊髓型颈椎病的诊查需要结合临床表现、查体、影像学检查，可将其与其余各型颈椎病结合回答。

2. 试述椎动脉型颈椎病的诊查要点。

【正确答案】①症状：主要症见单侧颈枕部或枕顶部发作性头痛，视力减弱，耳鸣、听力下降，眩晕，可见猝倒发作。②体征：常因头部活动到某一位置时诱发或加重，头颈旋转时引起眩晕发作是本病的最大特点。③影像学检查：椎动脉血流检测及椎动脉造影检查可协助诊断，辨别椎动脉是否正常，有无压迫、迂曲、变细或阻滞。X线摄片检查可显示椎节不稳及钩椎关节侧方增生。

【答案分析】注意椎动脉型颈椎病的特殊症状。

（六）病案分析题

1. 患者张某，女，52岁。因颈项部疼痛，伴右上肢疼痛麻木1周就诊。患者自述1周前因

受凉致颈项部疼痛，连及右肩部，向右上肢放射疼痛，手指麻木。查体：右手握力下降，颈后伸时症状加重，颈部活动受限。X线片示：钩椎关节明显增生，椎间隙变窄，椎间孔变小。

问题：为明确诊断，需做何特殊检查；患者的初步诊断；制定初步外治法治疗。

【正确答案】需做颈椎间孔挤压试验、臂丛神经牵拉试验。诊断：神经根型颈椎病。常用外治法：①理筋手法：先在颈部用点压、拿捏、弹拨、㨰法、按摩等舒筋活血、通络止痛的手法，放松紧张痉挛的肌肉，然后用旋扳法，最后用放松手法，缓解治疗手法引起的疼痛不适感。②牵引治疗：用枕颌布带牵引法，即患者取坐位或仰卧位牵引，牵引姿势以头部略向前倾为宜，牵引重量可逐渐增大到6~8 kg，隔日或每日1次，每次30分钟。③练功疗法：做颈项前屈后伸、左右侧屈、左右旋转及前伸后缩等活动锻炼。

【答案分析】患者颈项部疼痛并向右上肢放射，伴有麻木，颈部后伸时症状加重，X线片示椎间隙变窄、椎间孔变小，可诊断为神经根型颈椎病。结合骨科常用特殊检查方法可进一步明确诊断。颈椎病的治疗一般以手法为主，配合药物、牵引、练功等治疗。

2. 患者赵某，女，43岁。主诉颈及右上肢疼痛5天就诊。患者5天前加班整理账目劳累出现颈部疼痛，颈后伸时加重，痛引右肩、臂至手部，伴右手尺侧麻木。查体：颈部生理曲度消失，活动受限。C_5~C_6、C_6~C_7棘突间及右侧压痛，压头试验阳性，右侧神经根牵拉试验阳性。右肱二头肌腱反射减弱，舌质暗红，苔薄白，脉弦。颈椎X线片示：颈椎曲度变直，C_5~C_6、C_6~C_7椎间隙变窄，C_6、C_7椎体后缘增生，C_5~C_6、C_6~C_7椎间孔变小。

问题：患者的诊断及病因病机分析；治法及方药。

【正确答案】诊断：神经根型颈椎病。病因病机简析：长期低头伏案工作，颈部劳损，局部气血运行不畅，经脉不通，不通则痛，故见局部疼痛及肢体放射痛，血不荣肌肤、筋脉则见麻木、无力。舌暗红、苔薄白、脉弦均为瘀血阻络之象。

治法：颈椎病的治疗以手法治疗为主，配合药物、牵引、练功等治疗。①应用颈肩部及上肢轻柔的理筋手法。②枕颌布带牵引法：牵引重量2~5 kg，每日1次，每次30分钟。③药物治疗治：以益气活血、化瘀通络为主，方药选桃红四物汤加减。

第三节　肩部筋伤

◎ 重点 ◎

1. 肩关节周围炎的诊查要点
2. 冈上肌腱炎的诊查要点

◎ 难点 ◎

1. 肩关节周围炎的鉴别及常用治疗方法
2. 冈上肌腱炎的特殊检查

精选习题

扫码获取
同步习题

（一）单选题

1. 冈上肌腱断裂时，（　　）活动受限

A. 外展　　B. 内收　　C. 外旋

D. 内旋　　E. 前屈

【正确答案】A　　【易错答案】E

【答案分析】冈上肌腱断裂时，冈上肌肌力消失，无力外展上臂。

2. 肩关节周围炎可出现的阳性体征是（　　）

A. 直尺试验阳性　　B. 搭肩试验阳性　　C. 疼痛弧试验阳性

D. 臂丛神经牵拉试验阳性　　E. 肩外展试验阳性

【正确答案】E　　【易错答案】C

【答案分析】肩外展试验阳性及肩外展功能受限，继续被动活动时，肩部随之高耸，多见于肩关节周围炎。

3. 肩关节周围炎的好发年龄是（　　）

A. 20 岁　　B. 20~30 岁　　C. 30~40 岁

D. 50 岁左右　　E. 30 岁以上

【正确答案】D　　【易错答案】E

【答案分析】本题主要考查肩关节周围炎的发病好发年龄。其因多发于 50 岁左右患者，故又称“五十肩”。

4. 肩关节周围炎可见（　　）肌肉萎缩

A. 大圆肌　　B. 小圆肌　　C. 胸大肌

D. 三角肌　　E. 胸小肌

【正确答案】D　　【易错答案】C

【答案分析】肩关节周围炎患者，检查可见肩部肿胀不明显，肩前、后、外侧均可有压痛，病程长者可见肩臂肌肉萎缩，尤以三角肌为明显。

5. 肩关节周围炎导致肩关节活动受限最明显的动作是（　　）

A. 外展　　B. 内收　　C. 前屈

D. 后伸　　E. 内旋

【正确答案】A　　【易错答案】E

【答案分析】肩关节周围炎可导致肩关节外展、外旋受限。

6. 肩关节外展至（　　）时，可导致冈上肌腱受到喙突肩峰韧带及肩峰的挤压和摩擦形成劳损

A. 30°　　B. 45°　　C. 90°

D. 110°　　E. 120°

【正确答案】C　　【易错答案】B

【答案分析】当肩关节外展至90°时，肩峰下滑囊完全缩进肩峰下面，冈上肌腱必然受到喙突肩峰韧带和肩峰的挤压、摩擦，日久形成劳损。

7. 冈上肌腱炎的疼痛弧出现在肩关节外展（　　）

A. 0°～30°　　B. 30°～60°　　C. 60°～90°

D. 60°～120°　　E. 120°以上

【正确答案】D　　【易错答案】C

【答案分析】"疼痛弧"是冈上肌腱炎的特征，出现在肩关节外展60°～120°范围（图13）。

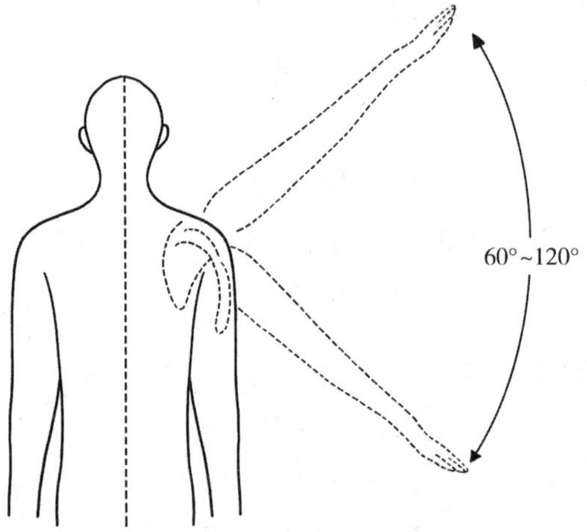

图13　"疼痛弧"试验

8. 外伤后冈上肌肌力消失，无力外展上臂，帮助上肢外展至60°以上就能自动抬举上臂，可诊断为（　　）

A. 肩关节周围炎　　B. 冈上肌腱炎　　C. 肱骨外科颈骨折

D. 冈上肌腱断裂　　E. 颈椎病

【正确答案】D　　【易错答案】B

【答案分析】冈上肌腱断裂时，冈上肌肌力消失，无力外展上臂，被动外展患肢60°以上后，就能自动抬举上臂。

9. 肩关节周围炎的一般病程为（　　）

A. 1个月　　B. 3个月　　C. 6个月

D. 1年　　E. 3年

【正确答案】D　　【易错答案】C

【答案分析】肩关节周围炎病程较长，一般在1年以内，长者可达2年左右。

10. 患者肩部疼痛，肩关节外展连带肩胛骨，且外展受限，可考虑为（　　）

A. 颈椎病　　B. 肩部扭挫伤　　C. 肩关节周围炎

D. 冈上肌腱炎　　E. 以上都不是

【正确答案】C　　【易错答案】A、D

【答案分析】本题考查肩关节周围炎的诊查要点。

（二）多选题

1. 冈上肌腱断裂后可表现为（　　）

A. 骨擦音　　B. 弹性固定　　C. 疼痛

D. 手指麻木　　E. 无力外展上臂

【正确答案】CE　　【易错答案】D

【答案分析】冈上肌腱断裂时，冈上肌肌力消失，无力外展上臂，被动外展患肢 60° 以上后，就能自动抬举上臂。

2. 肩关节周围炎的中药内治法是（　　）

A. 补气血　　B. 益肝肾　　C. 养脾胃

D. 温经络　　E. 祛风湿

【正确答案】ABDE　　【易错答案】漏选 E

【答案分析】肩关节周围炎治宜补气血、益肝肾、温经络、祛风湿为主，内服独活寄生汤或三痹汤等。

3. 肩关节周围炎的主要表现是（　　）

A. 肩部疼痛以夜间为甚　　B. 肩关节活动受限　　C. 肩外展试验阳性

D. 搭肩试验阳性　　E. 三角肌萎缩

【正确答案】ABCE　　【易错答案】漏选 A

【答案分析】本题主要考查肩关节周围炎的诊查要点。

4. 肩关节周围炎的练功方法是（　　）

A. 内外运旋　　B. 叉手托上　　C. 手拉滑车

D. 手指爬墙　　E. 飞燕点水

【正确答案】ABCD　　【易错答案】E

【答案分析】本题主要考查肩关节周围炎的练功方法。

5. 肩关节周围炎的临床分期是（　　）

A. 急性瘀血期　　B. 急性疼痛期　　C. 粘连僵硬期

D. 粘连肿胀期　　E. 缓解恢复期

【正确答案】BCE　　【易错答案】A、D

【答案分析】肩关节周围炎根据不同病理过程和病情情况可分为急性疼痛期、粘连僵硬期、缓解恢复期。

6. 肩关节周围炎的别称包括（　　）

A. 五十肩　　B. 漏肩风　　C. 露肩风

D. 肩凝风　　E. 肩凝症

【正确答案】ABCDE　　　　【易错答案】漏选 C

【答案分析】本题考查肩关节周围炎的其他称谓。肩关节周围炎病名较多，因睡眠时肩部受凉引起的称“漏肩风”或“露肩风”；因肩部活动明显受限，形同冻结而称“冻结肩”；因该病多发于 50 岁左右患者，又称“五十肩”。此外，还称“肩凝风”“肩凝症”等。

（三）填空题

1. 冈上肌的作用是________。

【正确答案】协同肩关节外展

【答案分析】可根据冈上肌腱断裂的表现回答。

2. 疼痛弧试验阳性是指上臂外展________至________时出现肩部疼痛。

【正确答案】60°、120°

【答案分析】疼痛弧指患肩外展未到 60° 时疼痛较轻，被动外展到 60° 至 120° 范围时，疼痛较重，当上举超过 120° 时，疼痛又减轻。

（四）名词解释

1. 肩关节周围炎

【正确答案】肩关节周围炎是一种以肩痛、肩关节活动障碍为主要特征的筋伤。

【答案分析】肩关节周围炎需注意其主要特征。

2. 肩外展试验阳性

【正确答案】肩外展试验阳性指肩外展功能受限，继续被动活动时，肩部随之高耸，此时一手触摸住肩胛骨下角，一手将患肩继续外展时，可感到肩胛骨随之向外上转动，说明肩关节已有粘连。

【答案分析】注意肩外展时肩部的特点。

（五）简答题

简述肩关节周围炎与神经根型颈椎病的鉴别。

【正确答案】见表 4。

表 4　肩关节周围炎与神经根型颈椎病的鉴别

	肩关节周围炎	神经根型颈椎病
疼痛特点	无颈部疼痛、活动障碍，肩臂部疼痛，肩臂部压痛明显	颈部、肩臂部疼痛，颈部活动障碍，肩关节活动可，无肩臂部压痛
疼痛部位	肩臂部疼痛与神经走行无关	肩臂部疼痛与颈脊神经根分布区相一致
X 线检查	多为阴性	可见椎体增生、钩椎关节增生、椎间隙变窄、椎间孔变小

【答案分析】肩关节周围炎与神经根型颈椎病可根据其疼痛特点、疼痛性质及影像学表现进行鉴别记忆。

（六）论述题

1. 试述肩关节周围炎与肱骨外科颈骨折的鉴别。

【正确答案】见表5。

表5 肩关节周围炎与肱骨外科颈骨折的鉴别

	肱骨外科颈骨折	肩关节周围炎
发病年龄	老年人多见	50岁左右
发病情况	有明显的外伤史，发病急	多为慢性发病，可继发于外伤后
症状与体征	肩部肿胀、瘀斑，肱骨外科颈部有环周压痛与纵轴叩击痛，可出现骨擦音和异常活动	肩部疼痛，夜间尤甚，肿胀不明显，活动受限，可见肩臂肌肉萎缩
X线检查	可见肱骨外科颈骨折征象	病程日久，可见肱骨骨质疏松

【答案分析】肱骨外科颈骨折与肩关节周围炎可结合其发病特点及特殊体征鉴别，影像学检查可进一步明确诊断。

2. 试述肩关节周围炎的临床诊查要点。

【正确答案】①多见于中老年人，多数患者呈慢性起病，少数有外伤史。初期肩周微有疼痛，常不引起注意。1~2周后，疼痛逐渐加重，肩部酸痛，夜间尤甚，肩关节外展、外旋活动开始受限，逐步发展成肩关节活动广泛受限。外伤诱发者，外伤后肩关节外展功能迟迟不能恢复，且肩周疼痛持续不愈，甚至加重。②检查肩部肿胀不明显，肩前、后、外侧均可有压痛，病程长者可见肩臂肌肉萎缩，尤以三角肌为明显。肩外展试验阳性，即肩外展功能受限，继续被动外展时，肩部随之高耸，此时一手触摸住肩胛骨下角，一手将患肩继续外展时，可感到肩胛骨随之向外上转动，这说明肩关节已有粘连。重者外展、外旋、后伸等各方向功能活动均受到严重限制。③X线检查多属阴性，有时可见骨质疏松、冈上肌腱钙化或大结节处有密度增高的阴影。

【答案分析】肩关节周围炎可通过其起病过程、临床表现、查体以及影像学检查进行诊查。

3. 试述如何区分肩关节周围炎与冈上肌腱炎。

【正确答案】相同点：均可表现为肩部疼痛、肩关节活动障碍。

不同点：见表6。

表6 肩关节周围炎与冈上肌腱炎的鉴别

	肩关节周围炎	冈上肌腱炎
压痛	肩周围有广泛的压痛点	肱骨大结节或肩峰下压痛
查体	肩外展试验阳性，即肩外展功能受限，继续被动外展时，肩部随之高耸，此时一手触摸住肩胛骨下角，一手将患肩继续外展时，可感到肩胛骨随之向外上转动	“疼痛弧”试验阳性，即患肩外展未到60°时疼痛较轻，被动外展到60°至120°范围时，疼痛较重，当上举超过120°时，疼痛又减轻
X线检查	多属阴性	可见局部有钙化影

（七）病案分析题

患者孙某，男，52 岁。因右肩部疼痛进行性加重，伴右肩部活动受限 1 个月就诊。患者自述 1 个月前因肩部受凉致肩部疼痛，未行治疗，1 周以来患肩疼痛逐渐加重，夜间尤甚，肩关节外展、外旋受限。查体：肩部肿胀不明显，肩前、后、外侧均有压痛。X 线检查未见明显异常。

问题：患者的诊断；初步治疗方法。

【正确答案】诊断：右肩关节周围炎。治疗：包括理筋手法、药物治疗、练功活动。①理筋手法：患者端坐位、侧卧位或仰卧位，术者主要先运用㨰法、揉法、拿捏法作用于肩前、肩后和肩外侧，用右手拇、食、中三指对握三角肌束，做垂直于肌纤维走行方向的拨法，再拨动痛点附近的冈上肌、胸肌以充分放松肌肉；然后术者左手扶住肩部，右手握患手，做牵拉、抖动和旋转活动；最后帮助患肢做外展、内收、前屈、后伸等动作，解除肌腱粘连，帮助功能活动恢复。②药物治疗：内服药以补气血、益肝肾、温经络、祛风湿为主，内服独活寄生汤或三痹汤；外用药可用海桐皮汤热敷熏洗，外贴伤湿止痛膏。③练功活动：内外运旋、叉手托上、手拉滑车、手指爬墙等。

【答案分析】患者中年男性，慢性起病，肩部疼痛，外展、外旋受限，肩前、后、外侧均有压痛，依据肩关节周围炎诊查要点可诊断为肩关节周围炎。治疗上可以将药物治疗与理筋手法、练功活动相结合。

第四节　肘部筋伤

◎ **重点** ◎

肱骨外上髁炎的诊查要点

◎ **难点** ◎

腕伸肌紧张试验、密耳（Mill）征

精选习题

扫码获取
同步习题

（一）单选题

1. 前臂伸肌腱牵拉试验阳性见于（　　）

A. 肱骨外上髁炎　　B. 桡骨茎突腱鞘炎　　C. 肱骨内上髁炎

D. 腕管综合征　　E. 桡侧伸腕肌腱周围炎

【正确答案】A　　【易错答案】E

【答案分析】前臂伸肌腱牵拉试验阳性，见于肱骨外上髁炎。

2. 肘部扭挫伤导致肘部血肿，后期可出现（　　）

A. 创伤性关节炎　　B. 肱骨头坏死　　C. 关节内游离体

D. 骨化性肌炎　　E. 网球肘

【正确答案】D　　【易错答案】A

【答案分析】骨化性肌炎是关节脱位、关节邻近骨折及严重关节扭伤后，由于骨膜剥离后，骨膜下血肿与软组织血肿相连。

3. 肱骨外上髁炎又称为（　　）

A. 高尔夫球肘　　B. 台球肘　　C. 矿工肘

D. 篮球肘　　E. 网球肘

【正确答案】E　　【易错答案】C

【答案分析】肱骨外上髁炎常见于网球、羽毛球运动员，家庭主妇、砖瓦工、木工等长期反复用力做肘部活动者，也易患此病。

4. 肱骨外上髁炎可见阳性体征的是（　　）

A. 压头试验　　B. 屈腕试验　　C. 叩击试验

D. 腕伸肌紧张试验　　E. 搭肩试验

【正确答案】D　　【易错答案】B

【答案分析】本题考查肱骨外上髁炎的特殊检查。

5. 肱骨外上髁炎做（　　）可引起患处疼痛

A. 抗阻力伸腕　　B. 抗阻力屈腕　　C. 前臂旋后动作

D. 前臂旋前动作　　E. 屈肘动作

【正确答案】D　　【易错答案】A

【答案分析】本题可根据肱骨外上髁炎的临床表现回答。

6. 肘内侧肿痛、压痛、抗阻力屈腕时疼痛明显加重，可考虑为（　　）

A. 肘部扭挫伤　　B. 肱骨外上髁炎　　C. 桡侧伸腕肌腱周围炎

D. 肱骨内上髁炎　　E. 鹰嘴滑膜炎

【正确答案】D　　【易错答案】B

【答案分析】本题可根据患者肘部疼痛部位进行回答。

7. 患者跌仆滑倒、手掌撑地后肘关节处于屈曲位，呈弥漫性肿胀、疼痛、肘关节活动受限，可考虑为（　　）

A. 肱骨外上髁炎　　B. 肘关节扭挫伤　　C. 颈椎病

D. 桡侧腕伸肌腱周围炎　　E. 颈部扭挫伤

【正确答案】B　　【易错答案】A

【答案分析】本题考查肘关节扭挫伤的诊查要点。

（二）多选题

1. 肘关节扭挫伤，损伤的软组织包括（　　）

A. 关节囊　　B. 侧副韧带　　C. 关节软骨

D. 环状韧带　　E. 肌腱

【正确答案】ABDE　　【易错答案】C

【答案分析】肘关节的稳定性主要靠关节囊和韧带的约束，而侧副韧带又有防止肘关节侧移的作用，所以肘关节扭挫伤常可损伤侧副韧带、环状韧带、关节囊和肌腱。

2. 以下属于滑车关节的是（　　）

A. 肘关节　　B. 踝关节　　C. 髋关节

D. 肩关节　　E. 椎间关节

【正确答案】AB　　【易错答案】D

【答案分析】滑车关节，关节头呈滑车状，关节窝正中生有矢状方向的嵴，与关节头的沟相对应。肘关节、踝关节属于此型。

3. 肱骨外上髁炎的临床表现包括（　　）

A. 肘外侧疼痛　　B. 肘外侧压痛　　C.Mill 征阳性

D. 屈腕试验阳性　　E. 热敷肘部疼痛减轻

【正确答案】ABC　　【易错答案】D

【答案分析】本题可根据肱骨外上髁炎的诊查要点回答。

4. 以下属于肱骨外上髁炎特征的是（　　）

A. 起病急　　B. 起病缓慢　　C. 抗阻力屈腕时疼痛明显

D. 拧毛巾时疼痛加重　　E. 肘关节活动明显受限

【正确答案】BD　　【易错答案】C、E

【答案分析】本题考查肱骨外上髁炎的诊查要点。

5. 肱骨外上髁炎的别称有（　　）

A. 网球肘　　B. 弹响指　　C. 肱骨外髁骨膜炎

D. 肱桡关节滑囊炎　　E. 肱骨外上髁综合征

【正确答案】ACDE　　【易错答案】B

【答案分析】肱骨外上髁炎亦称肱桡关节滑囊炎、肱骨外髁骨膜炎、肱骨外上髁综合征，因网球运动员较常见，故又称网球肘。

6. 肘关节扭挫伤的治疗应包括（　　）

A. 初期治宜散瘀消肿

B. 后期治宜消肿和络

C. 以固定、练功为主，配合药物、手法治疗

D. 初期外敷三色敷药

E. 初期患者肘置于伸直位固定

【正确答案】ABCD　　【易错答案】E

【答案分析】本题考查肘关节扭挫伤的治疗。

（三）填空题

1. 肱骨外上髁炎的压痛点在________、________。

【正确答案】肱骨外上髁、肱桡关节间隙处

【答案分析】肱骨外上髁炎在肱骨外上髁及肱桡关节间隙处有明显的压痛点。

2. 肘关节扭挫伤的压痛点在________和________附着部。

【正确答案】肘关节的内后方、内侧副韧带

【答案分析】肘关节扭挫伤压痛点往往在肘关节的内后方和内侧副韧带附着部。

3. 前臂的旋转功能由________和________关节完成，________使上尺桡关节稳定。

【正确答案】上尺桡关节、下尺桡关节、环状韧带

【答案分析】本题考查前臂的功能及其解剖构成。

（四）名词解释

密耳（Mill）征

【正确答案】将患侧肘伸直，腕部屈曲，做前臂旋前动作时，外上髁处出现疼痛为密耳（Mill）征阳性。

【答案分析】注意检查时的动作及其临床意义。

（五）论述题

试述肱骨外上髁炎的临床诊查要点。

【正确答案】① 起病缓慢，初起时在劳累或做某一动作时偶感肘外侧酸胀疼痛，日久逐渐加重，疼痛甚至向前臂及上臂放散，影响肢体活动。做拧毛巾、扫地、端壶倒水等动作时疼痛加剧，前臂无力，甚至持物落地。②肱骨外上髁及肱桡关节间隙处有明显的压痛点，Mill 征阳性（将患侧肘伸直，腕部屈曲，做前臂旋前动作时，外上髁处出现疼痛）。③ X 线摄片检查多属阴性，偶见肱骨外上髁处骨质密度增高的钙化阴影或骨膜肥厚影像。

【答案分析】根据临床表现、查体以及影像学检查回答。

（六）病案分析题

患者许某，女，56 岁，家庭妇女。近日做家务时出现右肘外侧疼痛，拧毛巾时加重，前臂无力，甚至持物落地。肘部无红肿，肱骨外上髁压痛明显。Mill 征阳性。

问题：患者的诊断；治疗方法。

【正确答案】诊断：右肱骨外上髁炎。治疗：以手法治疗为主，配合药物、理疗、针灸、针刀和封闭疗法等治疗。①理筋手法：用肘部弹拨法、分筋法、屈伸法、顶推法等。②药物治疗：治宜养血荣筋、舒筋活络，内服活血汤、舒筋汤等，外用药外敷定痛膏或用海桐皮汤熏洗。③物理疗法：可采用超短波、磁疗、蜡疗、光疗、离子透入疗法等，以减轻疼痛，促进炎症吸收。④针灸治疗：以痛点及周围取穴，隔日 1 次。或用梅花针叩打患处，再加拔火罐，3~4 天 1 次。⑤针刀疗法：局部麻醉后患侧伸肘位，术者左手拇指在桡骨粗隆处将肱桡肌拨向外侧，将针刀

沿肱桡肌内侧缘刺入，直达肱桡关节滑囊和骨面，做切开剥离 2~3 针刀即可出针，无菌纱布覆盖针孔后患肘屈伸数次。⑥封闭疗法：用 1% 利多卡因 2ml 加醋酸泼尼松龙 12.5mg 做痛点封闭，每周 1 次，连续 3 次。

【答案分析】患者中年女性，右肘外侧疼痛，肱骨外上髁压痛，Mill 征阳性，根据诊查要点可诊断为肱骨外上髁炎。肱骨外上髁炎的常用外治法包括物理疗法、针灸治疗、针刀疗法、封闭疗法等。

第五节　腕部筋伤

◎ 重点 ◎

1. 腕三角软骨的生理功能
2. 腕管综合征的诊查要点

◎ 难点 ◎

1. 腕三角软骨的解剖特点
2. 腕三角软骨损伤的固定位置
3. 腱鞘囊肿的好发部位
4. 桡骨茎突狭窄性腱鞘炎的诊查要点
5. 腕管综合征的特殊检查

精选习题

扫码获取同步习题

（一）单选题

1. 腕管综合征受压的神经是（　　）

A. 正中神经　　B. 桡神经　　C. 尺神经
D. 臂丛神经　　E. 皮神经

【正确答案】A　　【易错答案】B

【答案分析】腕管综合征是由于正中神经在腕管中受压，而引起的以手指麻痛乏力为主的症候群。

2. 桡侧腕伸肌腱周围炎的发病部位是（　　）

A. 前臂背桡侧中上 1/3 处　　B. 前臂背桡侧中下 1/3 处　　C. 腕部背桡侧
D. 前臂上端背桡侧　　E. 手背桡侧

【正确答案】B　　【易错答案】A

【答案分析】桡侧腕伸肌腱周围炎是由于腕部伸屈活动的劳损，引起桡侧伸腕肌周围腱膜、筋膜炎症改变，以腕桡侧部疼痛、乏力，在前臂桡背侧下 1/3 处的桡侧腕屈肌腱肿胀疼痛明显，做腕关节的伸展活动时疼痛加剧。

3. 腕三角软骨损伤可出现的阳性体征是（　　）

A. 抗阻力屈腕试验阳性　B. 叩击试验阳性　C. 握拳试验阳性

D. 腕三角软骨挤压试验阳性　E. 屈腕压迫试验阳性

【正确答案】D　【易错答案】C

【答案分析】腕三角软骨挤压试验阳性，即将腕关节尺偏，并做纵向挤压，可引起局部的疼痛。

4. 以下对桡骨茎突狭窄性腱鞘炎诊断有意义的是（　　）

A. 叩击试验　B. 压头试验　C. 握拳试验

D. 屈腕压迫试验　E. 直尺试验

【正确答案】C　【易错答案】A

【答案分析】握拳试验阳性，即将患者拇指尽量屈曲握于掌心，同时将腕关节尺偏，可引起桡骨茎突患处剧痛。

5. 以下属于桡骨茎突腱鞘内肌腱的是（　　）

A. 桡侧腕屈肌腱　B. 拇长屈肌腱　C. 拇短伸肌腱

D. 伸指总肌腱　E. 外展拇短肌腱

【正确答案】C　【易错答案】B

【答案分析】桡骨茎突腱鞘为拇长展肌腱和拇短伸肌腱的共同腱鞘。

6. 以下对腕管综合征诊断有临床意义的是（　　）

A. 屈腕压迫试验　B. 前臂伸肌腱牵拉试验　C. 压头试验

D. 握拳试验　E. 搭肩试验

【正确答案】A　【易错答案】D

【答案分析】屈腕压迫试验，即掌屈腕关节的同时压迫正中神经 1 分钟，患指症状明显加重者为阳性，多见于腕管综合征。

7. 病程较长的腕管综合征患者易出现萎缩的肌肉是（　　）

A. 大鱼际肌　B. 小鱼际肌　C. 骨间肌

D. 蚓状肌　E. 拇外展肌

【正确答案】A　【易错答案】C

【答案分析】腕管综合征病程长者大鱼际萎缩，患指感觉减退，出汗减少，皮肤干燥脱屑。

8. 腕三角软骨能限制前臂活动的方向是（　　）

A. 过度屈曲　B. 过度伸直　C. 过度尺偏

D. 过度旋转　E. 无限制

【正确答案】D　【易错答案】A

【答案分析】腕三角软骨横隔于桡腕关节与尺桡远侧关节之间，将此两关节腔完全隔开，具有稳定尺桡远侧关节、增加关节滑动和缓冲的作用，以及限制前臂过度旋转的功能。

9. 腕三角软骨损伤的暴力形式是（　　）

A. 尺偏暴力　B. 桡偏暴力　C. 屈曲暴力

D. 扭转暴力　E. 伸直暴力

【正确答案】D　【易错答案】C

【答案分析】当腕关节遭受突然的过度扭转外力时或长期劳损，可引起腕三角软骨损伤或破裂。

10. 急性腕三角软骨损伤应将腕关节固定于（　　）

A. 尺偏位　B. 功能位　C. 桡偏位

D. 背伸位　E. 掌屈位

【正确答案】B　【易错答案】D

【答案分析】腕三角软骨损伤将腕关节固定于功能位 4~6 周。

11. 腱鞘囊肿的好发部位是（　　）

A. 腕背部　B. 腕掌部　C. 足背部

D. 肘部　E. 前臂

【正确答案】A　【易错答案】B

【答案分析】腱鞘囊肿最常见于腕背部，手舟骨及月骨的背侧，拇长伸肌腱及指伸肌腱之间，还可见于踝关节背部和腘窝部。

12. 桡骨茎突狭窄性腱鞘炎检查时将拇指尽量屈曲于掌心，同时（　　）可引起患处剧痛

A. 腕关节背伸　B. 腕关节掌屈　C. 腕关节桡偏

D. 腕关节尺倾　E. 前臂旋转

【正确答案】D　【易错答案】C

【答案分析】本题考查桡骨茎突狭窄性腱鞘炎的特殊检查之握拳试验，即将患者拇指尽量屈曲握于掌心，同时将腕关节尺偏，可引起桡骨茎突患处剧痛。

13. 下列古时称为“筋节”的疾病是（　　）

A. 腱鞘囊肿　B. 桡骨茎突狭窄性腱鞘炎　C. 腕三角软骨损伤

D. 桡侧伸腕肌腱周围炎　E. 腕管综合征

【正确答案】A　【易错答案】B

【答案分析】腱鞘囊肿，古称“腕筋结”“腕筋瘤”“筋聚”“筋结”等。

14. 患者手指麻痛、乏力，屈腕压迫试验（+），可考虑为（　　）

A. 腱鞘囊肿　B. 腕管综合征　C. 桡骨茎突狭窄性腱鞘炎

D. 腕三角软骨损伤　E. 桡侧伸腕肌腱周围炎

【正确答案】B　【易错答案】E

【答案分析】本题主要考查腕管综合征的临床诊查。

（二）多选题

1. 以下属于腕管综合征表现的是（ ）

A. 桡侧 3 个半手指麻木疼痛　B. 小指麻木疼痛　C. 大鱼际肌萎缩

D. 屈腕压迫试验阳性　E. 伸腕无力

【正确答案】ACD　【易错答案】E

【答案分析】本题主要考查腕管综合征的诊查要点。

2. 桡侧腕伸肌腱周围炎的病因包括（ ）

A. 肌腱通过骨纤维隧道　B. 局部肌腱无腱鞘　C. 手腕部外来暴力

D. 腕伸肌活动频繁　E. 肌腱底部有骨突摩擦

【正确答案】BD　【易错答案】A、E

【答案分析】本题主要考查桡侧腕伸肌腱周围炎的病理基础。

3. 下列可见于腕管综合征的是（ ）

A. 叩击试验阳性　B. 屈腕压迫试验阳性　C. 大鱼际肌萎缩

D. 小鱼际肌萎缩　E. 握拳试验阳性

【正确答案】ABC　【易错答案】D、E

【答案分析】本题主要考查腕管综合征的诊查要点。桡骨茎突狭窄性腱鞘炎可见握拳试验阳性。

4. 腕管中通过的肌腱和神经有（ ）

A. 正中神经　B. 尺神经　C. 桡神经

D. 拇长屈肌腱　E. 指伸屈肌腱、指浅屈肌腱

【正确答案】ADE　【易错答案】B、C

【答案分析】腕管中有正中神经、拇长屈肌腱和 4 个手指的指深屈肌腱、指浅屈肌腱。正中神经居于浅层，处于肌腱与腕横韧带之间。

5. 腕管综合征的主要病理改变是（ ）

A. 腕横韧带增厚　B. 腕管内容积减小

C. 正中神经与肌腱发生摩擦　D. 正中神经自身炎症

E. 正中神经与尺桡骨发生摩擦

【正确答案】AB　【易错答案】C、D

【答案分析】腕部的创伤，如桡骨远端骨折、腕骨骨折脱位、腕部扭挫伤、腕部慢性损伤，或腕管内有腱鞘囊肿、脂肪瘤等原因，致腕管内容积减少。由于腕管内腔缩小，指屈肌腱和正中神经与腕横韧带来回摩擦，而引起肌腱、肌腱周围组织及滑膜水肿、肿胀、增厚，使管腔内压力增高，压迫正中神经，发生腕管综合征。

6. 桡骨茎突狭窄性腱鞘炎的临床表现包括（ ）

A. 腕部桡侧疼痛　　B. 桡骨茎突处压痛　　C. 屈腕压迫试验阳性
D. 鼻烟窝处疼痛　　E. 提壶倒水时疼痛加重
【正确答案】ABE　　【易错答案】漏选 E
【答案分析】本题可结合桡骨茎突狭窄性腱鞘炎的诊查回答。

7. 腱鞘囊肿可发生于（　　）
A. 腕背部　　B. 踝前　　C. 腘窝
D. 小腿　　E. 足底
【正确答案】ABC　　【易错答案】D
【答案分析】腱鞘囊肿最常见于腕背部，还可见于踝关节背部和腘窝部。

（三）填空题

1. 桡骨茎突狭窄性腱鞘炎的压痛点在________和________之间。
【正确答案】桡骨茎突、第 1 掌骨基底部
【答案分析】桡骨茎突狭窄性腱鞘炎患者桡骨茎突处有隆起，或可有结节，在桡骨茎突及第 1 掌骨基底部之间有压痛。

2. 腕管综合征常用的特殊检查有________、________。
【正确答案】屈腕压迫试验、叩击试验
【答案分析】本题可结合腕管综合征的诊查要点回答。

3. 腕三角软骨基底边附着于________远端关节面的尺切迹边缘，软骨尖端附着于________基底部，具有限制前臂过度________等功能。
【正确答案】桡骨、尺骨茎突、旋转
【答案分析】腕三角软骨为纤维软骨组织，略呈三角形，其基底边附着于桡骨远端关节面的尺切迹边缘，软骨尖端附着于尺骨茎突基底部。

4. 桡骨茎突部由________肌腱和________肌腱通过的共同腱鞘。
【正确答案】拇长展、拇短伸
【答案分析】本题主要考查桡骨茎突腱鞘的组成。桡骨茎突腱鞘为拇长展肌腱和拇短伸肌腱的共同腱鞘。

（四）名词解释

1. 腕管综合征
【正确答案】腕管综合征是由于正中神经在腕管中受压，而引起的以手指麻痛乏力为主的症候群。
【答案分析】腕管综合征的概念需包含受压神经及所引发的临床表现。

2. 腕三角软骨

【正确答案】腕三角软骨为纤维软骨组织，略呈三角形，其基底边附着于桡骨远端关节面的

尺切迹边缘，软骨尖端附着于尺骨茎突基底部。

【答案分析】本题需包含腕三角软骨的形状及其附着点。

（五）简答题

1. 简述腕三角软骨挤压试验的操作。

【正确答案】将腕关节尺偏，并做纵向挤压，可引起局部的疼痛。做较快的伸屈旋转动作时可发出弹响声，即为腕三角软骨挤压试验阳性。

【答案分析】需注意腕关节的位置及其阳性体征。

2. 简述桡骨茎突狭窄性腱鞘炎的发病基础。

【正确答案】桡骨茎突腱鞘为拇长展肌腱和拇短伸肌腱的共同腱鞘。在日常的劳作中，拇指的对掌和伸屈动作较多，使拇指的外展肌和伸肌不断收缩，以致该部位发生无菌性炎症，造成狭窄性腱鞘炎。

（六）论述题

试述腕管综合征的诊查要点。

【正确答案】腕管综合征主要表现为正中神经受压后，引起腕以下正中神经支配区域内的感觉、运动功能障碍。①患者桡侧 3 个半手指麻木、刺痛或烧灼样痛、肿胀感。患手握力减弱，拇指外展、对掌无力，握物、端物时偶有突然失手的情况。夜间、晨起或劳累后症状加重，活动或甩手后症状可减轻。②寒冷季节患指可有发冷、发绀等改变。③病程长者大鱼际萎缩，患指感觉减退，出汗减少，皮肤干燥脱屑。④屈腕压迫试验，即掌屈腕关节的同时压迫正中神经 1 分钟，患指症状明显加重者为阳性。叩击试验，即叩击腕横韧带之正中神经处，患指症状明显加重者为阳性。⑤肌电图检查可见大鱼际出现神经变性，可协助诊断。

【答案分析】腕管综合征需结合病史、症状、特殊检查及辅助检查等综合判断。

（七）病案分析题

1. 患者孙某，女，60 岁，退休教师。患者自述 2 个月前不慎摔倒，手掌着地致腕部受伤，X 线片示右桡骨远端骨折，经手法复位、管形石膏固定治疗。现患者右手桡侧 3 个半手指麻木、刺痛，呈烧灼样痛，患手乏力，腕部屈曲稍久即致症状加重。复查 X 线片示右桡骨远端骨折线模糊。

问题：患者的诊断；制定初步治疗。

【正确答案】诊断：右腕管综合征。治疗：①理筋手法：先在外关、阳溪、鱼际、合谷、劳宫及痛点等穴位处，施以按压、揉摩手法；然后将患手在轻度拔伸下，缓缓旋转、屈伸腕关节数次；再将术者左手握于患手腕上，右手拇、食指捏住患手拇、食、中、无名指远节，向远心端迅速拔伸，以发生弹响为佳。②药物治疗：治宜祛风通络，内服大活络丹，外贴宝珍膏或万应膏，并用八仙逍遥汤或海桐皮汤熏洗。③针灸治疗：取阳溪、外关、合谷、劳宫等穴。④练功活动：

练习手指、腕关节的屈伸及前臂的旋转活动，防止失用性肌萎缩和粘连。⑤手术治疗：对于症状严重的患者，经治疗无效时，可考虑切开腕横韧带以缓解压迫。

【答案分析】本题需与腕管综合征的临床诊查要点相结合，同时其治疗以手法治疗为主，配合练功、药物、针灸治疗，必要时行手术治疗。

2. 患者赵某，男，56 岁，木刻艺术家。患者自述近 1 周来在雕刻作品时出现右腕侧疼痛，用力时加重，甚至提热水瓶倒水动作无法完成。查体：右腕部无红肿，桡骨茎突与第 1 掌骨基底部之间压痛明显；将患者患手的拇指屈曲握于掌心，同时将腕关节被动尺偏，可引发桡骨茎突部疼痛。

问题：患者的诊断；拟定外治方案。

【正确答案】诊断：右桡骨茎突狭窄性腱鞘炎。治疗：①理筋手法：患者正坐，术者一手托住患手，另一手于腕部桡侧疼痛处及其周围做上下来回地按摩、揉捏；然后按压手三里、阳溪、合谷等穴，并弹拨肌腱 4~5 次；再用左手固定患肢前臂，右手握住患手，在轻度拔伸下缓缓旋转及伸屈腕关节；最后用右手拇、食二指捏住患手拇指末节，向远心端拉伸，起舒筋解粘、疏通狭窄的作用，结束前再按摩患处 1 次。每日或隔日 1 次。②针灸治疗：取阳溪为主穴，配合谷、曲池、手三里、列缺、外关等，得气后留针 15 分钟，隔日 1 次。③针刀疗法：针刀刀口线和桡动脉平行，在鞘内纵行疏剥，病情严重者，亦可刺穿腱鞘使刀口接触骨面，刀身倾斜，将腱鞘从骨面上剥离铲起，出针，针孔按压至不出血为止。注意勿伤桡动脉和神经支。④腱鞘松解术：以上方法治疗未见效果者，可在局麻下纵行切开腕背韧带和腱鞘（不缝合），解除对肌腱的卡压，缝合皮肤切口。有时拇长展肌与拇短伸肌腱各有一个腱鞘，此种解剖变异，术中应探查清楚。

【答案分析】本题主要考查桡骨茎突狭窄性腱鞘炎的诊查及治疗。患者中年男性，右腕侧疼痛，桡骨茎突与第 1 掌骨基底部之间压痛明显，握拳试验阳性，可考虑为桡骨茎突狭窄性腱鞘炎。桡骨茎突狭窄性腱鞘炎以手法治疗为主，配合针灸、针刀、药物等疗法，必要时行松解术。

第六节　手指筋伤

◎ 重点 ◎

1. 指伸、指屈肌腱断裂的诊查要点
2. 指屈肌腱腱鞘炎的诊查要点

◎ 难点 ◎

1. 指伸、指屈肌腱断裂的特殊体征
2. 指屈肌腱腱鞘炎的针刀治疗要点

精选习题

扫码获取
同步习题

（一）单选题

1. 固定患指中节，远侧指间关节屈曲功能障碍，提示（　　）

A. 指浅屈肌腱断裂　B. 指深屈肌腱断裂　C. 指深、浅屈肌腱均断裂
D. 指伸肌腱断裂　E. 指伸、指屈肌腱均断裂

【正确答案】B　【易错答案】A

【答案分析】指深屈肌腱断裂时，指深屈肌试验阳性，固定患指中节，远侧指间关节不能屈曲。

2. “锤状指”带有小骨片撕脱时，固定的位置是（　　）

A. 近侧指间关节过伸，远侧指间关节屈曲位
B. 近侧指间关节屈曲，远侧指间关节过伸位
C. 近、远侧指间关节均屈曲位
D. 近、远侧指间关节均过伸位
E. 手指休息位

【正确答案】B　【易错答案】A

【答案分析】指伸肌腱在远侧指间关节平面断裂时，末节手指下垂屈曲畸形，不能主动伸直，临床上又称之为“锤状指”。其治疗可将患指近侧指骨间关节尽量屈曲，远侧指骨间关节过伸位固定 4~6 周。

3. 指间关节不稳定，有侧向异常活动，可考虑（　　）

A. 侧副韧带断裂　B. 指伸肌腱断裂　C. 指深屈肌腱断裂
D. 指浅屈肌腱断裂　E. 蚓状肌断裂

【正确答案】A　【易错答案】E

【答案分析】本题主要考查指间关节扭挫伤的临床诊查，可结合韧带的生理功能回答。

4. 指屈肌腱腱鞘炎的好发部位是（　　）

A. 拇指　B. 食指　C. 中指
D. 无名指　E. 小指

【正确答案】A　【易错答案】B

【答案分析】指屈肌腱腱鞘炎好发于拇指。

5. 指屈肌腱腱鞘炎尤以（　　）症状为重

A. 晨起时　B. 早饭后　C. 中餐前
D. 午休后　E. 夜间

【正确答案】A　【易错答案】E

【答案分析】指屈肌腱腱鞘炎以晨起、劳动后和用凉水后症状较重，活动或热敷后症状减轻。

6. 指伸肌腱末端断裂后，手指可能出现的畸形是（　　）

A. 扳机指　　B. 锤状指　　C. 鹅颈指

D. 过伸畸形　　E. 弹响指

【正确答案】B　　【易错答案】A

【答案分析】指伸肌腱在远侧指间关节平面断裂时，末节手指下垂屈曲畸形，不能主动伸直，临床上又称之为“锤状指”。

7. 掌指关节不能伸直，指间关节仍可伸直，可考虑为（　　）

A. 指伸肌腱的中央束断裂　　B. 指伸肌腱在掌指关节近侧断裂

C. 指深屈肌腱断裂　　D. 指浅屈肌腱断裂

E. 指浅、指深屈肌腱均断裂

【正确答案】B　　【易错答案】C

【答案分析】本题主要考查肌腱断裂位置的判断。指伸肌腱在掌指关节近侧断裂时，掌指关节不能伸直，而指间关节因蚓状肌及骨间肌牵拉仍可伸直。

8. 指屈肌腱腱鞘炎发病之前多有手部（　　）

A. 急性外伤史　　B. 受凉史　　C. 慢性劳损史

D. 废用史　　E. 手术史

【正确答案】C　　【易错答案】B

【答案分析】本题主要考查指屈肌腱腱鞘炎的发病原因。

9. 扳机指指的是（　　）

A. 指屈肌腱腱鞘炎　　B. 指深屈肌腱断裂　　C. 指浅屈肌腱断裂

D. 指间关节扭挫伤　　E. 指伸肌腱断裂

【正确答案】A　　【易错答案】B

【答案分析】指屈肌腱腱鞘炎又称“弹响指”“扳机指”，好发于拇指。

10. 闭合性手指远节伸肌腱全断者，术后远侧指关节固定于（　　）

A. 伸直位　　B. 过伸位　　C. 外展位

D. 内收位　　E. 屈曲位

【正确答案】B　　【易错答案】A

【答案分析】本题考查指伸、指屈肌腱断裂后的固定。

（二）多选题

1. 指伸肌腱在掌指关节近侧端断裂时，指间关节因（　　）牵拉仍可伸直

A. 骨间肌　　B. 指深屈肌腱　　C. 指浅屈肌腱

D. 蚓状肌　　E. 指深肌腱中央束

【正确答案】AD　　【易错答案】B、E

【答案分析】指伸肌腱在掌指关节近侧断裂时，掌指关节不能伸直，而指间关节因蚓状肌及骨间肌牵拉仍可伸直。

2. 以下关于指伸肌腱的描述错误的是（　　）

A. 抵止于中节指骨的基底部

B. 是构成腱帽的主要结构

C. 其在远端指间关节水平面断裂时，形成扳机指

D. 其断裂时，常将其止点所附着的骨骼撕脱

E. 在掌指关节近侧断裂时，指间关节不能伸直

【正确答案】ACE　　【易错答案】D

【答案分析】指伸肌腱抵止于末节指骨的基底部背面，该肌腱在近侧指间关节的背面分成中央束和两侧束，并有骨间肌和蚓状肌的肌腱加入侧束，形成腱帽。指深屈肌腱抵止于末节指骨基底部之掌侧面，指浅屈肌腱抵止于中节指骨干的掌侧面。

3. 指屈肌腱腱鞘炎的临床表现有（　　）

A. 患指屈伸困难　　B. 手指强力屈伸有弹响　　C. 压痛点在掌骨头掌面

D. 活动后症状减轻　　E. 屈腕压迫试验阳性

【正确答案】ABC　　【易错答案】E

【答案分析】本题可结合指屈肌腱腱鞘炎的诊查要点回答。

4. 针刀治疗指屈肌腱腱鞘炎时应注意（　　）

A. 平行方向刺入结节部　　B. 沿肌腱走行方向做上下挑刺

C. 不要向两侧偏斜　　D. 创口小者可不缝合

E. 弹响消失，手指活动正常者，表示已切开腱鞘

【正确答案】ABCD　　【易错答案】漏选 D

【答案分析】本题主要考查指屈肌腱腱鞘炎的针刀治疗。

5. 以下属于指间关节扭挫伤特征的是（　　）

A. 多见于中老年　　B. 多见于青壮年　　C. 多发生于手指伸直位

D. 多发生于近侧指间关节　　E. 受伤后手指强直于屈曲位

【正确答案】BC　　【易错答案】D

【答案分析】指间关节扭挫伤多见于青壮年，手指在伸直位最易受伤。指间关节扭挫伤可发生于各手指的远、近侧指间关节，以远侧较多见。受伤后，指间关节迅速肿胀、剧烈疼痛，强直于几乎伸直位置，严重者手指不能伸屈，病程往往较长。检查患指关节有明显压痛，做被动侧向活动时疼痛加重。

6. 指屈肌腱腱鞘炎又可称为（　　）

A. 弹响指　　B. 锤状指　　C. 扳机指

D. 鹅颈指　　E. 并指

【正确答案】AC　　　　　　　　【易错答案】B、D

【答案分析】指屈肌腱腱鞘炎又称"弹响指""扳机指"。锤状指见于末节指骨基底背侧骨折、指伸肌腱在远侧指间关节平面断裂。类风湿关节炎可发生手指鹅颈畸形。

（三）填空题

1. 指屈肌腱腱鞘炎的临床症状以________或________较重。

【正确答案】晨起、劳动后

【答案分析】本题考查指屈肌腱腱鞘炎的症状特点。

2. 指屈肌腱腱鞘炎的压痛点多在________的掌侧面，并可触及________。

【正确答案】掌骨头、结节

【答案分析】本题考查指屈肌腱腱鞘炎的临床诊查。

（四）简答题

1. 简述指屈肌腱腱鞘炎的诊查。

【正确答案】①初起为患指不能伸屈，用力伸屈时疼痛，并出现弹跳动作，以晨起、劳动后和用凉水后症状较重，活动或热敷后症状减轻。②在掌骨头的掌侧面明显压痛，并可触到米粒大的结节。压住此结节，再嘱患者做充分的屈伸活动时，有明显疼痛，并感到弹响由此发出。③由于伸屈受限，给工作和生活带来不便，严重者患指屈曲后不能自行伸直，需健手帮助伸直。

2. 简述指屈肌腱损伤的检查方法。

【正确答案】指深屈肌腱断裂时，指深屈肌试验阳性，固定患指中节，远侧指间关节不能屈曲；指浅屈肌腱断裂时，指浅屈肌试验阳性，固定除患指外的其他3个手指于伸直位，患指近侧指间关节不能屈曲；指浅、深屈肌腱均断裂时，上述两种方法检查手指关节均不能屈曲。

【答案分析】本题主要考查指屈肌腱的检查，可结合其生理功能回答。

（五）病案分析题

患者刘某，女，49岁。患者自述近日做家务时出现右拇指掌侧疼痛，屈伸不利，强力屈伸手指时发出弹响声，将手指稍活动或热敷后，症状缓解。查体见右拇掌骨头处压痛明显，并可触及结节。

问题：患者的诊断；制定外治方案。

【正确答案】诊断：右拇指屈肌腱腱鞘炎。治疗方案：①理筋手法：术者左手托住患侧手腕，右手拇指在结节部做按揉弹拨、横向推动、纵向拨筋等动作，最后握住患指末节向远端迅速拉开，如有弹响声则效果较好。②针灸治疗：取结节部及周围痛点针刺。③针刀疗法：局麻后，用针刀或腱鞘松解刀平行于肌腱方向刺入结节部，沿肌腱走行方向做上下挑割，不要向两侧偏斜，否则可损伤肌腱、神经和血管。如弹响已消失，手指活动恢复正常，则表示已切开腱鞘。若创口小者可不缝合，以无菌纱布加压包扎即可。

【答案分析】患者中年女性，右拇指掌侧疼痛，屈伸受限，活动或热敷后缓解，右拇掌骨头处压痛，并可触及结节，综合判断可诊断为指屈肌腱腱鞘炎。其治疗可采取理筋手法、针灸、针刀等方法治疗。

第七节 髋部筋伤

◎ 重点 ◎

1. 髋部扭挫伤的特殊检查
2. 髋关节暂时性滑膜炎的诊查要点

◎ 难点 ◎

1. 髋部扭挫伤的压痛点
2. 髋关节暂时性滑膜炎的鉴别

精选习题

扫码获取同步习题

（一）单选题

1. 髋关节暂时性滑膜炎的发病年龄为（　　）

A. 10 岁以下　　B. 20 岁以下　　C. 30 岁以下
D. 50 岁以上　　E. 青年人

【正确答案】A　　【易错答案】D

【答案分析】髋关节暂时性滑膜炎多见于 10 岁以下的儿童。

2. 以下关于髋关节暂时性滑膜炎描述正确的是（　　）

A. 有明显的结核症状　　B. 血沉明显加快　　C. 起病缓慢
D. 关节腔穿刺液透明　　E. X 线片示股骨头骨骼密度增高

【正确答案】D　　【易错答案】E

【答案分析】可结合髋关节暂时性滑膜炎的诊查回答。

3. 大部分患者一般手法治疗 1 次后可痊愈的是（　　）

A. 髋关节暂时性滑膜炎　　B. 髋关节扭挫伤　　C. 扳机指
D. 网球肘　　E. 颈椎病

【正确答案】A　　【易错答案】B

【答案分析】髋关节暂时性滑膜炎以手法治疗为主，配合牵引和外敷药物等治疗，一般患者经手法治疗后 1 次可愈。

4. 关于髋部扭挫伤描述正确的是（　　）

A. 间接暴力扭伤多见　　B. 直接暴力扭伤多见　　C. 扭伤后需要严格固定

D. 托马斯征阳性　　E. 扭伤后出现弹性固定

【正确答案】A　　【易错答案】C

【答案分析】髋部扭挫伤以间接暴力的扭伤多见，直接暴力的挫伤少见。

5. 髋关节暂时性滑膜炎 X 线片可表现为（　　）

A. 关节间隙变窄　　B. 关节周围骨质破坏　　C. 髋关节囊阴影膨隆

D. 多无异常　　E. 关节周围骨质密度增高

【正确答案】C　　【易错答案】D

【答案分析】本题主要考查髋关节暂时性滑膜炎的影像学检查。

（二）多选题

1. 下列不属于髋部扭挫伤临床表现的是（　　）

A. 髋关节有异常活动　　B. 患肢呈保护性姿态

C. 髋关节后神活动时疼痛减轻　　D. 偶有患肢变短

E. 托马斯征可出现阳性

【正确答案】ACD　　【易错答案】E

【答案分析】本题主要考查髋部扭挫伤的诊查要点。

2. 以下关于髋部扭挫伤叙述正确的是（　　）

A. 腹股沟处有明显压痛　　B. 不需严格固定　　C. 卧床休息

D. 股骨大转子后方有压痛　　E. 患肢不负重

【正确答案】ABCDE　　【易错答案】漏选 B

【答案分析】髋部扭挫伤患者患侧腹股沟处有明显压痛，在股骨大转子后方亦有压痛；治疗以手法治疗为主，配合药物等治疗。

3. 髋关节暂时性滑膜炎也可称为（　　）

A. 一过性滑膜炎　　B. 单纯性滑膜炎　　C. 急性短暂性滑膜炎

D. 髋掉环　　E. 小儿髋关节半脱位

【正确答案】ABCDE　　【易错答案】漏选 E

【答案分析】髋关节暂时性滑膜炎的临床病名称谓很多，如一过性滑膜炎、单纯性滑膜炎、急性一过性滑膜炎、小儿髋关节扭伤、小儿髋关节半脱位、髋掉环等。

4. 下列符合髋关节暂时性滑膜炎临床表现的是（　　）

A. 慢性起病　　B. 无外伤史　　C. 可伴同侧膝关节痛

D. 可伴同侧大腿内侧痛　　E. 不出现跛行

【正确答案】CD　　【易错答案】A、E

【答案分析】本题考查髋关节暂时性滑膜炎的诊查要点。

（三）填空题

1. 髋部扭挫伤的病因以________多见，________少见。

【正确答案】间接暴力、直接暴力

【答案分析】髋部扭挫伤以间接暴力的扭伤多见，直接暴力的挫伤少见。

2. 髋关节暂时性滑膜炎，患侧髋关节处于________、________、________位，被动________、________、________活动受限，且疼痛加剧，并有不同程度的________痉挛。

【正确答案】屈曲、内收、内旋、内旋、外展、伸直、股内收肌群

【答案分析】髋关节暂时性滑膜炎患侧髋关节囊前方及后方均可有压痛。

3. 髋关节暂时性滑膜炎，髋关节囊________和________均可有压痛。

【正确答案】前方、后方

【答案分析】本题主要考查髋关节暂时性滑膜炎的临床检查。

（四）名词解释

髋关节暂时性滑膜炎

【正确答案】髋关节暂时性滑膜炎多见于10岁以下儿童，是一种非特异性炎症所引起的短暂的以急性髋关节疼痛、肿胀、跛行为主要特征的病症。

【答案分析】髋关节暂时性滑膜炎的概念应包含发病人群、病理变化、临床症状。

（五）简答题

髋关节暂时性滑膜炎的诊查要点。

【正确答案】①多数起病急骤，起病前患儿多有蹦、跳、滑、跌等外伤史。②髋关节疼痛、肿胀、跛行，可伴有同侧大腿内侧及膝关节疼痛。③髋关节囊前方及后方均可有压痛，髋关节处于屈曲、内收、内旋位，被动内旋、外展及伸直活动受限，且疼痛加剧，并有不同程度的股内收肌群痉挛。④身体摆正后可见骨盆倾斜，两下肢不等长，患肢比健肢长0.5~2 cm。⑤个别病例发热，持续数天，重者类似急性关节感染。⑥X线摄片检查可有髋关节间隙增宽表明，无骨质破坏。MRI检查可见关节腔积液、关节囊增厚等信号。

【答案分析】髋关节暂时性滑膜炎的诊查应将起病、症状、查体、影像学检查结合判断。

（六）病案分析

患者王某，女，7岁。患者自述3天前跳绳时突然出现右侧髋部疼痛、肿胀、跛行，伴同侧大腿内侧和膝关节疼痛。查体：髋关节处于屈曲、内收、内旋位，被动内旋、外展、伸直活动受限，且疼痛加剧，并有轻度的股内收肌群痉挛。髋关节囊前方和后方均有压痛，身体摆正后，患肢比健肢长1 cm。X线摄片无异常，血常规、血沉、抗溶血性链球菌“O”均无异常。

问题：患者的诊断；治疗方案。

【正确答案】诊断：右髋关节暂时性滑膜炎。治疗：以手法治疗为主，配合牵引和外敷药物等治疗。①理筋手法：患儿仰卧位，术者立于患侧，先用拇指轻柔弹拨患髋股内收肌群，以缓

解肌肉痉挛；而后一手虎口压在腹股沟处，另一手握住小腿下端，将下肢拔直环绕摇晃髋关节；将患侧踝部夹在腋下，在拔伸牵引下，将伤侧髋关节尽量屈曲，使膝靠近胸部，足跟接近臀部；令患肢屈髋、内收、内旋，同时缓缓将伤肢伸直；若患肢变短者，则做屈髋、外展、外旋手法。检查双下肢等长，骨盆不倾斜，症状可立即消失。②牵引治疗：患肢行持续皮牵引，可缓解肌肉痉挛，防止关节挛缩，减轻疼痛。③药物治疗：一般不必服药，可在腹股沟部外用活血消肿止痛中药外敷。

第八节　膝部筋伤

◎ 重点 ◎

1. 膝关节侧副韧带损伤的诊查要点
2. 膝关节半月板损伤的诊查要点
3. 膝关节交叉韧带损伤的诊查要点
4. 髌骨软骨软化症的特点

◎ 难点 ◎

1. 膝关节损伤三联症
2. 内外侧副韧带损伤时压痛点的位置
3. 膝关节半月板损伤的分型
4. 膝关节前、后交叉韧带的起止及作用
5. 髌骨软骨软化症的特殊检查

精选习题

扫码获取同步习题

（一）单选题

1. 膝关节最稳定的位置是（　　）

A. 伸直位　　B. 屈曲位　　C. 过伸位

D. 半屈位　　E. 功能位

【正确答案】A　　【易错答案】E

【答案分析】膝关节在伸直位时，侧副韧带较紧张，膝关节稳定而无侧向及旋转活动。

2. 膝关节侧副韧带损伤可出现的阳性体征是（　　）

A. 抽屉试验阳性　　B. 侧方挤压试验阳性　　C. “4”字试验阳性

D. 回旋挤压试验阳性　　E. 研磨试验阳性

【正确答案】B　　【易错答案】D、E

【答案分析】抽屉试验用于交叉韧带的检查，“4”字试验用于骶髂关节的检查，回旋挤压试验、研磨试验可用于半月板的检查。

3. 研磨性外力引起半月板损伤的常见部位是（　　）

A. 外侧半月板　　B. 内侧半月板　　C. 半月板中央

D. 半月板边缘　　E. 全部半月板

【正确答案】A　　【易错答案】C、E

【答案分析】引起半月板破裂的外力因素有撕裂性外力和研磨性外力两种。

4. 限制胫骨向前移位的是（　　）

A. 前交叉韧带　　B. 后交叉韧带　　C. 内侧副韧带

D. 外侧副韧带　　E. 髌韧带

【正确答案】A　　【易错答案】C

【答案分析】前交叉韧带起于股骨髁间窝的外后部，向前内止于胫骨髁间隆起的前部，以限制胫骨向前移位。

5. 急性膝关节创伤性滑膜炎的穿刺液为（　　）

A. 血性液体　　B. 铁锈色液体　　C. 浅粉色液体

D. 草绿色液体　　E. 脓性液体

【正确答案】A　　【易错答案】C

【答案分析】急性膝关节创伤性滑膜炎患侧膝部按之有波动感，浮髌试验阳性，关节腔穿刺可抽出血性液体。慢性滑膜炎患者关节腔穿刺可抽出淡黄色清亮的渗出液，表面无脂肪滴。

6. 在正常情况下，胫骨平台前后滑动的幅度为（　　）

A. 0.5 cm　　B. 1.0 cm　　C. 1.5 cm

D. 2.0 cm　　E. 3.0 cm

【正确答案】A　　【易错答案】B

【答案分析】正常情况胫骨平台前后滑动仅 0.5 cm 左右。

7. 被称为“筋之府”的关节是（　　）

A. 肘关节　　B. 肩关节　　C. 膝关节

D. 髋关节　　E. 踝关节

【正确答案】C　　【易错答案】A

【答案分析】古代有“膝为筋之府”之称，膝部筋伤临床上较为多见。

8. 膝关节半月板损伤日久可导致萎缩的肌肉是（　　）

A. 股薄肌　　B. 阔筋膜张肌　　C. 缝匠肌

D. 股二头肌　　E. 股四头肌

【正确答案】E　　【易错答案】D

【答案分析】膝关节半月板损伤患者患膝不肿或稍肿，股四头肌较健侧萎缩，尤以内侧头明显。

9. 对膝关节半月板损伤诊断有临床意义的是（　　）

A. 挤压研磨试验　　B. 抽屉试验　　C. 浮髌试验

D. 侧向试验　　E. 直腿抬高试验

【正确答案】A　　【易错答案】D

【答案分析】本题考查膝关节的特殊检查。

10. 对膝关节创伤性滑膜炎既有诊断作用也有治疗作用的是（　　）

A. 理筋手法　　B. 关节腔穿刺术　　C. 药物外敷

D. 石膏固定　　E. 吸抽积液

【正确答案】B　　【易错答案】E

【答案分析】本题可与膝关节创伤性滑膜炎的诊断与治疗结合回答。

11. 对髌骨软骨软化症的诊断有临床意义的检查是（　　）

A. 浮髌试验　　B. 下蹲试验　　C. 抽屉试验

D. 直腿抬高试验　　E. 挤压研磨试验

【正确答案】B　　【易错答案】A

【答案分析】髌骨软骨软化症患者髌骨研磨试验阳性、挺髌试验阳性（患膝伸直，检查者用拇、食二指将髌骨向远端下方推压，嘱患者用力收缩股四头肌，引起髌骨部剧烈疼痛）、下蹲试验阳性（健足提起，患膝逐渐下蹲，患膝产生剧烈疼痛）。

12. 行走时出现膝关节“交锁征”，可考虑为（　　）

A. 膝关节半月板损伤　　B. 膝关节侧副韧带损伤　　C. 膝关节交叉韧带损伤

D. 膝关节滑膜炎　　E. 髌骨劳损

【正确答案】A　　【易错答案】E

【答案分析】膝关节半月板损伤患者伸屈膝关节时，膝部有弹响，或出现“交锁征”。

13. 膝关节半月板损伤可见的阳性体征是（　　）

A. 回旋挤压试验　　B. 抽屉试验　　C. 侧向挤压试验

D. 挺髌试验　　E. 浮髌试验

【正确答案】A　　【易错答案】B

【答案分析】膝关节半月板损伤患者回旋挤压试验、挤压研磨试验阳性。

14. 膝关节交叉韧带若未完全断裂，可将患膝固定于屈膝（　　）位置

A. 10°～20°　　B. 20°～30°　　C. 30°～45°

D. 45°～60°　　E. 90°

【正确答案】B　　【易错答案】E

【答案分析】没有完全断裂的交叉韧带损伤，抽尽血肿后将患膝固定于屈膝20°～30°位6周，使韧带处于松弛状态，以便修复重建。

15. 膝关节创伤性滑膜炎可见的阳性体征是（　　）

A. 回旋挤压试验　　B. 抽屉试验　　C. 浮髌试验

D. 挺髌试验　　E. 侧向试验

【正确答案】C　　【易错答案】D

【答案分析】本题考查膝关节创伤性滑膜炎的查体。

16. 前交叉韧带起于（　　）

A. 股骨髁间窝外后部　　B. 股骨髁间窝内前部　　C. 胫骨髁间隆突后部

D. 胫骨髁间隆突前部　　E. 胫骨髁间隆突中部

【正确答案】A　　【易错答案】B

【答案分析】前交叉韧带起于股骨髁间窝的外后部，向前内止于胫骨髁间隆起的前部，以限制胫骨向前移位。

（二）多选题

1. 膝关节半月板损伤的主要临床表现包括（　　）

A. 膝关节疼痛　　B. 膝部弹响　　C. 交锁征

D. 股四头肌萎缩　　E. 挺髌试验阳性

【正确答案】ABCD　　【易错答案】E

【答案分析】本题考查膝关节半月板损伤的诊查要点。

2. 髌骨软骨软化症膝部疼痛的特点是（　　）

A. 髌后疼痛　　B. 劳累后加重　　C. 上下楼梯加重

D. 下蹲位加重　　E. 平地行走时加重

【正确答案】ABCD　　【易错答案】E

【答案分析】髌骨软骨软化症患者最初感膝部隐痛或酸痛、乏力，继则疼痛加重，以髌后疼痛为著，劳累后加剧，上下楼梯困难，休息后减轻或消失。

3. 以下属于髌骨软骨软化症表现的是（　　）

A. 下蹲试验阴性　　B. 初起为膝关节隐痛　　C. 平地行走时加重

D. 中后期为髌后痛　　E. 后期 X 线片示髌骨关节面粗糙不平

【正确答案】BDE　　【易错答案】C

【答案分析】本题主要考查髌骨软骨软化症的诊查要点。

（三）填空题

1. 膝关节内侧副韧带具有限制膝关节________的作用，外侧副韧带具有限制膝关节________的作用，前交叉韧带具有限制________的作用，后交叉韧带具有限制________的作用，半月板具有________、________的作用。

【正确答案】外翻和外旋、内翻、胫骨前移、胫骨后移、缓冲震荡、稳定关节

【答案分析】本题主要考查膝关节稳定性的维持。

2. 膝关节创伤性滑膜炎临床上分为________和________。

【正确答案】急性创伤性炎症、慢性劳损性炎症

【答案分析】本题考查膝关节创伤性滑膜炎的分型。

（四）名词解释

1. 膝交锁征

【正确答案】在行走的情况下突发剧痛，膝关节不能伸屈，状如交锁，将患膝稍作晃动，或按摩 2~3 分钟，即可缓解并恢复行走。

【答案分析】注意交锁征的特点及症状缓解的方式。

2. 挺髌试验

【正确答案】患膝伸直，检查者用拇、食二指将髌骨向远端下方推压，嘱患者用力收缩股四头肌，引起髌骨部剧烈疼痛，即为挺髌试验阳性，见于髌骨软骨软化症。

【答案分析】注意挺髌试验阳性体征的临床意义。

3. 膝关节创伤性滑膜炎

【正确答案】膝关节创伤性滑膜炎是指膝关节损伤后引起的滑膜水肿、渗出和关节腔积液，以关节疼痛和积血、积液为主要表现的疾病。

【答案分析】膝关节创伤性滑膜炎需注意其炎症的特点。

（五）论述题

试述膝关节半月板损伤的诊查要点。

【正确答案】①多有膝关节扭伤史。②伤后膝关节立即发生剧烈的疼痛、关节肿胀、伸屈功能障碍，急性期由于剧痛，难以做详细的检查，故早期确诊比较困难。③慢性期或无明显外伤史的患者，病程漫长，持续不愈，主要症状是膝关节活动痛，以行走和上下坡时明显，部分患者可出现跛行。④伸屈膝关节时，膝部有弹响，或出现“交锁征”，即在行走的情况下突发剧痛，膝关节不能伸屈，状如交锁，将患膝稍作晃动，或按摩 2~3 分钟，即可缓解并恢复行走。⑤检查时见患膝不肿或稍肿，股四头肌较健侧萎缩，尤以内侧头明显。膝关节不能过伸和屈曲，关节间隙处压痛。回旋挤压试验、挤压研磨试验阳性。⑥必要时做膝关节镜检查和 MRI 检查可明确诊断。

【答案分析】半月板是位于股骨髁与胫骨平台之间的半月状纤维软骨盘。膝关节半月板损伤的诊查包括起病情况、病史、临床症状、特殊体征以及影像学检查。

（六）病案分析题

患者李某，女，55 岁，体育教师。因双膝关节疼痛 1 个月就诊。患者 1 个月前上体育田径课后出现膝部隐痛，乏力，并逐渐加重，上下楼梯及下蹲时疼痛加重，劳累后疼痛剧烈。曾行外敷膏药治疗，疼痛稍减轻，但劳累后又加重。查体：双膝部无明显肿胀，内侧关节间隙处压痛，髌骨研磨试验阳性，下蹲试验阳性，挺髌试验阳性。舌质暗苔白，脉沉细。X 线片示：双侧髌骨边缘骨质增生，髌骨关节面粗糙不平，髌股关节间隙变窄。

问题：患者的诊断及病机分析；药物治疗。

【正确答案】诊断：髌骨软骨软化症。病机分析：患者是体育教师，膝关节活动较多，髌骨之间经常反复摩擦、撞击，使软骨面受磨损，产生退行性病变，因此出现疼痛、活动受限等症状，髌骨研磨试验阳性，下蹲试验阳性，挺髌试验阳性，X 线片示髌骨退行性变。治疗：①内服药治宜补肝肾、温经通络止痛，可选用健步虎潜丸或补肾壮筋汤。②外用药：外用海桐皮汤熏洗膝部。

第九节 踝部筋伤

◎ **重点** ◎

1. 踝关节扭挫伤的分型及治疗
2. 跟腱的组成
3. 跟痛症的特点

◎ **难点** ◎

1. 踝关节扭挫伤的病机、固定方法
2. 跟腱的组成

精选习题

扫码获取
同步习题

（一）单选题

1. 踝关节韧带完全断裂的固定时间为（　　）

A. 1~2 周　B. 2~3 周　C. 3~4 周　D. 4~6 周　E. 6~8 周

【正确答案】D　【易错答案】E

【答案分析】踝关节内翻扭伤采用外翻固定，外翻扭伤采用内翻固定。若韧带完全断裂者，固定 4~6 周。

2. 跟腱损伤后石膏的固定位置是（　　）

A. 踝关节内翻位　B. 踝关节外翻位　C. 踝关节背伸位　D. 踝关节跖屈位　E. 踝关节功能位

【正确答案】D　【易错答案】E

【答案分析】用夹板或石膏托将踝关节固定于跖屈位 3~4 周。跟腱修补缝合术后，应用管型石膏将膝关节屈曲 30°、踝关节跖屈 30° 位固定 4~6 周。

3. 跟腱断裂患者表现为（　　）

A. 踝关节内翻受限　B. 踝关节外翻受限　C. 踝关节背伸受限

D. 踝关节跖屈受限　　E. 踝关节内旋受限

【正确答案】D　　【易错答案】E

【答案分析】跟腱完全断裂患者足跖屈无力，活动受限。

4. 胫骨、腓骨下端之间连接的韧带是（　　）

A. 下胫腓韧带　　B. 三角韧带　　C. 腓距前韧带

D. 腓距后韧带　　E. 腓跟韧带

【正确答案】A　　【易错答案】E

【答案分析】下胫腓韧带又称胫腓联合韧带，为胫骨与腓骨下端之间的骨间韧带，是保持踝穴间距、稳定踝关节的重要韧带。

5. 踝关节扭挫伤患者行 X 线检查示内外踝间距增宽，提示损伤的组织是（　　）

A. 下胫腓韧带　　B. 三角韧带　　C. 腓距前韧带

D. 腓距后韧带　　E. 腓跟韧带

【正确答案】A　　【易错答案】C

【答案分析】下胫腓韧带是保持踝穴间距、稳定踝关节的重要韧带，下胫腓韧带断裂可显示内外踝间距增宽。

6. 踝关节扭挫伤的常见类型是（　　）

A. 外翻扭伤　　B. 内翻扭伤　　C. 背伸扭伤

D. 纵向挤压伤　　E. 跖屈扭伤

【正确答案】B　　【易错答案】A

【答案分析】本题考查踝关节扭挫伤的分型。

7. 人体最强大的肌腱是（　　）

A. 股四头肌肌腱　　B. 肱三头肌肌腱　　C. 肱二头肌肌腱

D. 跟腱　　E. 腓距前韧带

【正确答案】D　　【易错答案】A

【答案分析】跟腱由腓肠肌与比目鱼肌的肌腱联合组成，止于跟骨结节，主要功能是使踝关节做跖屈运动，是人体最强有力的肌腱。

8. 间接暴力引起的跟腱断裂的横断面大多在跟腱附着点上方（　　）

A. 5~6 cm　　B. 4~5 cm　　C. 3~4 cm

D. 2~3 cm　　E. 1~2 cm

【正确答案】C　　【易错答案】D

【答案分析】间接暴力损伤引起的跟腱断裂，其主要断面多在跟腱附着点上方 3~4 cm 处，腱膜可以完整，少数断裂于跟腱附着部或近于肌腹部。

9. 踝关节单纯内翻损伤（ ）

A. 下胫腓韧带 B. 三角韧带 C. 腓距前韧带

D. 腓距后韧带 E. 跟腓韧带

【正确答案】E 【易错答案】B

【答案分析】本题主要考查踝关节损伤的病机。

（二）多选题

1. 组成跟腱的肌腱包括（ ）

A. 胫前肌腱 B. 胫后肌腱 C. 腓肠肌腱

D. 腓骨长肌腱 E. 比目鱼肌腱

【正确答案】CE 【易错答案】A、D

【答案分析】跟腱由腓肠肌与比目鱼肌的肌腱联合组成，止于跟骨结节，主要功能是使踝关节做跖屈运动。

2. 踝关节处于（ ）最易损伤

A. 内翻位 B. 外翻位 C. 跖屈位

D. 背伸位 E. 中立位

【正确答案】AC 【易错答案】B

【答案分析】踝关节扭挫伤临床上分为内翻扭伤和外翻扭伤两类。内翻扭伤中以跖屈内翻扭伤多见，因踝关节处于跖屈时，距骨可向两侧轻微活动而使踝关节不稳定，容易损伤外侧的腓距前韧带。

3. 跟腱损伤的临床表现是（ ）

A. 踝关节背伸活动受限 B. 受伤时可听到断裂声

C. 损伤局部压痛明显 D. 捏挤小腿三头肌不能引发足跖屈

E. 跟腱局部疼痛

【正确答案】BCDE 【易错答案】A

【答案分析】本题考查跟腱损伤的诊查要点。

4. 踝关节组成包含的韧带有（ ）

A. 三角韧带 B. 腓距前韧带 C. 腓距后韧带

D. 腓跟韧带 E. 下胫腓韧带

【正确答案】ABCDE 【易错答案】漏选 E

【答案分析】踝关节周围主要的韧带有内侧副韧带、外侧副韧带和下胫腓韧带。

（三）填空题

跟痛症主要是指________由于慢性损伤引起的以疼痛、行走困难为主的病症，常伴有________前缘骨质增生。

【正确答案】跟骨跖面、跟骨结节部

【答案分析】跟痛症主要是指跟骨跖面由于慢性损伤所引起的以疼痛、行走困难为主的病症，常伴有跟骨结节部前缘骨质增生。

（四）简答题

简述踝关节扭挫伤的固定方法。

【正确答案】损伤严重者，根据其损伤程度可选用绷带、胶布、踝关节支具或石膏外固定，保持踝关节于受伤韧带松弛的位置。内翻扭伤采用外翻固定，外翻扭伤采用内翻固定，并抬高患肢，以利消肿，暂时限制行走，一般固定 3 周左右。若韧带完全断裂者，固定 4~6 周。

【答案分析】踝关节扭挫伤的固定可与其受伤机制联合记忆。

（五）论述题

1. 试述踝关节扭挫伤的诊查要点。

【正确答案】①有明显的外伤史。②受伤后踝关节骤然出现肿胀、疼痛，不能走路或尚可勉强行走，但疼痛加剧。③局部压痛，韧带牵提试验阳性。④伤后 2~3 天局部可出现瘀斑。⑤内翻扭伤时，在外踝前下方肿胀、压痛明显，若将足部做内翻动作时，则外踝前下方发生剧痛。⑥外翻扭伤时，在内踝前下方肿胀、压痛明显，若将足部做外翻动作时，则内踝前下方发生剧痛。⑦严重扭伤疑有韧带断裂或合并骨折脱位者，应做与受伤姿势相同的内翻或外翻位 X 线摄片检查。一侧韧带撕裂往往显示患侧关节间隙增宽，下胫腓韧带断裂可显示内外踝间距增宽。

【答案分析】踝关节扭挫伤的临床诊查应将起病过程、症状、查体及影像学检查结合判断。

2. 试述跟腱损伤的诊查要点。

【正确答案】①有明显的外伤史。②跟腱断裂时，可有断裂声，跟腱部疼痛、肿胀、压痛、皮下瘀斑。③足跖屈无力，活动受限，跛行，但由于足趾的屈肌和胫后肌腱的代偿，跖屈功能不一定完全丧失。④完全断裂损伤，在断裂处可摸到凹陷空虚感，足背伸时更明显，跟腱近端由于小腿三头肌的收缩而向上回缩，在腓肠肌肌腹内可摸到隆起物，捏小腿三头肌试验阳性（患者俯卧位，足垂于床端，用手挤压小腿三头肌时，踝关节出现跖屈为正常，若挤压后足无动作为阳性，表明跟腱断裂），提踵试验阳性（患者直立，双侧足跟离地，患侧不能提踵或者较对侧力弱）。跟腱部分撕裂损伤，各项症状均较轻。

【答案分析】跟腱损伤可结合病史、症状、体征及特殊检查进行判断。

（六）病案分析题

患者刘某，男，60 岁，农民。患者自述近 3 个月来左足跟部疼痛，行走加重。查体：体态肥胖，足部无红肿，跟骨的跖面和侧面有压痛，局部无肿胀。X 线片示：左足跟骨结节部前缘骨质增生。

问题：患者的诊断及分析；初步治疗。

【正确答案】诊断：左足跟痛症。分析：跟痛症多发生于 40~60 岁的中老年人，患者 60 岁，肝肾不足，加之体态肥胖，常负重、久行，造成足底皮肤、皮下脂肪、跖腱膜负荷过重。跖腱膜长期、持续受到牵拉，可在其跟骨结节附着处发生慢性劳损或骨质增生，致使局部无菌性炎症刺激引起疼痛、行走困难等症状。治疗：以手法治疗为主，配合药物等治疗。①理筋手法：在跖腱膜的跟骨结节附着处做按压、推揉手法，以温运气血，使气血疏通，减轻疼痛。②药物治疗：治宜养血舒筋、温经止痛，内服当归鸡血藤汤。肾虚者治宜滋补肝肾、强壮筋骨，内服六味地黄丸、金匮肾气丸。可外用八仙逍遥汤熏洗患足，或用熨风散做热熨。

第十节　腰部筋伤

◎ 重点 ◎

1. 腰椎间盘突出症的临床诊查要点
2. 腰椎椎管狭窄症的临床诊查要点
3. 梨状肌综合征的临床诊查要点

◎ 难点 ◎

1. 腰椎间盘突出症的概念
2. 腰椎各神经根的神经支配
3. 腰椎椎管狭窄症的概念
4. 腰椎间盘突出症与腰椎椎管狭窄症的鉴别
5. 梨状肌综合征与腰椎间盘突出症的鉴别

精选习题

扫码获取
同步习题

（一）单选题

1. 下列不属于腰椎间盘突出症临床表现的是（　　）

A. 膝关节活动受限　　B. 腰痛　　C. 直腿抬高试验阳性
D. 马鞍区感觉减退或丧失　　E. 一侧或双侧坐骨神经或股神经疼痛

【正确答案】A　　【易错答案】D

【答案分析】本题主要考查腰椎间盘突出症的主要症状。

2. 腰椎间盘突出症的主要原因是（　　）

A. 椎间盘退行变性　　B. 腰椎不稳　　C. 腰椎骨质疏松
D. 外感六淫　　E. 腰背肌无力

【正确答案】A　　【易错答案】B

【答案分析】本题可结合腰椎间盘突出症的概念回答。

3. 腰椎间盘突出症可造成会阴部感觉消失或减退的分型是（　　）

A. 中央型　　B. 前侧型　　C. 外侧型

D. 后外侧型　　E. 极外侧型

【正确答案】A　　【易错答案】E

【答案分析】本题主要考查腰椎间盘突出症根据髓核突出方向的分型。

4. 梨状肌综合征导致受压的神经是（　　）

A. 股神经　　B. 坐骨神经　　C. 腓总神经

D. 臀上皮神经　　E. 胫前神经

【正确答案】B　　【易错答案】A

【答案分析】本题可结合梨状肌综合征的概念回答。

5. 腰椎间盘突出症患者咳嗽或打喷嚏时，疼痛会（　　）

A. 加重　　B. 减轻　　C. 消失

D. 无变化　　E. 明显减轻

【正确答案】A　　【易错答案】D

【答案分析】本题考查腰椎间盘突出症的疼痛特点。

6. 腰椎椎管狭窄症的发病年龄为（　　）

A. 20~30 岁　　B. 30~40 岁　　C. 40 岁以上

D. 50 岁以上　　E. 60 岁以上

【正确答案】C　　【易错答案】E

【答案分析】本题考查腰椎椎管狭窄症的发病特点。

7. 腰椎间盘突出症患者表现为踝跖屈肌肌力减弱，提示受压神经根为（　　）

A. 腰 4　　B. 腰 5　　C. 骶 1

D. 腰 3　　E. 腰 2

【正确答案】C　　【易错答案】B

【答案分析】本题考查神经根所支配的肌肉。

8. 患者小腿后外侧、足背外侧皮肤感觉异样，提示腰椎间盘突出最可能的间隙是（　　）

A. 腰 1、2 椎间盘　　B. 腰 2、3 椎间盘　　C. 腰 3、4 椎间盘

D. 腰 4、5 椎间盘　　E. 腰 5 骶 1 椎间盘

【正确答案】E　　【易错答案】D

【答案分析】本题主要考查椎间盘突出所压迫的神经根及其皮肤区分布。

9. 腰椎椎管狭窄症的典型症状是（　　）

A. 间歇性跛行　　B. 腰痛　　C. 腿痛

D. 皮肤感觉减退　　E. 腰部活动受限

【正确答案】A　　【易错答案】E

【答案分析】间歇性跛行是腰椎椎管狭窄症的特征性症状。

10. 患者腰腿痛伴有间歇性跛行，休息后缓解，可考虑为（　　）

A. 腰椎椎管狭窄症　B. 腰椎间盘突出症　C. 腰部扭挫伤

D. 腰椎结核　E. 增生性脊柱炎

【正确答案】A　【易错答案】B

【答案分析】详见第 9 题。

11. 患者腰腿痛 3 个月。查体：下腰椎旁压痛，左下肢直腿抬高试验阳性（50°），加强试验阳性，小腿后外侧、足背外侧皮肤浅感觉减退，踝跖屈肌力减弱，跟腱反射未引出，则诊断为（　　）

A. 腰椎间盘突出症（腰 5 骶 1 椎间盘）　B. 腰椎间盘突出症（腰 4、5 椎间盘）

C. 腰椎椎管狭窄症（腰 4、5 椎间盘）　D. 腰椎间盘突出症（腰 3、4 椎间盘）

E. 腰椎间盘突出症（腰 2、3 椎间盘）

【正确答案】A　【易错答案】B

【答案分析】本题主要考查腰椎间盘突出症与腰椎椎管狭窄症的鉴别及其神经定位。

12. 腰椎间盘突出症患者跟腱反射减弱甚至消失，提示受压神经为（　　）

A. 腰 2　B. 腰 3　C. 腰 4

D. 腰 5　E. 骶 1

【正确答案】E　【易错答案】C

【答案分析】本题考查神经与反射的关系。腰 4 神经根受压，引起膝反射减弱或消失；骶 1 神经根受压，引起跟腱反射减弱或消失。

（二）多选题

1. 腰椎间盘突出症的好发部位是（　　）

A. 腰 1、2 椎间盘　B. 腰 2、3 椎间盘　C. 腰 3、4 椎间盘

D. 腰 4、5 椎间盘　E. 腰 5 骶 1 椎间盘

【正确答案】DE　【易错答案】C

【答案分析】下腰部是全身应力的中点，负重及活动度大，损伤概率高，是腰椎间盘突出的好发部位。其中以腰 4、5 椎间盘发病率最高，腰 5 骶 1 椎间盘次之。

2. 腰椎椎管狭窄症患者出现下肢肌肉萎缩，以（　　）为多见

A. 胫前肌　B. 胫后肌　C. 拇伸肌

D. 拇屈肌　E. 腓骨长短肌

【正确答案】AC　【易错答案】E

【答案分析】腰椎椎管狭窄症部分患者可出现下肢肌肉萎缩，以胫前肌及拇伸肌最明显，足趾背伸无力。

3. 患者腰部疼痛剧烈，夜间加重甚至痛醒，常见于（　　）

A. 腰椎结核　B. 腰部扭挫伤　C. 脊柱转移性肿瘤

D. 类风湿关节炎　E. 增生性关节炎

【正确答案】AC　　【易错答案】E

【答案分析】本题考查腰部疾病的疼痛特点。

4. 骶1神经根受压可引起（　　）

A. 跟腱反射减弱或消失

B. 膝腱反射减弱或消失

C. 小腿前外侧和足背内侧皮肤感觉减退

D. 小腿前内侧皮肤感觉减退

E. 小腿后外侧及足背外侧皮肤感觉减弱

【正确答案】AE　　【易错答案】B、D

【答案分析】本题主要考查神经根支配区域。

5. 可造成神经根压迫而产生临床症状的椎间盘突出症类型是（　　）

A. 向椎体前缘突出　　B. 向椎体侧方的突出　　C. 突入椎体内的突出

D. 向椎体后侧方的突出　　E. 向椎体后侧中央的突出

【正确答案】DE　　【易错答案】B

【答案分析】本题考查腰椎间盘突出症的类型。

6. 腰椎椎管狭窄症的狭窄部位是（　　）

A. 腰椎管　　B. 腰椎神经根管　　C. 腰椎椎间孔

D. 腰椎横突孔　　E. 腰椎蛛网膜腔

【正确答案】ABC　　【易错答案】D

【答案分析】本题可结合腰椎椎管狭窄症的概念回答。

7. 梨状肌综合征的主要临床表现是（　　）

A. 臀痛　　B. 下肢坐骨神经放射痛　　C. 梨状肌紧张试验阳性

D. 腰痛　　E. 腰部活动受限

【正确答案】ABC　　【易错答案】D

【答案分析】本题主要考查梨状肌综合征的诊查要点。

8. 梨状肌体表投影的骨性标志是（　　）

A. 尾骨尖　　B. 髂后上嵴　　C. 髂前上棘

D. 股骨大转子顶点　　E. 股骨小转子顶点

【正确答案】ABD　　【易错答案】C、E

【答案分析】梨状肌的体表投影，为尾骨尖至髂后上棘做连线，此线中点向股骨大转子顶点做连线，此直线刚好为梨状肌下缘。

9. 腰椎间盘突出症的常见症状有（　　）

A. 腰痛和放射性疼痛　　B. 大便、咳嗽时加剧　　C. 休息时减轻

D. 间歇性跛行　　E. 骑自行车无妨

【正确答案】ABC　　　　　　　　【易错答案】D

【答案分析】本题考查腰椎间盘突出症的主要症状。

（三）填空题

1. 椎间盘是由________、________、________组成的，具有________、________的作用。

【正确答案】纤维环、髓核、软骨板、稳定脊柱、缓冲震荡

【答案分析】本题主要考查椎间盘的组成及其生理功能。

2. 当脊柱完全屈曲时，主要靠________、________、________等韧带来维持躯干的位置，这时如果负重过大，则引起________损伤。

【正确答案】棘上、棘间、髂腰、韧带

【答案分析】本题可结合脊柱稳定性的维持回答。

3. 腰部扭挫伤初期治宜________、________，兼便秘腹胀者，如体质壮实，可________，后期宜________ 、________。

【正确答案】活血化瘀、行气止痛、通里攻下、舒筋活络、补益肝肾

4. 梨状肌综合征的主要症状是________，可向________、________及________放射，严重者可自觉臀部有________或________疼痛。

【正确答案】臀部疼痛、小腹部、大腿后侧、小腿外侧、刀割样、烧灼样

【答案分析】本题主要考查梨状肌综合征的症状特点。

5. 腰椎椎管狭窄症的疼痛性质是________、________ 或________。

【正确答案】酸痛、刺痛、灼痛

【答案分析】本题可结合腰椎椎管狭窄症的病因病机回答。

6. 慢性腰肌劳损的治疗以 ________ 为主。

【正确答案】手法治疗

【答案分析】慢性腰肌劳损以手法治疗为主，可配合药物、练功等方法治疗。

7. 第 3 腰椎横突综合征可影响 ________ 而伴有下肢疼痛。

【正确答案】臀上皮神经

【答案分析】第 3 腰椎横突周围组织损伤可刺激臀上皮神经导致臀部及腿部疼痛。

（四）名词解释

1. 腰椎间盘突出症

【正确答案】腰椎间盘突出症，又称腰椎间盘纤维环破裂髓核突出症，是指因腰椎间盘发生退变，在外力的作用下使纤维环破裂、髓核突出，刺激或压迫神经根，而引起以腰痛及下肢坐骨神经放射痛为特征的疾病。

【答案分析】腰椎间盘突出症的概念需包含其病因、病理基础、症状等。

2. 腰椎椎管狭窄症

【正确答案】腰椎椎管狭窄症是指腰椎椎管、神经根管及椎间孔变形或狭窄并引起马尾及神经根受压而产生相应的临床症状的疾病，又称腰椎椎管狭窄综合征。

【答案分析】腰椎椎管狭窄症的概念需包含其发病部位、病理改变及其症状。

（五）简答题

1. 简述腰椎间盘突出症与梨状肌综合征的鉴别。

【正确答案】见表 7。

表 7　腰椎间盘突出症与梨状肌综合征的鉴别

	腰椎间盘突出症	梨状肌综合征
症状	腰腿痛	臀腿痛
体征	椎旁压痛，感觉、运动改变	梨状肌肌腹压痛，触及条索状隆起的肌束
特殊检查	直腿抬高试验及加强试验阳性	直腿抬高试验在小于 60° 时，梨状肌被拉紧，疼痛明显，而大于 60° 时，梨状肌不再被拉长，疼痛反而减轻。加强试验阴性，梨状肌紧张试验阳性

【答案分析】腰椎间盘突出症与梨状肌综合征可通过临床症状、体征及其特殊检查鉴别诊断。

2. 简述腰椎椎管狭窄症的诊查要点。

【正确答案】①多发于 40 岁以上的中年人。好发部位为腰 4、5，其次为腰 5 骶 1，男性较女性多见，体力劳动者多见。②主要症状为缓发性、持续性的下腰痛和腿痛，间歇性跛行，腰部过伸行动受限，间歇性跛行。③腰部后伸受限，背伸试验阳性，可引起后背与小腿疼痛。④症状和体征往往不一致，主诉较重而临床体征少，甚至没有任何阳性体征。

【答案分析】腰椎椎管狭窄症与腰椎间盘突出症均可出现腰腿痛症状，需注意鉴别分析。

（六）论述题

试述腰椎间盘突出症与腰椎椎管狭窄症的鉴别。

【正确答案】见表 8。

表 8　腰椎间盘突出症与腰椎椎管狭窄症的鉴别

	腰椎间盘突出症	腰椎椎管狭窄症
发病特点	多见于青壮年，起病急，有反复发作病史	多见于 40 岁以上中年人，起病缓慢
症状	腰痛和反射性腿痛，大便、咳嗽时加剧，休息时减轻	腰腿痛并有典型的间歇性跛行，卧床休息后症状可明显减轻或消失
体征	脊柱侧弯，腰椎前突消失，直腿抬高试验阳性，伴有下肢神经系统症状	脊柱后伸体位疼痛加重
X 线检查	脊柱侧弯，腰椎前突消失，椎间隙变窄，左右不对称	椎体、小关节突增生肥大，椎间隙变窄，椎板增厚，椎间孔前后径变小

【答案分析】腰椎间盘突出症与腰椎椎管狭窄症可通过发病特点、临床表现以及影像学检查进行鉴别。

（七）病案分析题

1. 患者李某，男，38岁。因腰痛半个月，加重伴右下肢疼痛2天就诊。患者自述半个月前因搬重物致腰部疼痛，行针灸治疗后疼痛减轻，2天前弯腰用力致腰痛加重伴右下肢疼痛，咳嗽、打喷嚏、排便时疼痛加重。查体：脊柱向右侧弯，腰部活动受限，腰4、5、腰5骶1棘突及棘突右侧压痛、叩击痛阳性，伴右小腿放射痛，直腿抬高试验阳性（45°），加强试验阳性。右小腿后外侧及足背外侧皮肤浅感觉减退，右足拇长伸肌肌力减弱，右跟腱反射未引出；舌暗红，苔薄白，脉弦。X线检查示：腰椎生理曲度变直，略向右侧弯，腰5骶1椎间隙变窄。

问题：患者的诊断及其鉴别诊断；非手术治疗方案。

【正确答案】诊断：腰椎间盘突出症，鉴别诊断：腰椎椎管狭窄症（见表9）。

表9 腰椎间盘突出症与腰椎椎管狭窄症的鉴别

	腰椎间盘突出症	腰椎椎管狭窄症
发病特点	多见于青壮年，起病急，有反复发作病史	多见于40岁以上中年人，起病缓慢
症状	腰痛和反射性腿痛，大便、咳嗽时加剧，休息时减轻	腰腿痛并有典型的间歇性跛行，卧床休息后症状可明显减轻或消失
体征	脊柱侧弯，腰椎前突消失，直腿抬高试验阳性，伴有下肢神经系统症状	脊柱后伸体位疼痛加重
X线检查	脊柱侧弯，腰椎前突消失，椎间隙变窄，左右不对称	椎体、小关节突增生肥大，椎间隙变窄，椎板增厚，椎间孔前后径变小

治疗方案：以手法治疗为主，配合牵引、药物、卧床及练功等治疗。①理筋手法：做腰腿痛处按摩、推板、牵抖、滚摇等手法。②药物治疗：急性期或初期治宜活血舒筋，可用舒筋活血汤加减。③牵引治疗：主要采用骨盆牵引法，即患者仰卧床上，在腰髋部缚好骨盆牵引带后，每侧各用10~15 kg重量做牵引，并抬高床尾增加对抗牵引的力量。④练功活动：腰腿痛症状减轻后，应积极进行腰背肌的功能锻炼，可采用飞燕点水、五点支撑练功，经常做后伸、旋转腰部，直腿抬高或压腿等动作，以增强腰腿部肌力，有利于腰椎的平衡稳定。

2. 患者林某，男，40岁，教师。患者自述3天前在街上行走，足踏西瓜皮，扭伤髋部致右臀部剧烈疼痛，呈持续刀割样，右下肢放射痛，髋部活动受限，走路跛行。查体：腰部无明显畸形，右环跳穴处压痛，并向下肢放射，直腿抬高至60°时疼痛明显，60°以后反减轻。

问题：患者的诊断及病机分析；初步外治治疗。

【正确答案】诊断：梨状肌综合征。病机分析：患者髋部扭伤，外力使梨状肌猛烈收缩，造成损伤，损伤的梨状肌压迫或刺激坐骨神经而引发本病。治疗：以手法治疗为主，配合药物、针灸等治疗。①理筋手法：患者俯卧位，术者先按摩臀部痛点，使局部略有发热的舒适感，然后术者以双拇指相重叠，触摸钝厚变硬的梨状肌，用力深压并用弹拨法来回拨动梨状肌，弹拨方向应与肌纤维相垂直，对较肥胖患者力度不够时，可用肘尖部深压弹拨。弹拨10~20次后，再作痛点按压。最后由外侧向内侧顺梨状肌纤维走行方向做推按捋顺，两手握住患肢踝部牵抖下肢而结束。手法每周 2~3 次，连续 2~3 周。②药物治疗：急性期筋膜扭伤，气滞血瘀，疼痛剧烈，动作困难，治宜化瘀生新、活络止痛，可用桃红四物汤加减。慢性期病久体亏，经络不通，痛点固定，臀肌萎缩，治宜补养气血、舒筋止痛，可用当归鸡血藤汤加减；兼有风寒湿痹者，可选用独活寄生汤、祛风胜湿汤、宣痹汤等加减。③针灸治疗：取阿是穴、环跳、殷门、承扶、阳陵泉、足三里等穴，用泻法，以有酸麻感向远端放散为宜。针感不明显者，可加强捻转。急性期每天针刺 1 次，好转后隔日 1 次。

【答案分析】患者有明确的髋关节旋转外伤史，结合体征、查体可明确诊断为梨状肌综合征。治疗以手法治疗为主，配合药物、针灸等治疗。

第九章　内伤

第一节　内伤概论

◎ **重点** ◎

1. 内伤的常见病因病机

2. 内伤的中医治则

◎ **难点** ◎

内伤的中医治疗

扫码获取
同步习题

精选习题

（一）单选题

1. 伤后出现疼痛、闷胀，体表无明显压痛点，中医证型属于（　　）

A. 气滞　　B. 气闭　　C. 瘀血

D. 血虚　　E. 气逆

【正确答案】A　　【易错答案】B

【答案分析】本题主要考查各证型的临床特点，可结合中医诊断学相关知识回答。伤患处因络脉受损，气机凝滞，阻塞经络，不通则痛。由于损伤的病因病机不同，故出现不同程度、不同部位的疼痛。气滞者，痛无定处，忽聚忽散，范围较广，无明显压痛点；血瘀者，痛有定处，范围局限，有明显的压痛点。

2. 内伤气脱急宜补气固脱，急用（　　）

A. 当归补血汤　　B. 人参养荣汤　　C. 独参汤

D. 生脉散　　E. 增液汤

【正确答案】C　　【易错答案】D

【答案分析】本题可结合中医内科学相关知识回答。对脱证可口服中药者，应辨证给予内治。气脱宜补气固脱，急用独参汤。

3. 内伤血脱宜补血益气固脱，应用（　　）

A. 当归补血汤　　B. 人参养荣汤　　C. 独参汤

D. 生脉散　　E. 增液汤

【正确答案】A　　【易错答案】B

【答案分析】血脱宜补血益气固脱，用当归补血汤或人参养荣汤加减。

4. 有瘀血、血热、血虚、亡血、血脱之分，属于（　　）

A. 伤气　　B. 经络损伤　　C. 脏腑损伤

D. 伤血　　E. 七情所伤

【正确答案】D　　【易错答案】C

【分学习与避错】气血损伤可分为伤气、伤血两类，它们的表现各有不同。

（二）多选题

1. 气机损伤中的危象属于（　　）

A. 气闭　　B. 气逆　　C. 气虚

D. 气脱　　E. 气滞

【正确答案】AD　　【易错答案】B、C

【答案分析】本题主要考查损伤中的气血损伤。

2. 内伤血脱的临床表现为（　　）

A. 面色苍白　　B. 四肢冰冷　　C. 汗出如油

D. 神志不清　　E. 全身发热

【正确答案】ABCD　　【易错答案】E

【答案分析】血脱则面色苍白，四肢冰冷，汗出如油，神志不清。

3. 内伤气脱的临床表现为（　　）

A. 晕厥　　B. 四肢冰冷　　C. 口唇发绀

D. 喘咳　　E. 伤处瘀肿

【正确答案】ABC　　【易错答案】E

【答案分析】气脱则晕厥，四肢冷冰，口唇发绀。

4. 内伤损伤的一般症状是（　　）

A. 疼痛　　B. 眩晕　　C. 恶心

D. 大便失常　　E. 肿胀青紫

【正确答案】AE　　【易错答案】B、C

【答案分析】本题考查内伤的主要表现。

（三）填空题

闭证属实证，是由于伤后________，________所致。

【正确答案】气机不利、闭塞机窍

【答案分析】本题考查闭证的病机特点。

第二节　头部内伤

◎ **重点** ◎

1. 脑震荡的概念及其诊查要点
2. 脑损伤的常见类型及其临床表现

◎ **难点** ◎

1. 脑震荡的特殊临床表现
2. 各型脑损伤的鉴别及其特点

精选习题

扫码获取
同步习题

（一）单选题

1. 脑震荡苏醒后，初期主要症状是头痛、头晕、恶心，时有呕吐，夜寐不宁，治疗应疏肝活血安神，方选（　　）

A. 可保立苏汤　　B. 柴胡细辛汤　　C. 归脾汤
D. 杞菊地黄汤　　E. 二陈汤

【正确答案】B　　【易错答案】A

【答案分析】本题主要考查脑震荡的中药内治。

2. 外伤后患者表现为再昏迷和瘫痪进行性加重，首先考虑（　　）

A. 颅内血肿　　B. 脑震荡　　C. 脑挫裂伤
D. 脑干损伤　　E. 头皮损伤

【正确答案】A　　【易错答案】C

【答案分析】本题主要考查各型脑损伤的特殊表现。

3. 患者脑桥、中脑、小脑及延脑等处的损伤是头部内伤中最为严重的损伤，损伤后症状严重，死亡率高，属于（　　）

A. 脑震荡　　B. 脑挫裂伤　　C. 颅内血肿
D. 脑干损伤　　E. 头皮血肿

【正确答案】D　　【易错答案】C

【答案分析】本题考查脑部内伤的病理。

4. 颅脑损伤患者出现中间清醒期应考虑为（　　）

A. 脑震荡　　B. 脑疝　　C. 脑干损伤
D. 颅内血肿　　E. 脑挫裂伤

【正确答案】D　　【易错答案】E

【答案分析】颅内血肿的意识障碍特点为昏迷逐渐至苏醒或好转、再昏迷；昏迷进行性加重（开始感觉敏感，而后迟钝并加深）；开始时清醒，以后逐渐进入昏迷。

（二）多选题

1. 以下属于脑震荡主要表现的是（　　）

A. 脑脊液化验有异常　　B. 短时昏迷　　C. 近事遗忘症

D. 病理反射　　E. 继发性昏迷

【正确答案】BC　　【易错答案】D

【答案分析】本题主要考查脑震荡的诊查要点。

2. 以下属于脑挫裂伤患者临床表现的是（　　）

A. 瞳孔进行性散大　　B. 颅内压增高症状　　C. 锥体束征

D. 神经损伤的定位症状　　E. 昏迷

【正确答案】BDE　　【易错答案】A、C

【答案分析】本题考查脑挫裂伤的诊查要点。

3. 脑挫裂伤与颅内血肿的鉴别包括（　　）

A. 脑挫裂伤定位症状伤后即出现，且比较稳定

B. 颅内血肿的定位症状需一定时间出现，呈进行性加重

C. 颅内血肿多无清醒期，而脑挫裂伤很少出现清醒期

D. 颅内血肿常可出现颞叶疝，脑挫裂伤则很少出现，而颅内压增高两者均有

E. 脑挫裂伤在伤后即出现偏瘫，无进行性加重，自主活动少，而颅内血肿则不然

【正确答案】ABDE　　【易错答案】C

【答案分析】本题主要考查脑挫裂伤与颅内血肿的鉴别，可从两者的特殊表现进行回答。

（三）填空题

1. 脑震荡后期的主要病机为________、________。

【正确答案】气血虚、肝肾虚

【答案分析】脑震荡后期的主要病机为气血虚、肝肾虚。

2. 损害发生在对侧大脑半球的深部内囊时，除了有较完全的________外，还有与________的偏盲及偏感觉障碍，称为三偏征。

【正确答案】偏瘫、偏瘫同侧

【答案分析】本题考查脑挫裂伤患者偏瘫的特点。

（四）名词解释

近事遗忘症

【正确答案】近事遗忘症指清醒后不能回忆受伤之时或受伤前后的情况，但对往事却能清楚回忆，故又称“逆行性遗忘症”。

【答案分析】本题需注意其遗忘的特点及其常见脑部损伤。

（五）简答题

简述脑震荡与脑挫裂伤的鉴别。

【正确答案】脑挫裂伤患者的主要表现与脑震荡相似，但脑挫裂伤患者还有颅内压增高、神经损伤的定位症状，有生命体征变化，有阳性神经系统体征，脑脊液混有血液。

【答案分析】本题考查脑挫裂伤的症状表现。

（六）病案分析题

患者王某，男，33 岁。因头晕、头痛 3 小时就诊。患者家属述患者 3 小时前骑自行车摔倒，头部着地，当即不省人事 30 分钟，醒后觉头痛、头晕、恶心欲吐，近事遗忘。查体：神志清，呼吸平稳，瞳孔等大等圆，对光反射灵敏，耳鼻无出血、流液。额前发际上有一个 2cm × 3cm 大小包块，质软，压痛明显。头颅 X 线片未见骨折，颅脑 CT 未见脑实质损害。

问题：患者的诊断；诊断依据。

【正确答案】诊断：脑震荡、头皮血肿。诊断依据：①患者有头部外伤史。②伤后短暂昏迷。③存在事视遗忘表现。④临床表现及其头颅 X 线片、CT 未见骨折、脑实质损害。

【答案分析】本题主要考查脑震荡的诊查要点。①意识障碍：损伤后有短暂的神志昏迷，持续时间可数秒或数分钟，一般不超过 30 分钟，意识清醒后可以恢复正常。②近事遗忘症：清醒后不能回忆受伤之时或受伤前后的情况，但对往事却能清楚回忆，故又称“逆行性遗忘症”。③清醒后可有头痛、头晕、目眩、耳鸣等症状，搬动头部或坐起时症状加重。④神经系统检查无阳性体征，体温、呼吸、脉搏和血压在意识障碍期间可出现变化，清醒后恢复正常，脑脊液检查、头颅 X 线摄片均正常。

第三节 胸部内伤

◎ **重点** ◎

1. 常见各型胸部损伤
2. 气胸的概念及其临床表现
3. 血胸的概念

◎ **难点** ◎

1. 气胸的分型
2. 张力性气胸的概念
3. 气胸的处理原则
4. 血胸血量的估计及处理

精选习题

扫码获取
同步习题

（一）单选题

1. 气胸治疗的关键是（　　）

A. 胸膜腔穿刺

B. 将胸膜内异常的正压转化为正常的负压

C. 封闭伤口

D. 于锁骨中线处 2~3 肋间隙用橡皮管插入胸腔内连接水封瓶，排气减压

E. 用消毒厚纱布填塞伤并加压包扎，使之不漏气

【正确答案】B　　【易错答案】D、E

【答案分析】本题考查气胸的处理原则。

2. 患者进行性呼吸困难、发绀、休克，伴有皮下气肿，患侧胸廓膨隆，可考虑为（　　）

A. 闭合性气胸　　B. 开放性气胸　　C. 张力性气胸

D. 血气胸　　E. 闭合性气胸伴多根肋骨骨折

【正确答案】C　　【易错答案】E

【答案分析】张力性气胸表现为进行性呼吸困难、发绀、休克，并可有皮下或纵隔气肿，患侧胸廓显著膨隆。

3. 空气随呼吸自由出入胸膜腔而闻及响声，可考虑为（　　）

A. 多发性肋骨骨折胸壁软化　　B. 开放性气胸　　C. 闭合性气胸

D. 哮喘并发气胸　　E. 张力性气胸

【正确答案】B　　【易错答案】E

【答案分析】开放性气胸表现为胸壁有开放性伤口，并随空气进出而听到响声，同时有胸胁疼痛，胸满气促，端坐呼吸，面色苍白，口唇发青，汗出肢冷，脉搏细数，血压下降等症状。

4. X 线检查胸腔见液平面，可考虑为（　　）

A. 血气胸　　B. 多发性肋骨骨折胸壁软化　　C. 开放性气胸

D. 闭合性气胸　　E. 张力性气胸

【正确答案】A　　【易错答案】B

【答案分析】本题考查各型气胸的 X 线片表现。

（二）多选题

1. 少量血胸表现为（　　）

A. 血量不超过 500 ml　　B. 血量为 500~1000 ml　　C. 血量为 1000~1500 ml

D. 积血仅限于肋膈角　　E. 积血平面可达肩胛骨中部

【正确答案】AD　　【易错答案】E

【答案分析】本题考查血胸血量的估计。

2. 气胸可分为（　　）

A. 闭合性气胸　　B. 开放性气胸　　C. 张力性气胸

D. 进行性气胸　　E. 非进行性气胸

【正确答案】ABC　　【易错答案】D、E

【答案分析】本题主要考查气胸的临床分型，包括闭合性、开放性、张力性气胸。

3. 开放性气胸的主要表现为（　　）

A. 胸闷　　B. 胸壁有开放伤口　　C. 气促

D. 空气出入胸腔的响声　　E. 胸痛

【正确答案】BD　　【易错答案】C

【答案分析】本题考查开放性气胸的诊查要点。

（三）填空题

诊断血胸简单而有效的方法是________。

【正确答案】胸膜腔穿刺抽血

【答案分析】胸膜腔穿刺抽血是诊断血胸简单而有效的方法。

（四）名词解释

胸部屏挫伤

【正确答案】胸部由于负重屏气或受暴力撞击而致胸部气血、经络损伤者，称为胸部屏挫伤。

【答案分析】本题需注意胸部屏挫伤的病因。

（五）简答题

简述开放性气胸的局部处理。

【正确答案】开放性气胸治疗的首要任务是封闭伤口，将开放性气胸转变为闭合性气胸，急救时用消毒厚纱布填塞伤口并加压包扎，使之不漏气。待一般情况改善后，经 X 线检查，施行清创术，去除污染组织、碎骨及异物。肺裂口予以修补，并用胸腔闭式引流，污染严重者行胸壁开放引流。

【答案分析】气胸治疗的关键是将胸膜内异常的正压转化为正常的负压，使肺迅速复张。

第四节　腹部内伤

◎ 重点 ◎

常见腹部内伤的临床表现

◎ 难点 ◎

腹部内伤的分型及其治疗原则

精选习题

扫码获取同步习题

（一）单选题

1. 腹部损伤中，脏器破裂多见于（　　）

A. 脾、肝　　B. 肾、肝　　C. 脾、肾

D. 脾、结肠　　E. 肝、小肠

【正确答案】A　　【易错答案】C

【答案分析】临床上常见的腹部实质性脏器损伤是肝脾损伤。

2. 患者表现为腹腔内出血和休克，可考虑为（　　）

A. 腹部损伤　　B. 有腔脏器破裂　　C. 腹膜后血肿

D. 腹膜后脏器损伤　　E. 腹腔内实质脏器破裂

【正确答案】E　　【易错答案】B

【答案分析】腹腔内脏损伤可分为空腔脏器破裂和实质脏器破裂两种。实质脏器破裂主要表现为腹腔内出血和休克。

3. 单纯腹壁损伤的内治法一般宜采用（　　）

A. 行气止痛　　B. 活血祛瘀

C. 行气止痛与活血祛瘀同用　　D. 化瘀利水

E. 补益肝肾

【正确答案】C　　【易错答案】A、B

【答案分析】本题考查腹壁损伤的治疗。

（二）多选题

1. 肝破裂时的 X 线片表现是（　　）

A. 右膈上升及活动受限　　B. 左膈上升及活动受限　　C. 肝阴影扩大

D. 膈下出现游离气体　　E. 膈间隙增宽和结肠脾曲下降

【正确答案】AC　　【易错答案】B、D

【答案分析】肝损伤者，受伤的部位多在右下胸、右腰及右上腹等处，X 线腹部透视显示右膈上升及活动受限，肝阴影扩大。

2. 腹部空腔脏器破裂的主要表现是（　　）

A. 穿刺出浑浊液体　　B. 腹部压痛　　C. 腹部反跳痛

D. 肠蠕动音减弱　　E. 膈下游离气体

【正确答案】ABCDE　　【易错答案】漏选 D

【答案分析】本题考查腹部空腔脏器破裂的症状与体征。

3. 腹腔实质脏器破裂的主要临床表现是（　　）

A. 膈下游离气体　　B. 穿刺出血性液体　　C. 移动性浊音

D. 肝、脾浊音界增大　　E. 血压持续下降

【正确答案】BCDE　　【易错答案】A

【答案分析】本题考查腹部实质脏器破裂的表现。

（三）论述题

试述腹部实质脏器破裂的诊查要点。

【正确答案】主要表现为腹腔内出血和休克。①患者可有面色苍白，出冷汗，眩晕，口渴，心悸，神志淡漠，脉象细数，血压下降，腹部膨隆，压痛及反跳痛，轻度腹肌紧张。②腹部表现为持续性腹痛、腹胀。腹部叩诊出现移动性浊音，肠鸣音减弱或消失。③血红蛋白及红细胞计数进行性下降。④腹腔穿刺可抽出不易凝固的鲜血。⑤如出血既多又快，则伤者迅速陷入失血性休克状态。⑥临床上常见的腹部实质性脏器损伤是肝脾损伤。

【答案分析】实质脏器破裂的诊查需从症状、体征、实验室检查、腹腔穿刺等多方面结合诊断。

第十章　骨病

第一节　化脓性骨髓炎

◎ **重点** ◎

1. 化脓性骨髓炎的感染途径及致病菌
2. 化脓性骨髓炎的发病人群及好发部位
3. 化脓性骨髓炎的分型及治疗

◎ **难点** ◎

1. 化脓性骨髓炎的中医病因病机
2. 化脓性骨髓炎的病理变化
3. 急性化脓性骨髓炎的诊查要点
4. 慢性骨髓炎的诊查要点
5. 化脓性骨髓炎的中医治疗原则

扫码获取
同步习题

精选习题

（一）单选题

1. 下列不属于化脓性骨髓炎好发部位的是（　　）

A. 股骨上端　　B. 股骨下端　　C. 椎骨

D. 掌骨　　E. 长骨骨干干骺端

【正确答案】D　　【易错答案】C

【答案分析】化脓性骨髓炎多见于10岁以下儿童，好发于四肢长骨，尤以胫骨为最多，股骨、肱骨和桡骨次之。

2. 以下关于化脓性骨髓炎的治疗错误的是（　　）

A. 制动　　B. 少量多次输血　　C. 引流

D. 体温下降后停止使用抗生素　　E. 联合使用抗生素

【正确答案】D　　【易错答案】B

【答案分析】化脓性骨髓炎治疗时可根据细菌培养及药物敏感度试验选用抗生素，根据病情补液，补充维生素，加强营养，贫血者可采用少量多次输血等措施。

3. 化脓性骨髓炎相当于中医学的（　　）

A. 流痰　　B. 附骨疽　　C. 流注

D. 骨岩　　E. 跗骨痰

【正确答案】B　　【易错答案】E

【答案分析】本题考查化脓性骨髓炎的中医认识。

4. 化脓性骨髓炎的常见致病菌为（　　）

A. 金黄色葡萄球菌　　B. 肺炎双球菌　　C. 溶血性链球菌

D. 大肠埃希菌　　E. 绿脓杆菌

【正确答案】A　　【易错答案】B

【答案分析】化脓性骨髓炎常见的致病菌是金黄色葡萄球菌，其次为乙型链球菌和白色葡萄球菌，少见大肠埃希菌、绿脓杆菌、肺炎双球菌感染者。

5. 化脓性骨髓炎脓已成而未溃者，方选（　　）

A. 五味消毒饮　　B. 仙方活命饮　　C. 托里消毒饮

D. 金黄散　　E. 黄连解毒汤

【正确答案】C　　【易错答案】A

【答案分析】急性化脓性骨髓炎，若脓已成而未溃者，治则为托里透脓，可用托里消毒饮（散）。

6. 化脓性骨髓炎出现 X 线异常表现的时间是（　　）

A. 起病 1 周内　　B. 起病 2 周内　　C. 起病 2 周后

D. 起病 3 周后　　E. 起病 4 周后

【正确答案】C　　【易错答案】B

【答案分析】急性化脓性骨髓炎起病 10~14 天 X 线检查往往无明显异常，发病 2 周后 X 线片可见到局部骨质稍有疏松，骨小梁开始紊乱，并有斑点状骨质吸收，髓腔内有透亮区。

7. 血源性骨髓炎后期的病理变化是（　　）

A. 新骨形成　　B. 骨质破坏　　C. 骨质坏死

D. 局部红肿　　E. 关节僵硬

【正确答案】A　　【易错答案】C

【答案分析】血源性骨髓炎的病理特点是骨质破坏和新骨形成同时存在。早期以破坏、坏死为主，后期以新骨形成为主。

8. 化脓性骨髓炎包壳形成的组织来源是（　　）

A. 骨膜　　B. 骨松质　　C. 骨皮质

D. 骺板　　E. 骨髓

【正确答案】A　　【易错答案】C

【答案分析】本题考查化脓性骨髓炎的病理变化。

9. 急性血源性骨髓炎的治疗方法是（　　）

A. 凿开骨皮质，找到脓肿，清除脓液，关闭伤口，可愈合

B. 立即开放创口引流，全身应用抗生素，石膏固定，开洞换药

C. 局部骨质钻孔减压切开排脓引流术

D. 凿开骨皮质，摘除死骨，消灭死腔，一期闭合伤口，接负压引流管

E. 截骨术

【正确答案】C　　【易错答案】B

【答案分析】急性化脓性骨髓炎早期，病变尚局限于髓腔内时，行局部骨质钻孔减压手术；对已形成骨膜下脓肿或穿破骨膜致软组织脓肿者，应及时做切开排脓引流手术。有死骨形成时，需手术凿开骨皮质摘除死骨。脓液流注进入关节者，应早期手术切开排脓。对经久不愈的窦道，可采用窦道搔刮术促进其愈合。全身情况差的病例要采取措施，包括输液、输血、纠正酸中毒等，待全身情况改善后方可手术。

10. 急性血原性骨髓炎的早期病理特点是（　　）

A. 骨髓腔有脓肿存在　　B. 有骨质破坏和死骨形成　　C. 病变远离干骺端

D. 可见骨膜下脓肿　　E. 有新骨生成，出现骨性包壳

【正确答案】B　　【易错答案】A

【答案分析】本题考查化脓性骨髓炎的病理特点。

（二）多选题

1. 以下属于化脓性骨髓炎由急性转为慢性表现的是（　　）

A. 疼痛剧烈　　B. 窦道形成　　C. 死骨形成

D. 高热寒战　　E. 白细胞计数明显增高

【正确答案】BC　　【易错答案】E

【答案分析】本题主要考查化脓性骨髓炎的病理变化。

2. 下列属于化脓性骨髓炎感染途径的是（　　）

A. 血行感染　　B. 直接感染　　C. 邻近软组织感染蔓延

D. 呼吸道感染　　E. 消化道感染

【正确答案】ABC　　【易错答案】D

【答案分析】化脓性骨髓炎的感染途经可由细菌从身体其他部位的化脓性病灶经血流传播至骨骼，称血源性骨髓炎；或由开放性骨折感染而引起；或由邻近软组织感染直接蔓延到骨骼，如脓性指头炎引起指骨骨髓炎。

3. 下列属于化脓性骨髓炎中医病因的是（　　）

A. 肝肾不足　　B. 正虚邪侵　　C. 热毒注骨

D. 脾胃不和　　E. 创口毒盛

【正确答案】BCE　　【易错答案】A

【答案分析】化脓性骨髓炎的中医病因包括正虚邪侵、热毒注骨、创口毒盛。

4. 需与化脓性骨髓炎相鉴别的疾病有（　　）

A. 化脓性关节炎　　B. Ewing 肉瘤　　C. 软组织急性化脓性感染

D. 骨肉瘤　　E. 多发性骨髓瘤

【正确答案】ABC　　【易错答案】E

【答案分析】本题主要考查化脓性骨髓炎的鉴别诊断。

5. 以下属于慢性骨髓炎 X 线片表现的是（　　）

A. 虫蛀样破坏　　B. 骨膜增生　　C. 死骨

D. 死腔　　E. 新生骨形成的包壳

【正确答案】CDE　　【易错答案】B

【答案分析】慢性骨髓炎 X 线片可见骨膜下层状新骨形成，骨质硬化，密度增加，形成包壳，内有死骨或死腔。死骨的密度高，边缘不规则，周边的密度较低。长骨可增粗，密度不均匀，轮廓不规则，可出现畸形。小儿可见骨骺被破坏甚至消失。

6. 化脓性骨髓炎的实验室检查可见（　　）

A. 白细胞计数明显增高　　B. 血培养阳性　　C. 血清碱性磷酸酶增高

D. 血清乳酸脱氢酶增高　　E. 尿本周氏蛋白阳性

【正确答案】AB　　【易错答案】C、D

【答案分析】本题考查化脓性骨髓炎的实验室检查。

7. 慢性骨髓炎可出现的并发症有（　　）

A. 骨性关节炎　　B. 患肢增粗变形　　C. 肢体不等长

D. 骨癌　　E. 病理性骨折或脱位

【正确答案】BCE　　【易错答案】A

【答案分析】慢性骨髓炎可见局部一个或多个窦道，反复排出脓液或死骨，窦口周围皮肤色素沉着，变为瘢痕组织；患肢增粗、变形，或有肢体不等长等畸形；可合并病理骨折或脱位。

8. 化脓性骨髓炎早期脓未成者，应以消法为主，可选用的方剂是（　　）

A. 仙方活命饮　　B. 黄连解毒汤　　C. 五味消毒饮

D. 透脓散　　E. 托里消毒饮

【正确答案】ABC　　【易错答案】D、E

【答案分析】本题考查化脓性骨髓炎的中医治疗。

（三）填空题

1. 慢性骨髓炎的病理基础是________留在内，使________不能闭合。

【正确答案】大块死骨、窦口

【答案分析】骨膜下脓肿形成时被剥离的骨膜形成一层新骨，逐渐增厚形成包壳，骨干因失去来自骨膜的血液供给，骨内的供血滋养血管因炎症形成血栓，骨内供血被阻塞，形成死骨，小块死骨可被吸收或经窦道排出，大块死骨留在内，使窦口不能闭合，成为慢性骨髓炎的病理基础。

2. 血源性骨髓炎好发于________，因为该处有丰富的________，血流________，细菌容易在此停留而发生感染。

【正确答案】长骨的干骺端、毛细血管网、缓慢

【答案分析】本题考查血源性骨髓炎的发病部位及其病理基础。

3. 血源性骨髓炎的病理特点是________和________同时存在。早期以________、________为主，后期以________为主。

【正确答案】骨质破坏、新骨形成、破坏、坏死、新骨形成

【答案分析】本题考查血源性骨髓炎的病理特点。

（四）简答题

1. 简述化脓性骨髓炎常见的感染途径。

【正确答案】化脓性骨髓炎的感染途经可由细菌从身体其他部位的化脓性病灶经血流传播至骨骼，称血源性骨髓炎；或由开放性骨折感染而引起；或由邻近软组织感染直接蔓延到骨骼，如脓性指头炎引起指骨骨髓炎。

【答案分析】注意感染途径的分型。

2. 简述干骺端易发生血源性骨髓炎的原因。

【正确答案】血源性骨髓炎大多数发生在长骨的干骺端，干骺端有丰富的毛细血管网，此处血流缓慢，血中细菌容易在此停留而发生感染。外伤使干骺端毛细血管网破裂出血，局部抵抗力降低，易受感染。

【答案分析】本题可结合干骺端的解剖特点回答。

（五）论述题

试述急性化脓性骨髓炎的诊查要点。

【正确答案】①起病急骤，持续高热在39℃以上，寒战，汗出而热不退，全身不适，倦怠，食欲不振，局部疼痛剧烈，舌质红，苔黄腻，脉弦数。可出现恶心呕吐，肝脾大等全身中毒征象。进而患处搏动性疼痛加剧，肢体不能活动，呈环状肿胀，皮肤红热，附近肌肉痉挛，骨的干骺端压痛明显，患者拒按患处及拒绝做被动活动检查。如骨膜下脓肿继续扩展，可穿破骨膜和皮下组织，自行破溃或经手术切开骨髓腔减压引流，则体温很快下降，疼痛减轻。②实验室检查：白细胞总数增高。血培养常为阳性。穿刺抽出的脓液可培养出致病菌。③X线检查：急性化脓性骨髓炎起病10~14天X线检查往往无明显异常，2周后X线片可见到局部骨质稍有破坏，骨小梁开始紊乱，并有斑点状骨质吸收，髓腔内有透亮区，有骨膜反应，周围软组织肿胀，肌肉

间隙模糊。3~4 周以上可见骨膜下反应新生骨，病变进一步发展，局部形成死骨。

【答案分析】本题需注意急性化脓性骨髓炎的全身情况与局部症状，可结合化脓性骨髓炎的病理演变过程记忆。

（六）病案分析题

1. 患者张某，男，8 岁。因右小腿上段肿痛 3 天就诊。患者自述 1 周前患扁桃体炎，口服抗生素治疗后好转。3 天前右小腿上段肿胀、疼痛，不敢站立行走，高热寒战，纳少，咽干。查体：体温 39.6℃，右小腿上段肿胀，局部发红，皮温升高，压痛明显。舌红，苔黄腻，脉数。血常规：WBC 21.8×10^9/L，中性粒细胞百分比 82%。X 线片示：右小腿中上段骨质未见异常。

问题：患者的中西医诊断、病因病机分析、治法方药。

【正确答案】西医诊断：急性化脓性骨髓炎；中医诊断：附骨痈（邪毒蕴盛）。病因病机分析：患者外邪侵袭，余毒未尽，久而不解，深蕴于内，热毒内盛，邪毒注骨，蕴热酿脓，故见局部红、肿、热、痛，高热寒战；热盛伤津，故见咽干；舌红、苔黄腻、脉数均为邪毒蕴盛之征。治法方药：①制动：用右下肢长腿石膏托固定。②外敷：可用金黄膏或双柏散外敷。③中药以清热解毒、活血通络为主，方选仙方活命饮合黄连解毒汤。

【答案分析】本题主要考查急性化脓性骨髓炎的临床诊查及其治疗。

2. 患者贾某，男，8 岁。因右小腿上段红肿剧痛 1 周就诊。患者 15 天前感受风寒出现头痛、高热、咽喉疼痛，治疗 2 天后，体温稍降但咽痛加重，至医院就诊，诊断为急性扁桃体炎，予以抗生素静脉滴注，症状好转。患者 7 天前右小腿中上段出现红肿剧痛。血常规：WBC 14.5×10^9/L，中性粒细胞百分比 79%。X 线片示：右胫骨上段有骨膜增生，但未见死骨、死腔及包壳形成。查体：右小腿上段疼痛、压痛明显，皮温高，伴口干，烦躁，舌红苔黄，脉数。

问题：患者的诊断及病机分析；中医治疗方案。

【正确答案】诊断：急性化脓性骨髓炎（邪毒蕴盛）。分析：引起患儿扁桃体炎的致病菌进入血液循环，引起菌血症并传播至骨内，在胫骨上段干骺端生长繁殖，形成骨内感染灶，发为急性化脓性骨髓炎。治疗：①中药内治：治宜清热解毒，活血通络，方选仙方活命饮加减（当归、天花粉、赤芍、乳香、陈皮、皂角、防风、白芷、金银花、连翘、甘草）。②外治：下肢制动，限制患肢活动或石膏托固定，金黄散或双柏散外敷。

【答案分析】本题主要考查急性化脓性骨髓炎的治疗原则。

第二节　化脓性关节炎

◎ 重点 ◎

1. 化脓性关节炎的发病部位及致病菌
2. 化脓性关节炎的诊查要点

◎ 难点 ◎

1. 化脓性关节炎的病理分期（浆液渗出期、浆液纤维蛋白渗出期、脓性渗出期）

2. 化脓性关节炎的 X 线检查表现

3. 化脓性关节炎的中医治疗

精选习题

扫码获取同步习题

（一）单选题

1. 化脓性关节炎最常见的致病菌为（ ）

A. 金黄色葡萄球菌　B. 大肠埃希菌　C. 肺炎双球菌

D. 溶血性链球菌　E. 结核杆菌

【正确答案】A　【易错答案】C

【答案分析】化脓性关节炎最常见的致病菌为金黄色葡萄球菌。

2. 化脓性关节炎浆液纤维蛋白渗出期渗出液为（ ）

A. 清稀　B. 黏稠混浊　C. 干酪状

D. 脓性　E. 血性

【正确答案】B　【易错答案】C

【答案分析】化脓性关节炎浆液纤维蛋白渗出期，渗出液增多且黏稠混浊，关节内纤维蛋白沉积而造成关节粘连。

3. 化脓性关节炎若在（ ）治愈，则关节功能可恢复正常

A. 脓性渗出期　B. 浆液渗出期　C. 血性渗出期

D. 黏液性渗出期　E. 浆液纤维蛋白渗出期

【正确答案】B　【易错答案】E

【答案分析】化脓性关节炎浆液渗出期，关节腔内有浆液性渗出液，关节软骨尚未被破坏，这一阶段若治疗正确，渗出液可被吸收，关节功能不受影响。

4. 化脓性关节炎古时称为（ ）

A. 附骨疽　B. 附骨痈　C. 余毒流痰

D. 无头疽　E. 骨痨

【正确答案】D　【易错答案】C

【答案分析】本题考查化脓性关节炎的中医认识。

5. 化脓性关节炎余毒流注证的治则是（ ）

A. 活血化瘀，清热解毒　B. 清热解毒，扶正祛邪，渗利化湿

C. 清热解毒，凉血祛瘀　D. 祛风除湿，消肿止痛

E. 祛痰散结，舒筋通络

【正确答案】C　　　　　【易错答案】A

【答案分析】化脓性关节炎余毒流注证的治则为清热解毒、凉血祛瘀，方用犀角地黄汤、黄连解毒汤。

（二）多选题

1. 化脓性关节炎的好发部位是（　　）

A. 肩关节　　B. 肘关节　　C. 踝关节

D. 髋关节　　E. 膝关节

【正确答案】DE　　　　　【易错答案】B、C

【答案分析】关节的化脓性感染称化脓性关节炎，儿童多见，好发的部位为髋关节和膝关节。

2. 关节附近的化脓性骨髓炎直接蔓延至关节引起化脓性关节炎多见于（　　）

A. 肩关节　　B. 肘关节　　C. 踝关节

D. 髋关节　　E. 膝关节

【正确答案】DE　　　　　【易错答案】B、C

【答案分析】本题将化脓性关节炎的发病部位与感染途径结合考查。

3. 化脓型关节炎晚期 X 线检查表现的是（　　）

A. 关节间隙变窄　　B. 关节间隙增宽

C. 关节周围软组织阴影　　D. 骨质疏松

E. 关节呈纤维性或骨性融合

【正确答案】AE　　　　　【易错答案】C

【答案分析】本题主要考查化脓性关节炎的 X 线检查。

4. 以下不属于导致化脓性关节炎并发病理性脱位原因的是（　　）

A. 关节间隙增宽　　B. 关节囊积液、积脓增多　　C. 骨质破坏

D. 周围肌肉痉挛　　E. 骨质疏松

【正确答案】ACE　　　　　【易错答案】漏选 C

【答案分析】化脓性关节炎表现为患病关节红、肿、热、痛，患肢处于关节囊较松弛的位置以减轻胀痛，如髋关节呈屈曲、外展、外旋位等，欲改变此体位时，疼痛加剧。随着关节内积液、积脓增多，关节周围肌肉痉挛，可并发病理性脱位或半脱位。

5. 化脓性关节炎的病理分期是（　　）

A. 浆液渗出期　　B. 浆液纤维蛋白渗出期　　C. 脓性渗出期

D. 增殖期　　E. 干酪期

【正确答案】ABC　　　　　【易错答案】E

【答案分析】化脓性关节炎病变发展大致可分为浆液渗出期、浆液纤维蛋白渗出期和脓性渗出期 3 个阶段，在发展过程中有时并无明确的界限。

6. 化脓性关节炎的辨证分型可分为（　　）

A. 正虚邪乘　　B. 余毒流注　　C. 瘀血化热

D. 血瘀气滞　　E. 瘀痰互结

【正确答案】ABC　　【易错答案】E

【答案分析】本题考查化脓性关节炎的中医病因病机。

7. 化脓性关节炎的外治法包括（　　）

A. 患肢制动　　B. 关节腔冲洗　　C. 切开引流

D. 外敷膏药　　E. 功能锻炼

【正确答案】ABCD　　【易错答案】E

【答案分析】本题考查化脓性关节炎的外治法。

（三）填空题

1. 化脓性关节炎的中医病机是________、________、________。

【正确答案】正虚邪乘、余毒流注、瘀血化热

【答案分析】本题主要考查化脓性关节炎的中医病机特点。

2. 化脓性关节炎的病理分期包括________、________、________。

【正确答案】浆液渗出期、浆液纤维蛋白渗出期、脓性渗出期

【答案分析】本题需注意化脓性关节炎的病理分期及其渗出液性质。

（四）简答题

1. 简述化脓性关节炎的病理变化及其分期。

【正确答案】化脓性关节炎病变发展大致可分为3个阶段，在发展过程中有时并无明确的界限。①浆液渗出期：关节滑膜充血、水肿、白细胞浸润。关节腔内有浆液性渗出液，关节软骨尚未被破坏，这一阶段若治疗正确，渗出液可被吸收，关节功能不受影响。②浆液纤维蛋白渗出期：渗出液增多且黏稠混浊，关节内纤维蛋白沉积而造成关节粘连。由于中性多核细胞释放大量溶酶体类物质，关节软骨遭破坏，导致关节功能障碍。③脓性渗出期：滑膜和关节软骨被破坏，关节活动有严重障碍，甚至完全强直。

【答案分析】本题可结合各分期的特征进行记忆。

2. 简述化脓性关节炎的X线检查表现。

【正确答案】化脓性关节炎早期可见关节周围软组织阴影及关节囊脓肿，关节间隙增宽，关节附近骨质疏松。后期关节软骨破坏，关节间隙变窄和消失。最后病变愈合后，关节呈纤维性和骨性融合。

【答案分析】本题可与化脓性关节炎的病理过程结合记忆。

（五）病案分析题

患者钱某，男，6岁。因左膝部肿胀疼痛伴发热2天就诊。患者家属述患者6天前自觉眼部疼痛，2天前出现左膝部肿胀、疼痛、活动受限，伴发热、纳差。查体：T 39.8℃，左膝部肿胀，色红，皮温高，膝关节呈屈曲位，不能伸直，舌红苔黄，脉弦数。血常规：WBC 19.8×10^9/L，

中性粒细胞百分比 79%，血沉 34 mm/h。X 线片示：左膝关节间隙增宽，关节囊肿胀。关节腔穿刺：抽出黄色浑浊关节液。

问题：患者的中西医诊断、病因病机分析、中西医治疗方法。

【正确答案】中医诊断：无头疽（余毒流注证）；西医诊断：左膝关节化脓性关节炎。病因病机分析：患者外邪侵袭，余毒未消，机体正气不足以使其内外消散，邪毒走散，流注于关节，热毒蕴结，腐筋蚀骨，故见局部红肿热痛，功能障碍，舌红、苔黄俱为佐证。中医治疗：①局部制动。②外敷：可用金黄散、雨露膏局部外敷。③关节腔冲洗：吸尽关节液，用生理盐水做关节内冲洗，并注入适量的抗生素。④中药以清热解毒、凉血逐瘀为主，方选黄连解毒汤合犀角地黄汤加减。西医治疗：①行关节腔穿刺，可在抽出脓液后注入抗生素，或用生理盐水加入抗生素进行关节腔灌注，直至抽出培养液为阴性为止。②仍不见好转者，可切开排脓，彻底冲洗关节腔，留置引流管，直至炎症被控制后拔出引流管。同时肌内注射或静脉滴注抗生素。

【答案分析】本题主要考查化脓性关节炎的诊查及治疗，需注意区分其证型。

第三节　骨关节结核

◎ 重点 ◎

1. 骨关节结核的发病年龄及部位
2. 骨关节结核的分型
3. 脊柱结核的病理分型
4. 髋关节结核的临床特点
5. 膝关节结核的临床特点

◎ 难点 ◎

1. 骨关节结核的中医病因病机
2. 各型骨关节结核的病理变化
3. 骨关节结核的中药内治法
4. 脊柱结核的好发部位
5. 髋关节结核的好发部位

精选习题

扫码获取
同步习题

（一）单选题

1. 骨关节结核的发病年龄为（　　）

A. 5 岁以下　　B. 10 岁以下　　C. 15 岁以下

D. 20 岁以下　　E. 50 岁以上

【正确答案】B　　【易错答案】E

【分型与避错】骨关节结核以青少年及10岁以下儿童多见，发病部位以脊柱最多见，其次为四肢大关节。

2. 以下骨关节结核治愈后关节功能不能完全恢复的是（　　）

A. 全关节结核　B. 松质骨结核　C. 皮质骨结核

D. 干骺端结核　E. 滑膜结核

【正确答案】A　　【易错答案】D

【正确答案】全关节结核是由滑膜结核发展而来的，继而侵犯软骨和软骨下骨板。

3. 中医学认为，骨关节结核的致病邪气是（　　）

A. 阳热之邪　B. 湿热之邪　C. 阴寒之邪

D. 寒湿之邪　E. 风寒湿邪

【正确答案】C　　【易错答案】D

【答案分析】本题主要考查骨关节结核的中医病因病机。

4. 脊柱结核最早的症状是（　　）

A. 局部疼痛　B. 瘫痪　C. 寒性脓肿

D. 下肢放射性痛　E. 脊柱运动障碍

【正确答案】A　　【易错答案】E

【答案分析】脊柱结核早期仅有轻微腰背疼痛。

5. X线片示溶骨性破坏，其间有死骨，空洞形成，可考虑为（　　）

A. 单纯骨结核　B. 急性化脓性骨髓炎　C. 骨性关节炎

D. 慢性骨髓炎　E. 肩关节周围炎

【正确答案】A　　【易错答案】D

【答案分析】本题主要考查各型骨关节结核的影像学表现。

6. 皮质骨结核的病理基础是（　　）

A. 局限性溶骨性骨质破坏为主，有骨膜新生骨形成

B. 浸润和坏死为主，易形成死骨和空洞

C. 骨关节软骨面破坏

D. 局限性骨质破坏缺损为主

E. 滑膜肿胀充血，炎性细胞浸润，滑液增多

【正确答案】A　　【易错答案】D

【答案分析】本题考查各型骨关节结核的病理基础。皮质骨结核常见于四肢短管状骨，形成溶骨性破坏和脓液，进而形成骨膜下脓肿，出现骨膜增生的新骨。老年患者由于以溶骨性破坏为主，易发生病理性骨折。

（二）多选题

1. 导致骨关节结核的原发病灶多在（　　）

A. 呼吸系统　　B. 消化系统　　C. 泌尿系统

D. 生殖系统　　E. 内分泌系统

【正确答案】AB　　【易错答案】C

【答案分析】本题考查骨关节结核的原发病灶位置。

2. 以下属于骨关节结核病灶清除术禁忌证的是（　　）

A. 年龄过大或过小　　B. 合并肺的活动性结核

C. 有其他重要脏器的严重疾患　　D. 脓肿形成

E. 病灶内有死骨

【正确答案】ABC　　【易错答案】D

【答案分析】本题考查骨关节结核手术治疗的适应证与禁忌证。

3. 导致骨关节结核的内因包括（　　）

A. 肝肾亏虚　　B. 阴虚内热　　C. 阳虚痰凝

D. 脾胃失健　　E. 腠理不密

【正确答案】ABC　　【易错答案】D

【答案分析】本题考查骨关节结核的中医病因，包括肝肾亏虚、阴虚内热、阳虚痰凝。

4. 诊断脊柱结核的依据是（　　）

A. 食欲不振、乏力、消瘦、低热、盗汗

B. 局部疼痛、压痛、叩痛

C. 驼背畸形

D. 血沉增高

E. X 线片示：脊柱生理弯曲异常，椎间隙变窄，椎体破坏

【正确答案】ABCDE　　【易错答案】漏选 B

【答案分析】本题考查脊柱结核的诊断，需结合全身情况、症状、体征、实验室检查及影像学检查。

（三）填空题

1. 骨关节结核根据病理变化可分为________、________、________3 期，根据病变过程可分为________、________、________3 种类型。

【正确答案】渗出期、增殖期、干酪样变性期、单纯骨结核、滑膜结核、全关节结核

【答案分析】本题主要考查骨关节结核的病理变化。

2. 骨关节结核最常见的部位是________，其次为________。

【正确答案】脊柱、四肢大关节

【答案分析】骨关节结核的发病部位以脊柱最多见，其次为四肢大关节。长管状骨及脊柱附件少见。

3. 骨关节结核初期阳虚痰凝者，中药治以________、________为主，代表方剂为阳和汤。

【正确答案】温阳通脉、散寒化痰

【答案分析】本题考查骨关节结核的中医内治法。

（四）简答题

简述髋关节结核的 X 线检查表现。

【正确答案】滑膜结核关节间隙增宽，关节囊呈肿胀阴影，髋关节骨质疏松，单纯骨结核有骨质破坏、空洞或小的死骨；全关节结核表现关节面破坏，关节间隙狭窄。

【答案分析】本题可结合骨关节结核的病理改变进行回答。

（五）病案分析题

患者马某，男，10 岁。右髋部及右膝关节隐痛，跛行 2 个月，加剧 1 个月。患者夜间常因疼痛哭泣。当地医院予以抗生素及中药热敷髋、膝部治疗，效果不佳。查体：右髋关节处稍肿胀，呈屈曲畸形，托马斯征（+），髋关节过伸试验（+）。血常规：白细胞计数正常，血沉：80 mm/h，DDP 试验（+）。X 线片示：右髋关节囊肿胀，关节间隙变宽，骨质疏松，无骨质破坏和关节面破坏。

问题：患者可能的诊断及诊断依据。

【正确答案】诊断：髋关节结核。依据：①患者儿童。②右髋、膝关节疼痛，膝关节疼痛由髋关节疼痛引起。③夜间可因疼痛哭泣。④抗生素治疗无效。⑤血沉升高、DDP 试验（+）。⑥查体见托马斯征（+）、髋关节过伸试验（+）。⑦ X 线片见右髋关节囊肿胀，关节间隙变宽。综上特点可考虑为髋关节结核。

【答案分析】本题主要考查骨关节结核的发病特点及其临床表现。

第四节　骨骺炎

◎ **重点** ◎

1. 骨骺炎的中医病因病机
2. 骨骺炎的诊查要点

◎ **难点** ◎

1. 骨骺炎的病理分期
2. 骨骺炎的 X 线检查表现

精选习题

扫码获取
同步习题

（一）单选题

1. 股骨头骨骺炎的发病年龄是（　　）

A. 1~3 岁　　B. 3~10 岁　　C. 10~18 岁
D. 20~50 岁　　E. 50 岁以上

【正确答案】B　　【易错答案】A

【答案分析】股骨头骨骺炎又称股骨头骨软骨病，是股骨头骨骺的缺血性坏死，多发于 3~10 岁儿童，男性多于女性，以单侧多见。

2. 股骨头骨骺炎一、二度患者采用牵引或外展支架，下肢外展度数为（　　）

A. 10°~20°　　B. 20°~30°　　C. 30°~40°
D. 20°~40°　　E. 30°~50°

【正确答案】C　　【易错答案】A

【答案分析】股骨头骨骺炎一、二度患者可采用牵引或外展支架，下肢外展 30°~40°位，以减轻股骨头骨骺的压力，同时有利于其重建和模造。

3. 股骨头骨骺致密及囊性改变，但股骨头的高度无改变，干骺端正常，属于股骨头骨骺炎（　　）

A. 一度　　B. 二度　　C. 三度
D. 四度　　E. 五度

【正确答案】A　　【易错答案】C

【答案分析】本题考查股骨头骨骺炎的 X 线检查表现分度。

（二）多选题

1. 股骨头骨骺炎的症状包括（　　）

A. 髋部疼痛　　B. 膝部疼痛　　C. 跛行
D. 高热　　E. 活动后症状加剧

【正确答案】ACE　　【易错答案】B

【答案分析】股骨头骨骺炎表现为发病初期出现髋部隐痛，活动后疼痛加重，休息后减轻，继而出现患肢短缩，跛行，大腿及臀部肌肉萎缩，髋关节旋转活动功能障碍，髋部疼痛明显。

2. 股骨头骨骺炎的中医病因包括（　　）

A. 先天不足　　B. 肝肾亏虚　　C. 正虚邪侵
D. 气滞血瘀　　E. 热毒流注

【正确答案】ACD　　【易错答案】B、E

【答案分析】本题考查股骨头骨骺炎的中医病因。

3. 胫骨结节骨骺炎的 X 线检查表现为（　　）

A. 髌韧带及其周围软组织肿胀影

B. 胫骨结节与韧带之间的锐角消失

C. 胫骨结节新骨形成

D. 胫骨结节骨骺可见碎裂

E. 胫骨结节骨骺出现囊性变

【正确答案】ABD　　【易错答案】C

【答案分析】本题考查胫骨结节骨骺炎的影像学特点。

4. 一度股骨头骨骺炎的 X 线检查表现为（　　）

A. 股骨头骨骺囊性变　　B. 股骨头的高度变小　　C. 股骨头骨骺致密

D. 股骨颈增宽　　E. 骨骺部可见囊状吸收

【正确答案】AC　　【易错答案】B

【答案分析】本题考查股骨头骨骺炎的 X 线检查表现。

（三）填空题

骨骺炎又称________、________、________、________等。

【正确答案】骨软骨病、骨软骨炎、骨骺无菌性坏死、骨骺缺血性坏死

【答案分析】骨骺炎又称骨软骨病、骨软骨炎、骨骺无菌性坏死或骨骺缺血性坏死等。

（四）论述题

试述股骨头骨骺炎的 X 线检查表现特点。

【正确答案】早期可见股骨头骨骺囊性变及致密改变，继则可见骨骺碎裂、变扁；晚期可见股骨头扁平，股骨颈短而宽，半脱位，以后出现不同程度的退行性关节改变。分度：①一度：股骨头骨骺致密及囊性改变，但股骨头的高度无改变，干骺端正常。②二度：受累区占骨骺的一半以上，死骨明显，股骨头塌陷变扁，干骺部可见囊状吸收。③三度：骨骺大部分形成死骨，碎裂，头扁平，股骨颈增宽，干骺端的改变为弥漫性。④四度：骨骺全部破坏，股骨头扁平、致密、碎裂，有时骨骺发生移位。晚期股骨头呈蘑菇状。髋臼也因之变形，有的有半脱位，干骺端呈广泛囊样变。

【答案分析】股骨头骨骺炎需注意其 X 线检查中的分度。

（五）病案分析题

患者张某，男，13 岁，学生，平素喜好踢球。因左胫骨结节处疼痛 1 个月就诊。表现为膝关节用力活动时胫骨结节处疼痛加重，休息后可减轻，无全身症状。查体：胫骨结节处高凸隆起，局部疼痛、压痛、局部无波动感，压之较硬。X 线侧位片显示髌韧带及其周围软组织有肿胀阴影，胫骨结节与韧带之间的锐角消失。胫骨结节骨骺可见碎裂。

问题：患者的诊断及依据；相应处理。

【正确答案】诊断：胫骨结节骨骺炎。依据：胫骨结节骨骺炎发于胫骨结节处，以青少年中

喜好剧烈运动者多见，男性多于女性。其病因主要为慢性劳损引起气血凝滞，营卫不通，致胫骨结节骨骺失去正常的气血温煦和濡养而发病。表现为胫骨结节处高凸隆起，局部疼痛、压痛，膝关节用力活动时疼痛加重，休息后可减轻，局部无波动感，压之较硬，无全身症状。X线侧位片显示髌韧带及其周围软组织有肿胀阴影，胫骨结节与韧带之间的锐角消失。胫骨结节骨骺可见碎裂。处理：①避免膝关节剧烈运动。②疼痛重者可用长腿石膏托或夹板固定膝关节于伸直位。③可内服桃红四物汤，外用消肿止痛膏敷贴。

第五节 股骨头缺血性坏死

◎ **重点** ◎

1. 股骨头缺血性坏死的常见病因
2. 股骨头缺血性坏死的诊查要点

◎ **难点** ◎

1. 股骨头缺血性坏死的X线检查表现分期
2. 股骨头缺血性坏死的手术与非手术治疗

精选习题

扫码获取同步习题

（一）单选题

1. 股骨头缺血性坏死最常见的病因是（　　）

A. 长期大量应用激素　　B. 糖尿病　　C. 镰状细胞性贫血

D. 肿瘤放射治疗后　　E. 股骨头骨骺炎

【正确答案】A　　【易错答案】D

【答案分析】本题主要考查股骨头缺血性坏死的常见病因。

2. 股骨头缺血性坏死患者X线片示股骨头呈新月征，这在ARCO分期（1992）中属于（　　）

A. Ⅰ期　　B. Ⅱ期　　C. Ⅲ期

D. Ⅳ期　　E. Ⅴ期

【正确答案】C　　【易错答案】B

【答案分析】本题考查股骨头缺血性坏死的国际分期。

（二）多选题

1. 股骨头缺血性坏死，古时称为（　　）

A. 骨痹　　B. 骨蚀　　C. 关节流注

D. 跗骨痰　　E. 骨痨

【正确答案】AB　　【易错答案】D

【答案分析】本病属中医学“骨痹”“骨蚀”范畴。

2. 股骨头缺血性坏死的非手术治疗适用于（　　）

A. Ⅰ期　　B. Ⅱ期　　C. Ⅲ期

D. Ⅳ期　　E. Ⅴ期

【正确答案】AB　　【易错答案】C

【答案分析】本题考查股骨头缺血性坏死的治疗。其非手术治疗适用于Ⅰ、Ⅱ期患者。

（三）填空题

股骨头缺血性坏死一旦发病，要________、________。患病后应________、________、________，以减轻股骨头受压。

【正确答案】早诊断、早治疗、减轻负重、少站、少走

【易错答案】本题考查股骨头缺血性坏死的诊断及治疗原则。

（四）论述题

试述股骨头缺血性坏死 ARCO 分期（1992）。

【正确答案】0 期：骨组织活检符合骨缺血性坏死，余均正常。Ⅰ期：核素显像与（或）MRI 阳性，根据病变部位分为内侧、中央及外侧。①Ⅰ A：MRI 检查结果股骨头受累＜15%。②Ⅰ B：MRI 检查结果股骨头受累 15%~30%。③Ⅰ C：MRI 检查结果股骨头受累＞30%。Ⅱ期：X 线片密度异常改变，无股骨头塌陷，核素显像及 MRI 阳性，髋臼无改变。根据病变部位分为内侧、中央及外侧。①Ⅱ A：MRI 检查结果股骨头受累＜15%。②Ⅱ B：MRI 检查结果股骨头受累 15%~30%。③Ⅱ C：MRI 检查结果股骨头受累＞30%。Ⅲ期：新月征，根据病变部位分为内侧、中央及外侧。①Ⅲ A：新月征＜15% 或股骨头塌陷＜2mm。②Ⅲ B：新月征 15%~30% 或股骨头塌陷＜2~4mm。③Ⅲ C：新月征＞30% 或股骨头塌陷＞4mm。Ⅳ期：负重关节面塌陷，关节间隙狭窄，髋臼硬化，囊肿及骨赘形成。

【答案分析】股骨头缺血性坏死的分期需将 X 线检查表现与 MRI 检查结果结合判断。

（五）病案分析题

患者刘某，男，25 岁。因右髋部疼痛 8 个月就诊。患者 8 个月前参加跳高比赛后出现右髋部疼痛，于当地医院诊断为软组织损伤，予以药物治疗后疼痛减轻，近半年疼痛加重，长时间行走及活动后疼痛尤甚，轻度跛行。查体：右大腿及臀部肌肉萎缩，右臀部压痛阳性，大转子处叩击痛阳性，右下肢“4”字试验阳性。血常规、血沉正常。舌淡红苔白，脉弦细。X 线片示：股骨头轻度塌陷，负重区可见密度增高，周围出现硬化带。

问题：患者的诊断及分析；治法及选用方剂。

【正确答案】诊断：股骨头缺血性坏死。分析：患者因过度跑跳、劳累致髋部损伤，局部气血瘀阻，经脉不畅，营卫失调，闭而不通，不通则痛，故见局部疼痛。股骨头失去气血温煦濡养而坏死。治疗：①限制患肢负重 6~9 个月。②下肢外展、内旋位皮肤牵引，缓解髋关节周围

软组织痉挛，减低关节内压力，增加髋臼对股骨头包容。③中药治以行气止痛、活血祛瘀，方用桃红四物汤加枳壳、香附、延胡索。④患髋可用消肿止痛膏热敷，并运用推拿按摩手法，以促进局部血液循环，缓解关节周围肌肉痉挛，防止肌肉萎缩。

【答案分析】本题主要考查股骨头缺血性坏死的诊查及治疗。

第六节　骨关节炎

◎ 重点 ◎

1. 骨关节炎的主要病理变化
2. 骨关节炎的诊查要点

◎ 难点 ◎

骨关节炎的特殊症状体征

精选习题

扫码获取同步习题

（一）单选题

1. 原发性骨关节炎多见于（　　）

A. 幼儿　　B. 少年　　C. 青年
D. 壮年　　E. 中年以后

【正确答案】E　　【易错答案】D

【答案分析】骨关节炎多在中年以后发生。

2. 骨关节炎的疼痛特点是（　　）

A. 晨起即痛，活动后稍轻，久动加剧
B. 晨起不痛，活动后即痛，久动痛减
C. 晨起即痛，活动后加重，久动痛减
D. 晨起不痛，活动后即痛，久动痛剧
E. 晨起即痛，活动后加重，久动痛剧

【正确答案】A　　【易错答案】B

【答案分析】本题考查骨关节炎的特殊表现。

3. 骨关节炎的主要症状为（　　）

A. 关节疼痛　　B. 关节肿胀　　C. 关节活动障碍
D. 关节皮肤发红　　E. 关节表面皮温增高

【正确答案】A　　【易错答案】C

【答案分析】骨关节炎的主要症状为关节疼痛，早期为钝性，以后逐渐加重，可出现典型的“休息痛”与“晨僵”。

4. 关节软骨的退行性变和继发性骨质增生发生于（　　）

A. 强直性脊柱炎　B. 类风湿关节炎　C. 骨关节炎

D. 化脓性关节炎　E. 风湿性关节炎

【正确答案】C　【易错答案】E

【答案分析】本题考查骨关节炎的病理变化。

5. X 线片示关节间隙狭窄，关节边缘骨刺形成，可考虑为（　　）

A. 单纯骨结核　B. 骨关节炎　C. 急性血源性骨髓炎早期

D. 慢性骨髓炎　E. 肩关节周围炎

【正确答案】B　【易错答案】A

【答案分析】本题主要考查骨关节炎的影像学表现。

（二）多选题

1. 下列属于骨关节炎辨证分型的是（　　）

A. 肝肾亏损　B. 慢性劳损　C. 邪毒蕴盛

D. 气阴两虚　E. 痰瘀互结

【正确答案】AB　【易错答案】D

【答案分析】本题主要考查骨关节炎的中医分型。

2. 产生继发性骨关节炎的原因包括（　　）

A. 关节创伤　B. 关节不稳定　C. 关节手术

D. 关节的先天性异常　E. 关节外畸形引起的关节对合不良

【正确答案】ABCDE　【易错答案】漏选 D

【答案分析】骨关节炎是一种慢性关节疾病，又称增生性关节炎、肥大性关节炎、老年性关节炎、骨关节病、软骨软化性关节病等。

3. 下列符合骨关节炎表现的是（　　）

A. 多发性和对称性关节炎

B. 主要症状为关节疼痛

C. 主要病变是关节软骨的退行性变和继发性骨质增生

D. 疼痛程度与 X 线检查表现不一定一致

E. X 线检查表现为关节边缘骨赘形成，关节间隙变窄

【正确答案】BCDE　【易错答案】A

【答案分析】本题主要考查骨关节炎的病理及其诊查要点。其主要病变是关节软骨的退行性变和继发性骨质增生。

（三）名词解释

骨关节炎

【正确答案】骨关节炎是一种慢性关节疾病，又称增生性关节炎、肥大性关节炎、老年性关节炎、骨关节病、软骨软化性关节病等。它的主要病变是关节软骨的退行性变和继发性骨质增生。

【答案分析】骨关节炎需包含其病理变化。

（四）病案分析题

患者王某，女，65 岁。5 年前在一次旅游后出现右膝关节疼痛，但无明显肿胀及活动受限，无全身发热，休息及服用非甾体类抗炎镇痛药后减轻，之后症状反复发作，劳累后加重，休息及用非甾体类抗炎镇痛药后减轻。2 个月前因新居装修及搬家劳累，右膝痛加剧，呈持续性，行走困难，伴心烦失眠、口燥咽干、五心烦热，舌红苔少，脉细数。查体：右膝轻度肿胀，膝关节内翻，髌骨周围压痛，股四头肌肌肉萎缩，膝关节屈曲轻度受限。X 线片示：胫骨平台边缘骨赘形成，髁间隆突高尖，内侧关节间隙变窄。

问题：患者可能的诊断及依据；治疗方法。

【正确答案】诊断：骨关节炎（肝肾亏虚）。依据：患者老年女性，症状以膝关节疼痛为主，休息及服用非甾体类抗炎镇痛药后缓解，右膝轻度肿胀，膝关节内翻，髌骨周围压痛，股四头肌肌肉萎缩，膝关节屈曲轻度受限。X 线片示胫骨平台边缘骨赘形成，髁间隆突高尖，内侧关节间隙变窄。其符合骨关节炎的表现。患者心烦失眠，口燥咽干，五心烦热，舌红苔少，脉细数，属于肝肾阴虚证。治疗：①中药内治：治则为滋补肝肾，方用左归丸。②可用桃红四物汤加伸筋草、透骨草煎汤，用毛巾湿热敷或熏洗局部。③有局限性压痛者，可局部注射 0.5%~1% 利多卡因 2~5 ml，加醋酸泼尼松龙 12.5 mg，每周 1 次，3 次为 1 个疗程；或口服抗炎镇痛药物以缓解疼痛。③如患者有持续性疼痛，进行性畸形，可考虑手术疗法。

【答案分析】本题考查骨关节炎的诊查要点及其治疗方法。

第七节 骨质疏松症

◎ **重点** ◎

1. 骨质疏松症的概念及其分型
2. 骨质疏松症的中医分型
3. 骨质疏松症的诊查要点

◎ **难点** ◎

1. 各型骨质疏松症的发病人群
2. 骨质疏松症的特殊体征
3. 骨质疏松症的特殊检查

扫码获取
同步习题

精选习题

（一）单选题

1，骨质疏松症的疼痛部位多见于（　　）

A. 颈部　　B. 胸部　　C. 腰背部

D. 腰骶部　　E. 筋部

【正确答案】C　　【易错答案】D

【答案分析】疼痛是骨质疏松症最常见、最主要的症状，以腰背痛最多见。

2. 老年性骨质疏松症一般发生于（　　）

A. 8~14 岁　　B. 25~35 岁　　C. 35~45 岁

D. 50~60 岁　　E. 65 岁以上

【正确答案】E　　【易错答案】D

【答案分析】本题主要考查各型骨质疏松症的发病人群。

3. 骨质疏松症患者，骨密度值与当地同性别的峰值骨密度相比为（　　）

A. 减少 1%~12%　　B. 减少 13%~24%　　C. 减少 25% 以上

D. 减少 37% 以上　　E. 减少 37% 以下

【正确答案】C　　【易错答案】D

【答案分析】国人原发性骨质疏松症诊断，其骨密度值应与当地同性别的峰值骨密度相比。减少 1%~12% 为基本正常；减少 13%~24% 为骨量减少；减少 25% 以上为骨质疏松；减少 37% 以上为严重骨质疏松。

4. 骨质疏松症最常见、最主要的症状是（　　）

A. 异常活动　　B. 疼痛　　C. 功能障碍

D. 肿胀　　E. 局部压痛

【正确答案】B　　【易错答案】C

【答案分析】疼痛是骨质疏松症最常见、最主要的症状。

（二）多选题

1. 骨质疏松症的中医辨证是（　　）

A. 痹证　　B. 痿证　　C. 其本在脾

D. 其本在肾　　E. 其本在肝

【正确答案】BD　　【易错答案】A、E

【答案分析】本题主要考查骨质疏松症的中医认识。

2. 骨质疏松症的主要特征性临床表现有（　　）

A. 全身骨痛　　B. 双下肢浮肿　　C. 易发生骨折

D. 腰膝酸软　　E. 四肢麻木

【正确答案】AC　　【易错答案】D

【答案分析】疼痛是骨质疏松症最常见、最主要的症状。

3. 骨质疏松症的腰椎在 X 线片上可出现（　　）

A. 扁平样变　　B. 双凹样变　　C. 椎体楔形样变

D. 椎体骨皮质变薄　　E. 椎体骨小梁萎缩

【正确答案】ABCE　　【易错答案】D

【答案分析】本题主要考查骨质疏松症的影像学表现。

4. 为避免误诊，在诊断骨质疏松症时应注意鉴别（　　）

A. 多发性骨髓瘤　　B. 佝偻病　　C. 慢性骨髓炎

D. 骨软化症　　E. 转移性骨肿瘤

【正确答案】ADE　　【易错答案】B

【答案分析】本题主要考查骨质疏松症的鉴别诊断，包括骨软化症、多发性骨髓瘤、原发性甲状旁腺功能亢进症、成骨不全症。

（三）填空题

1. 中医学认为，骨质疏松症的病因病机可归纳为________、________、________。

【正确答案】肾虚精亏、正虚邪侵、先天不足

【答案分析】本题主要考查骨质疏松症的中医认识。

2. 原发性骨质疏松症可分为________、________两型。

【正确答案】低转换型、高转换型

【答案分析】原发性骨质疏松症可分为两型，Ⅰ型为绝经后骨质疏松症，系高转换型骨质疏松症；Ⅱ型为老年骨质疏松症，属低转换型骨质疏松症，一般发生在 65 岁以上的老年人。

（四）名词解释

骨质疏松症

【正确答案】原发性骨质疏松症是以全身性骨量减少，表现为单位体积骨量降低，矿盐和骨基质比例减少，骨的微观结构退化为特征的，致使骨的脆性增加及易于发生骨折的全身性骨骼疾病。

【答案分析】骨质疏松症需包含其病理基础与表现。

（五）简答题

简述骨质疏松症的主要病理变化。

【正确答案】骨质疏松症的主要病理变化是骨基质和骨矿物质含量减少，由于骨量减少，钙化过程基本正常，使骨变脆而易发生骨折。

【答案分析】可与骨的形成过程结合记忆。

（六）病案分析题

患者李某，女，65 岁。近两年逐渐出现全身疼痛，以腰背部疼痛为明显，到当地医院检查，胸腰椎 X 线片示骨密度减低，骨小梁减少，变细，脊椎骨小梁呈栅状。血沉、抗溶血性链球菌“O”、类风湿因子无异常。

问题：患者的入院诊断；如何预防调护。

【正确答案】诊断：骨质疏松症。预防调护：注意饮食营养，加强体育锻炼，增强体质，以减少发生骨质疏松症的机会。重视绝经后和随年龄增大而发生的骨量丢失。对已患骨质疏松症的老年人还应加强陪护，预防发生骨折。对绝经后妇女和老年人注意饮食调养以保证足量的钙、蛋白质和维生素的摄入。体育锻炼对于骨量的积累及减少发病极其有益，并有利于提高机体素质。

第八节　骨肿瘤

◎ 重点 ◎

1. 常见骨肿瘤的发病人群及发病部位
2. 骨肿瘤的疼痛特点
3. 骨肿瘤的常用治疗方法

◎ 难点 ◎

良性、恶性骨肿瘤的鉴别

精选习题

扫码获取
同步习题

（一）单选题

1. 骨肉瘤的好发部位是（　　）

A. 骨干　　B. 骨骺　　C. 干骺端
D. 肌肉　　E. 软骨面

【正确答案】C　　【易错答案】E

【答案分析】骨肉瘤好发于长骨干骺端，而且多见于股骨下端及胫骨上端，其发病年龄在 10~20 岁之间占 47.5%，20~30 岁之间占 28.7%，说明该病以青少年多见。

2. 骨肿瘤疼痛突然剧烈发作，最常见的原因是（　　）

A. 肿瘤转移　　B. 肿瘤迅速增长　　C. 病理性骨折
D. 良性肿瘤恶变　　E. 肿瘤压迫神经

【正确答案】C　　【易错答案】D

【答案分析】本题考查骨肿瘤的疼痛特点。

3. 恶性骨肿瘤最早出现的症状是（　　）

A. 疼痛　　B. 肿胀　　C. 畸形

D. 功能障碍　　E. 异常活动

【正确答案】A　　【易错答案】D

【答案分析】疼痛是恶性骨肿瘤表现最早的症状。

4. 大多数恶性骨肿瘤疼痛加剧的时间是（　　）

A. 白天　　B. 夜间　　C. 上午

D. 下午　　E. 晨起

【正确答案】B　　【易错答案】D

【答案分析】本题考查恶性骨肿瘤的疼痛特点。

5. 骨转移瘤的好发部位是（　　）

A. 长骨干　　B. 骨盆　　C. 椎骨

D. 长骨干骺端　　E. 短骨

【正确答案】B　　【易错答案】A

【答案分析】本题考查骨转移瘤的好发部位。

6. 股远端骨肉瘤的表现是（　　）

A. 发热，膝上微肿剧痛，深压痛

B. 发热，膝关节肿胀，活动好，轻压痛

C. 发热，膝部红肿，活动困难并有剧痛

D. 低热，膝部肿胀为主，压痛不明显，皮温正常

E. 膝上肿痛，压痛，皮温增高，静脉怒张

【正确答案】E　　【易错答案】D

【答案分析】本题主要考查骨肿瘤的临床表现。

7. 对骨肿瘤诊断最有价值的是（　　）

A. 病理组织检查　　B. 体格检查　　C. X 线检查

D. 血液检查　　E. 病灶穿刺

【正确答案】A　　【易错答案】E

【答案分析】病理组织检查在骨肿瘤诊断中占有很重要的位置，但不能单凭病理组织检查结果就确定骨肿瘤的诊断，必须结合病史、症状、体征、实验室检查、X 线检查等综合分析加以诊断。

（二）多选题

1. 原发性骨肿瘤的病变组织来源有（　　）

A. 骨　　B. 软骨　　C. 纤维组织

D. 骨髓　　E. 脊索

【正确答案】ABCDE　　　　【易错答案】漏选 E

【答案分析】原发性骨肿瘤来源于骨、软骨、造血组织或骨髓、纤维组织、脉管、脂肪、神经、脊索、上皮等，或来源未定。

2. 恶性骨肿瘤出现骨膜反应，影像学常表现为（　　）阴影

A. 葱皮样　　B. 骨赘状　　C. 放射状

D. 考特曼三角　　E. 拱桥状

【正确答案】ACD　　　　【易错答案】漏选 C

【答案分析】骨膜反应是恶性骨肿瘤的一个特征，可表现为考特曼（Codman）三角阴影、葱皮样阴影或放射状阴影，软组织有肿胀阴影。

3. 适用于良性骨肿瘤的手术方法有（　　）

A. 肢体解脱术　　B. 局部切除加植骨术　　C. 节段性切除加植骨术

D. 截肢术　　E. 刮除加植骨术

【正确答案】BCE　　　　【易错答案】A

【答案分析】本题考查骨肿瘤的手术治疗。

4. 恶性骨肿瘤可出现的舌象变化有（　　）

A. 舌红苔白腻　　B. 舌暗苔黄腻　　C. 舌淡苔薄

D. 舌紫苔黄　　E. 舌红绛苔黄腻

【正确答案】CD　　　　【易错答案】B

【答案分析】本题考查恶性骨肿瘤的后期表现。

5. 骨肿瘤的病因病机包括（　　）

A. 正虚邪侵　　B. 气滞血瘀　　C. 先天不足

D. 肾虚精亏　　E. 热毒注骨

【正确答案】ABD　　　　【易错答案】E

【答案分析】本题考查骨肿瘤的中医病因病机。其病因病机包括正虚邪侵、气滞血瘀、肾虚精亏等。

（三）填空题

1. 骨肿瘤包括________、________、________等。

【正确答案】原发性骨肿瘤、继发性骨肿瘤、瘤样病变

【答案分析】本题考查骨肿瘤的分类。

2. 骨肿瘤的病因病机包括________、________、________。

【正确答案】正虚邪侵、气滞血瘀、肾虚精亏

【答案分析】本题考查中医对于骨肿瘤的认识。

（四）简答题

简述骨肿瘤的疼痛特点。

【正确答案】大多数良性骨肿瘤患者疼痛表现不明显，但疼痛是恶性骨肿瘤表现最早的症状，开始较轻，尚有间歇，随着病情的发展，呈进行性加剧，且难以忍受，大多数恶性肿瘤夜间疼痛加剧，有时可沿周围神经走向出现放射性疼痛。

【答案分析】注意良性骨肿瘤与恶性骨肿瘤疼痛的区分。

模拟试卷

A卷

扫码获取
同步习题

一、单项选择题（每小题1分，共20分）

1. 首次记载用竹片夹板固定骨折的文献是（　）

A.《肘后备急方》　B.《刘涓子鬼遗方》

C.《诸病源候论》　D.《外台秘要》

E.《仙授理伤续断秘方》

2. 患者因长时间步行引起第2跖骨骨折，病因是（　）

A. 直接暴力

B. 间接暴力

C. 肌肉过度强烈收缩

D. 持续劳损

E. 拼力岔气

3. “捻发音”的检查主要用于（　）

A. 腰肌筋膜炎　B. 臀肌筋膜炎

C. 肌腱鞘炎　D. 腱周围炎

E. 滑膜炎

4. 肩关节活动正常范围是（　）

A. 前屈145°，后伸45°，外展90°，内收20°~40°，外旋30°，内旋80°

B. 前屈90°，后伸45°，外展120°，内收20°~40°，外旋30°，内旋80°

C. 前屈90°，后伸45°，外展90°，内收20°~40°，外旋30°，内旋80°

D. 前屈45°，后伸45°，外展120°，内收20°~40°，外旋80°，内旋80°

E. 前屈90°，后伸45°，外展90°，内收20°~40°，外旋30°，内旋30°

5. 下列不是夹板固定适应证的是（　）

A. 四肢闭合性骨折

B. 开放性骨折创面小

C. 四肢陈旧性骨折已手法整复

D. 关节内骨折已整复

E. 四肢骨折但水肿较严重

6. 创伤救护的步骤是（　）

A. 包扎—搬运—止血—固定

B. 止血—包扎—固定—搬运

C. 搬运—止血—包扎—固定

D. 固定—搬运—包扎—止血

E. 止血—固定—搬运—包扎

7. 患者4周前因右肱骨下1/3骨折出现右侧前臂伸肌群肌肉萎缩，腕下垂，拇指不能背伸，伸指功能障碍，可能的诊断是（　）

A. 拇长伸肌腱断裂

B. 指长伸肌腱断裂

C. 腓总神经损伤

D. 正中神经损伤

E. 桡神经损伤

8. 18岁以下青少年的骨折类型多为（　）

A. 横断骨折　B. 骨骺分离

C. 嵌插骨折　D. 压缩骨折

E. 斜形骨折

9. 锁骨骨折的好发部位是（　）

A. 外1/3处　B. 中外1/3交界处

C. 中1/3处　D. 中内1/3交界处

E. 内1/3处

10. 肱骨外科颈骨折，断端外侧嵌插而内侧分离，向前、内侧突起成角，属于（ ）

A. 嵌插骨折　　B. 裂缝骨折

C. 外展型骨折　　D. 内收型骨折

E. 肱骨外科颈骨折合并肩关节脱位

11. 肱骨外髁骨折后期出现肘外翻可引起（ ）麻痹

A. 尺神经　　B. 桡神经

C. 正中神经　　D. 腋神经

E. 肌皮神经

12. 肱骨髁上骨折和肘关节脱位鉴别的体征是（ ）

A. 压痛　　B. 肿胀

C. 瘀斑　　D. 肘后三角

E. 功能障碍

13. 伤后肘关节呈半屈曲位，肘内侧肿胀、疼痛，压痛明显，关节屈伸活动受限，明显畸形，有弹性固定感，肘后三点关系不正常，应考虑为（ ）

A. 尺骨鹰嘴骨折

B. 肱骨外髁骨折

C. 肱骨内上髁Ⅰ~Ⅱ度骨折

D. 肘关节前脱位

E. 肱骨内上髁Ⅳ度骨折

14. 股骨颈的前倾角正常值是（ ）

A. 10°~13°　　B. 11°~14°

C. 12°~15°　　D. 15°~18°

E. 18°~20°

15. 股骨转子间骨折中属于稳定型骨折的是（ ）

A. 顺转子间型　　B. 反转子间型

C. 转子下型　　D. 顺转子间粉碎型

E. 反转子间粉碎型

16. 间接暴力引起胫腓骨干双骨折，其常见骨折线为（ ）

A. 骨折线在下段同一水平

B. 骨折线在上段同一水平

C. 腓骨的骨折线高于胫骨

D. 胫骨的骨折线高于腓骨

E. 无特殊规律

17. 属于不稳定性脊柱骨折的是（ ）

A. 压缩1/3的椎体骨折

B. 单纯横突骨折

C. 单纯棘突骨折

D. 椎体爆裂性骨折

E. 以上都不是

18. 牵拉肘的好发人群是（ ）

A. 幼儿　　B. 男性

C. 体力劳动者　　D. 女性

E. 年老体弱者

19. 膝关节脱位的早期严重并发症是（ ）

A. 血管神经损伤　　B. 侧副韧带损伤

C. 十字韧带损伤　　D. 半月板损伤

E. 胫骨棘骨折

20. 肩关节周围炎可出现的阳性体征是（ ）

A. 直尺试验阳性

B. 搭肩试验阳性

C. 疼痛弧试验阳性

D. 臂丛神经牵拉试验阳性

E. 肩外展试验阳性

二、多项选择题（每小题2分，共20分）

1. 西汉名医淳于意留下的“诊籍”记录的两例完整骨伤病案是（ ）

A. 举重致伤　　B. 蹉跌致伤

C. 跌仆致伤　　D. 坠马致伤

E. 金镞致伤

2. 骨伤科闻诊的主要内容有(　　)

A. 听骨擦音　　B. 听入白声

C. 听弹响声　　D. 听啼哭声

E. 听捻发音

3. 骨折重叠移位可以采用(　　)

A. 折顶　　B. 拔伸

C. 提按　　D. 端挤

E. 分骨

4. 骨牵引的禁忌证是(　　)

A. 牵引处有炎症　　B. 严重骨质疏松

C. 老年患者　　D. 开放性骨折

E. 不稳定性骨折

5. 筋膜间隔区综合征肌肉坏死时，血液检查见(　　)

A. 红细胞增多　　B. 白细胞增多

C. 血小板增多　　D. 出凝血时间延长

E. 血沉加快

6. 骨折的晚期并发症是(　　)

A. 压疮　　B. 创伤性休克

C. 坠积性肺炎　　D. 骨化性肌炎

E. 关节僵硬

7. 肱骨外科颈骨折内收型的移位特点是(　　)

A. 断端内侧嵌插

B. 断端外侧分离

C. 断端外侧嵌插

D. 断端内侧分离

E. 向外成角

8. 尺骨上 1/3 骨折合并桡骨头脱位常见并发症包括(　　)

A. 肘外翻畸形

B. 迟发性桡神经深支麻痹

C. 骨关节炎

D. 肘关节屈受限

E. 肢体短小

9. 股骨头、颈部的主要血液供应来源是(　　)

A. 圆韧带的小动脉

B. 髂外动脉

C. 上干骺端动脉

D. 股骨干滋养动脉

E. 下干骺端动脉

10. 梨状肌体表投影的骨性标志是(　　)

A. 尾骨尖　　B. 髂后上嵴

C. 髂前上棘　　D. 股骨大转子顶点

E. 股骨小转子顶点

三、填空题(每空0.5分，共10分)

1. 筋膜间隔区综合征的治疗原则是__________、__________、__________、__________。

2. 骨折的好发部位是骨质的疏松部位和__________交界处。

3. 骨折后期练功的目的是尽快恢复患肢__________和__________，达到__________、__________。

4. 正常人桡骨远端关节面向掌侧倾斜(掌倾角)__________，向尺侧倾斜(尺倾角)__________，正常人桡骨茎突比尺骨茎突长__________。

5. 髌骨骨折的治疗，要求恢复__________功能，并保持关节面的__________，防止__________的发生。

6. 骨盆环的后方有两个负重弓，分别是__________、__________。

7. 前臂的旋转功能由__________和__________关节完成，__________使上尺桡关节稳定。

四、名词解释（每题3分，共9分）

1．疼痛弧试验

2．筋膜间隔区综合征

3．结节关节角

五、简答题（每题5分，共15分）

1．简述肌力的测定标准。

2．简述骨折的早期、晚期常见并发症。

3．简述 Frankel 分级标准。

六、论述题（共11分）

试述肩关节前脱位与肱骨外科颈骨折的鉴别。

七、病案分析题（共15分）

患者李某，男，60 岁。行走时不慎摔倒致左腕部疼痛、活动受限，摔倒时左手掌着地，腕关节呈背伸位。查体：左腕部肿胀、压痛明显，呈“餐叉样”畸形，腕关节功能障碍。

请结合患者的症状、体征做出诊断及治疗。

A卷答案解析

一、单项选择题

1．A。**解析：**《肘后备急方》书中首次记载了用竹片夹板固定骨折。

2．D。**解析：**长时间劳损或姿势不正确的操作，使肢体某部位之筋骨受到持续或反复多次慢性牵拉、摩擦等，均可使筋骨持续受外力积累损伤。

3．D。**解析：**肌腱周围炎在检查时常听到好似捻干燥头发时发出的一种声音，即“捻发音”。

4．C。**解析：**本题主要考查肩关节的活动范围，出错往往由于记忆不牢或与其他关节活动范围混淆。

5．E。**解析：**本题主要考查夹板固定的适应证：①四肢闭合性骨折（包括关节内及近关节内经手法整复成功者）。②四肢开放性骨折，创面小或经处理伤口闭合者。③陈旧性四肢骨折运用手法整复者。

6．B。**解析：**创伤救护步骤：先止血、包扎、固定，然后正确搬运和及时转送。

7．E。**解析：**本题主要考查周围神经损伤的症状体征，如桡神经损伤后出现的腕下垂、尺神经损伤后出现的爪形指、正中神经损伤后出现的“猿手”畸形、腓总神经损伤后出现的足下垂等。

8．B。**解析：**骨骺分离发生在骨骺板部位，使骨骺与骨干分离，骨骺的断面可带有数量不等的骨组织，见于儿童和青少年。

9．C。**解析：**锁骨位置表浅，受外力作用时易发生骨折，多发生于中 1/3 处，以幼儿多见。

10．C。**解析：**本题主要考查肱骨外科颈骨折的分型。临床常分为 3 型：①外展型骨折：受外展传达暴力所致，断端外侧嵌插而内侧分离，多向前、内侧突起成角。②内收型骨折：受内收传达暴力所致，断端外侧分离而内侧嵌插，向外侧突起成角。③肱骨外科颈骨折合并肩关节脱位：受外展外旋传达暴力所致。

11．A。**解析：**肱骨外髁骨折晚期可出现骨不连接、进行性肘外翻和牵拉性尺神经麻痹。

12. D。**解析：** 肘关节屈曲呈直角时，肱骨内、外上髁和尺骨鹰嘴 3 点构成等腰三角形，称肘后三角。肘后三角的改变是肘关节脱位的特殊体征。

13. E。**解析：** 肱骨内上髁骨折的分型，Ⅳ度损伤指肘关节后脱位或后外侧脱位，骨块夹在关节内。

14. C。**解析：** 股骨颈与股骨干之间形成一个角度称内倾角，又称颈干角，正常值为 110° ~140° 。股骨颈的中轴线与股骨两髁中点间的连线形成一个角度，称前倾角或扭转角，正常值为 12° ~15° 。

15. A。**解析：** 股骨转子间骨折临床分为顺转子间型、反转子间型、转子下型，其中顺转子间粉碎型、反转子间粉碎型及转子下骨折均属于不稳定型骨折。

16. C。**解析：** 间接暴力由高处坠下时的传达暴力或扭伤时的扭转暴力所致，多为斜形或螺旋形骨折。双骨折时，腓骨的骨折线较胫骨为高，软组织损伤较轻。

17. D。**解析：** 在严重外力作用下，除椎体、附件骨折外，还常伴有韧带、椎间盘损伤，使脊柱的稳定因素大部分被破坏，而在搬运中易发生移位，损伤脊髓或马尾神经，称为不稳定性损伤， 如骨折脱位、椎体爆裂性骨折、压缩性骨折超过 1/2 者。

18. A。**解析：** 牵拉肘多发生于 5 岁以下幼儿，1 ~ 3 岁发病率最高，是临床中常见的肘部损伤，左侧多于右侧。

19. A。**解析：** 因膝关节内、外有坚强的韧带结构维护其稳定性，只有在遭受强大暴力而造成脱位时，才会并发韧带、半月板损伤，而且可能发生骨折乃至神经、血管的损伤。合并腘动脉损伤时， 若诊治不当，则有导致下肢截肢的危险。

20. E。**解析：** 肩外展试验阳性及肩外展功能受限，继续被动活动时，肩部随之高耸，多见于肩关节周围炎。

二、多项选择题

1. AD。**解析：** 西汉初期，名医淳于意留下的“诊籍”记录了两例完整骨伤科病案：一则是坠马致伤，一则是举重致伤。

2. ABCDE。**解析：** 骨擦音是骨折的主要体征之一。

3. ABCD。**解析：** 本题主要考查正骨手法的适应证。

4. AB。**解析：** 骨牵引的禁忌证：①牵引处有炎症或开放创伤污染严重者。②牵引局部骨骼有病变及严重骨质疏松者。③牵引局部需要切开复位者。

5. BE。**解析：** 本题主要考查筋膜间隔区综合征的实验室检查。当肌肉发生坏死时，白细胞总数和分类均升高，血沉加快。

6. ACDE。**解析：** 骨折晚期并发症：坠积性肺炎、压疮、尿路感染及结石、骨化性肌炎、创伤性关节炎、关节僵硬、缺血性骨坏死、迟发性畸形等。

7. ABE。**解析：** 内收型骨折受内收传达暴力所致，断端外侧分离而内侧嵌插，向外侧突起成角。

8. ABCDE。**解析：** 本题主要考查尺骨上 1/3 骨折合并桡骨头脱位（孟氏骨折）的主要并发症。

9．ABCDE。**解析：**本题主要考查股骨头、颈部的血液供应。

10．ABD。**解析：**梨状肌的体表投影，为尾骨尖至髂后上棘做连线，此线中点向股骨大转子顶点做线，此直线刚好为梨状肌下缘。

三、填空题

1．早诊早治　减压彻底　减少伤残率　避免并发症。**解析：**本题主要考查筋膜间隔区综合征的治疗原则。

2．致密部位。**解析：**骨的解剖位置和结构状况中，在骨质的疏松部位和致密部位交接处也易发生骨折。

3．关节功能　肌力　筋骨强劲　关节滑利。**解析：**本题考查练功对骨折治疗的作用。

4．10°～15°　20°～25°　1～1.5 cm。**解析：**本题考查桡骨的解剖特点。

5．伸膝装置　完整光滑　创伤性关节炎。**解析：**本题可结合髌骨的生理功能回答。

6．骶股弓　骶坐弓。**解析：**本题主要考查骨盆的组成。人体站立时，重力通过骶骨，经骶髂关节传达到髋臼，称为骶股弓。而在坐位时，重力则由骶骨，经骶髂关节传达到坐骨结节，称为骶坐弓。

7．上尺桡关节　下尺桡关节　环状韧带。**解析：**本题考查前臂的功能及其解剖构成。

四、名词解释

1．检查者嘱患者肩外展或被动外展其上肢，当肩外展到60°～120°范围时，肩部出现疼痛为阳性，这一特定区域的外展痛称为疼痛弧，由于冈上肌腱在肩峰下摩擦所致，说明肩峰下的肩袖有病变。**解析：**本题主要考查疼痛弧试验的检查，应包括肩部的活动、范围以及其病变的部位。

2．因各种原因造成筋膜间隔区内组织压升高致使血管受压，血循环障碍，肌肉和神经组织供血不足，甚至缺血坏死，最后产生的一系列症状体征，统称为筋膜间隔区综合征。**解析：**该名词解释需要包括部位、病理、结果等。

3.跟骨结节上缘与距跟关节面成30°~45°的结节关节角，为距跟关节的一个重要标志。**解析:**结节关节角需注意其正常范围及其组成。

五、简答题

1．0级：肌肉无收缩（完全瘫痪）。

Ⅰ级：肌肉有轻微收缩，但不能移动关节（接近完全瘫痪）。

Ⅱ级：肌肉收缩可带动关节水平方向运动，但不能对抗地心引力（重度瘫痪）。

Ⅲ级：能对抗地心引力移动关节，但不能抵抗阻力（轻度瘫痪）。

Ⅳ级：能对抗地心引力运动肢体，且能抵抗一定强度的阻力（接近正常）。

Ⅴ级：能抵抗强大的阻力运动肢体（正常）。

解析：本题主要考查肌力的评定标准，可根据对地心引力、阻力的对抗进行对比、记忆。

2．早期并发症：创伤性休克、感染、内脏损伤、重要血管损伤、缺血性肌挛缩、脊髓损伤、周围神经损伤、脂肪栓塞。晚期并发症：坠积性肺炎、压疮、尿路感染及结石、损伤性骨化（骨化性肌炎）、创伤性关节炎、关节僵硬、缺血性骨坏死、迟发性畸形等。

解析：本题主要考查骨折的常见并发症，可依据骨折后的时间进展进行记忆。

3. A 级，无感觉及运动功能。B 级，感觉功能不完全丧失，无运动功能。C 级，感觉功能不完全丧失，无有用的运动功能。D 级，感觉功能不完全丧失，具有有用的运动功能。E 级，正常功能，可能有痉挛状态。

解析：本题主要考查 Frankel 分级对于脊髓损伤的评定，可根据临床表现记忆。

六、论述题

见表 10。

表 10 肩关节前脱位与肱骨外科颈骨折的鉴别

	肩关节前脱位	肱骨外科颈骨折
年龄	好发于 20～50 岁之间男性	老年人
畸形	“方肩”畸形	局部内收或外展畸形
弹性固定	弹性固定于外展 20°~30° 位	无
触诊	可在盂下、喙突下及锁骨下触及移位的肱骨头	纵轴叩击痛，骨擦音及异常活动
压痛点	肩峰下方	肱骨大结节下方

解析：本题主要考查肩关节前脱位与肱骨外科颈骨折的鉴别诊断，可根据其特有体征、触诊特点作答。

七、病例分析题

诊断：左桡骨远端骨折（伸直型）。治疗：①手法复位：患者坐位或卧位，肘部屈曲 90°，前臂中立。一助手握住上臂，术者两拇指并列置于骨折远端的背侧，其他四指置于腕掌部，扣紧大小鱼际肌。先顺势拔伸 2～3 分钟，待重叠移位完全纠正后，将远段旋前，并利用牵引力，骤然猛抖，同时迅速尺偏掌屈，使之复位。若未完全整复，则由两助手维持牵引，术者用两拇指迫使骨折远段尺偏掌屈，即可达到解剖对位。②固定：伸直型骨折先在骨折远端背侧和近端掌侧分别放置一平垫，然后放上夹板，夹板上端达前臂中上 1/3，桡、背侧夹板下端应超过腕关节，限制手腕的桡偏和背伸活动。前臂悬吊固定 4～5 周。

解析：患者为老年男性，有明显外伤史，腕部呈典型“餐叉样”畸形，故可诊断为桡骨下端骨折。桡骨下端骨折的整复需注意患者体位、牵引时间及手法的应用。

扫码获取
同步习题

B卷

一、单项选择题（每小题1分，共20分）

1. 中国第一部临床急救手册是( )
   A.《五十二病方》 B.《黄帝内经》
   C.《肘后备急方》 D.《伤寒论》
   D.《仙授理伤续断秘方》

2. 患处持续性剧痛，夜间加重，止痛药不能奏效，并见精神萎靡、食欲不振、消瘦、贫血等，可能是( )
   A. 退行性骨关节病
   B. 良性骨肿瘤
   C. 先天性骨关节畸形
   D. 骨痨
   E. 恶性骨肿瘤

3. 臂丛神经牵拉试验主要用于检查( )
   A. 颈椎结核 B. 寰枢椎半脱位
   C. 颈椎病 D. 肩关节脱位
   E. 颈椎骨折

4. 第 1～2 颈椎 X 线摄片时应选择的体位是( )
   A. 正位 B. 侧位
   C. 左斜位 D. 右斜位
   E. 开口位

5. 骨折后的最佳整复时机是( )
   A. 半小时内 B. 1小时内
   C. 2小时内 D. 3小时内
   E. 4～6小时内

6. 伸直型股骨髁上骨折应该采取的骨牵引是( )
   A. 股骨髁上牵引 B. 跟骨牵引
   C. 胫骨结节牵引 D. 骨盆牵引
   E. 股骨髁间牵引

7. 下肢练功的主要目的是( )
   A. 恢复负重和行走功能
   B. 促进血液运行
   C. 保护关节灵活性
   D. 防止关节功能障碍
   E. 防止肌肉萎缩

8. 针刀疗法的作用机制是( )
   A. 刺激穴位
   B. 活血化瘀
   C. 改善循环
   D. 恢复人体局部的组织平衡状态
   E. 消肿止痛

9. 患者4周前因右肱骨下 1/3 骨折出现右侧前臂伸肌群肌肉萎缩，腕下垂，拇指不能背伸，伸指功能障碍，可能的诊断是( )
   A. 拇长伸肌腱断裂
   B. 指长伸肌腱断裂
   C. 腓总神经损伤
   D. 正中神经损伤
   E. 桡神经损伤

10. 伤后( )以内就诊的患者属于新鲜骨折
    A. 3天 B. 1周
    C. 1～2周 D. 2～3周
    E. 4周

11. 下列易导致肝、脾损伤的骨折是( )
    A. 髂骨翼骨折 B. 肋骨骨折
    C. 骶骨骨折 D. 腰椎骨折
    E. 胸椎骨折

12. 下列关于骨折愈合过程错误的是( )
    A. 血肿机化期需2～3周方能初步完成
    B. 骨痂由血肿机化而来，较大的骨痂对骨愈合有利

C. 原始骨痂形成期，骨痂不断加强，能抗拒一定应力，即达到临床愈合
D. 骨性骨痂主要是经内膜化骨形成，其次为软骨内化骨形成
E. 骨痂改造塑形期是治疗以后的事

13. 下列不属于骨折临床愈合标准的是(　　)
A. 局部无压痛，无纵向叩击痛
B. 局部无异常活动
C. 连续观察 2 周骨折处不变形
D. X 线片显示骨小梁通过骨折线
E. 上肢能平举 1 kg 达 1 分钟

14. 锁骨骨折的好发部位是(　　)
A. 外 1/3 处　　B. 中外 1/3 交界处
C. 中 1/3 处　　D. 中内 1/3 交界处
E. 内 1/3 处

15. 肱骨外科颈指肱骨解剖颈下(　　)处
A. 1～2 cm　　B. 2～3 cm
C. 3～4 cm　　D. 4～5 cm
E. 5～6 cm

16. 手部外伤后出现“锤状指”，提示骨折的部位是(　　)
A. 近节指骨基底部骨折
B. 近节指骨骨折
C. 中节指骨骨折
D. 末节指骨基底部骨折
E. 近、中、末三节指骨均骨折

17. 股骨干下 1/3 骨折远端移位方向是(　　)
A. 向上　　B. 向外
C. 向前　　D. 向后
E. 向内

18. 胫腓骨干骨折用跟骨牵引进针时，跟骨外侧应比内侧高 1 cm，是因为(　　)
A. 足跟内旋　　B. 足跟外旋
C. 足跟轻度内翻　　D. 足跟外翻
E. 避免损伤重要血管、神经

19. 损伤平面以下运动、感觉和反射完全丧失，一般伤后数十分钟感觉、运动开始逐渐恢复，数小时后即可完全恢复，不留任何后遗症，属于(　　)
A. 脊髓震荡　　B. 脊髓圆锥损伤
C. 脊髓横断　　D. 马尾神经损伤
E. 以上都不是

20. 下列不是肩关节解剖及功能特点的是(　　)
A. 肩关节囊松弛
B. 运动幅度最大
C. 肩关节是单轴关节
D. 肩胛盂小且浅
E. 关节囊前方缺乏韧带和肌肉的覆盖

二、多项选择题(每小题2分，共20分)

1. 骨折的特殊症状体征是(　　)
A. 畸形　　B. 骨擦音
C. 异常活动　　D. 关节盂空虚
E. 弹性固定

2. 下列手法可用于肩关节脱位整复的是(　　)
A. 触碰　　B. 拔伸
C. 屈伸　　D. 杠杆
E. 蹬顶

3. 常见的创伤骨科微创技术有(　　)
A. 髓内钉固定技术
B. 锁定钢板固定技术
C. 空心钉固定技术
D. 经皮椎弓根钉固定技术
E. 内镜下韧带重建技术

4. 最易受到损伤的周围神经有(　　)
A. 腓总神经　　B. 桡神经

C. 尺神经 D. 坐骨神经

E. 正中神经

5. 疲劳骨折的常见部位是(　)

A. 第5跖骨 B. 第2、3跖骨

C. 腓骨干下1/3 D. 腓骨干上1/3

E. 第1、5跖骨

6. 桡骨远端的解剖特点是(　)

A. 掌倾角20°~25°

B. 桡骨远端内侧缘为三角纤维软骨的基底附着部

C. 前臂旋转时是以尺骨为中心，桡骨围绕尺骨回旋

D. 尺倾角10°~15°

E. 桡骨远端掌侧边缘长于尺侧

7. 屈曲型尺骨上1/3骨折合并桡骨头脱位的移位特点是(　)

A. 尺骨骨折向掌侧成角

B. 尺骨骨折突向背侧、桡侧成角

C. 尺骨骨折呈横断或短斜形

D. 桡骨头向外后方滑脱

E. 桡骨头向前内方滑脱

8. 胫骨髁骨折治疗时，应力求达到(　)

A. 恢复伸膝功能

B. 恢复小腿的长度

C. 恢复下肢的正常生理轴线

D. 恢复小腿的负重功能

E. 恢复关节面的完整

9. 下列属于关节内骨折的是(　)

A. 股骨转子间骨折

B. 股骨髁间骨折

C. 髌骨骨折

D. 胫骨髁部骨折

E. 距骨骨折

10. 肩关节周围炎的主要表现是(　)

A. 肩部疼痛以夜间为甚

B. 肩关节活动受限

C. 肩外展试验阳性

D. 搭肩试验阳性

E. 三角肌萎缩

三、填空题(每空0.5分，共10分)

1. 腕管综合征常用的特殊检查有________、________。

2. 膝关节内侧副韧带具有限制膝关节________的作用，外侧副韧带具有限制膝关节________的作用，前交叉韧带具有限制________的作用，后交叉韧带具有限制________的作用，半月板具有________、________的作用。

3. 腰椎椎管狭窄症的疼痛性质是________、________或________。

4. 血源性骨髓炎的病理特点是________和________同时存在。早期以________、________为主，后期以________为主。

5. 化脓性关节炎的病理分期包括________、________、________。

四、名词解释(每题3分，共9分)

1. 弹性固定
2. 功能对位
3. 腕管综合征

五、简答题(每题5分，共15分)

1. 结合临床简述股骨颈骨折的诊查要点。
2. 简述骨骺损伤的X线检查表现。
3. 简述肩关节前脱位的诊查要点。

六、论述题(共11分)

试述髋关节脱位的诊查要点。

七、病案分析题（共15分）

患者朱某，男，26岁。因砸伤致右臀部疼痛，右下肢活动受限2小时就诊。患者自述2小时前弯腰站立工作时，墙体倒塌，砸至右侧腰臀部致右膝跪地，当即右臀部疼痛，右下肢活动受限。查体：右臀部皮肤多处擦伤，轻度肿胀，右臀部膨隆，患肢呈屈曲、内收、内旋、缩短畸形，右大转子上移，患肢较健侧短缩，伤侧膝部靠在对侧大腿上，患肢末端血运、感觉及足趾活动可。X线片示：右髋关节脱位，股骨头向后上方移位。

请结合患者的症状、体征做出初步诊断及治疗。

B卷答案解析

一、单项选择题

1．C。**解析：**《肘后备急方》是中国第一部临床急救手册，该书在治寒热疟疾方中记载“青蒿”。

2．E。**解析：**骨痨初起时患部仅酸痛隐隐，继而疼痛加重，尤其夜间或活动时明显；恶性骨肿瘤后期呈持续性剧痛，夜间加重，止痛药不能奏效。

3．C。**解析：**臂丛神经牵拉试验主要用于神经根型颈椎病的检查。

4．E。**解析：**本题主要考查X线检查体位的选择。第1～2颈椎正位被门齿和下颌重叠，无法看清，开口位X线片可以看到寰枢椎脱位、齿状突骨折等病变。

5．A。**解析：**骨折后半小时内，局部疼痛、肿胀较轻，肌肉尚未发生痉挛，最易复位。

6．C。**解析：**本题主要考查骨牵引的适应证。胫骨结节牵引适用于股骨干骨折、伸直型股骨髁上骨折等。

7．A。**解析：**下肢练功的主要目的是恢复负重和行走功能，保持各关节的稳定性。

8．D。**解析：**针刀疗法是将针刺疗法和手术疗法的有机结合，其作用机制为恢复人体局部的组织平衡状态，起到松解瘢痕、解除挛缩、疏通组织、改善循环、减张减压、消肿止痛等作用。

9．E。**解析：**本题主要考查周围神经损伤的症状体征，如桡神经损伤后出现的腕下垂、尺神经损伤后出现的爪形指、正中神经损伤后出现的“猿手”畸形、腓总神经损伤后出现的足下垂等。

10．D。**解析：**骨折根据骨折后的就诊时间分为新鲜骨折、陈旧骨折。伤后2～3周以内就诊者属于新鲜骨折，伤后2～3周以后就诊者属于陈旧骨折。

11．B。**解析：**暴力打击胸壁下段时，除可造成肋骨骨折外，还可发生肝或脾破裂。

12．B。**解析：**本题主要考查骨折的愈合过程。

13．D。**解析：**本题主要考查骨折临床愈合标准与骨性愈合标准的区分。

14．C。**解析：**锁骨位置表浅，受外力作用时易发生骨折，多发生于中1/3处，以幼儿多见。

15．B。**解析：**肱骨外科颈位于肱骨解剖颈下 2 ~ 3 cm，胸大肌止点以上，相当于大、小结节下缘与肱骨干的交界处，是松质骨和密质骨交界处，是应力上的薄弱点，易发生骨折。

16．D。**解析：**末节指骨基底背侧为指伸肌腱扩张的止点，多由于手指伸直时，指端受暴力弯曲引起撕脱性骨折，骨折后末节手指屈曲呈典型的锤状畸形，不能主动伸直，称为锤状指。

17．D。**解析：**本题考查股骨干骨折的移位特点。股骨干下 1/3 骨折，因膝后方关节囊及腓肠肌的牵拉，骨折远端往往向后移位。严重者，骨折端有损伤腘动、静脉及坐骨神经的危险。

18．C。**解析：**跟骨牵引时，跟骨外侧要比内侧高 1cm（相当于 15° 斜角），牵引时足跟则轻度内翻，可恢复小腿的生理弧度，骨折对位更稳定。

19．A。**解析：**本题主要考查脊髓损伤的常见分型及其临床表现。

20．C。**解析：**肩关节脱位与肩关节的解剖和生理特点有关。

二、多项选择题

1．ABC。**解析：**骨折时常因暴力作用、肌肉或韧带牵拉、搬运不当而使断端移位，出现肢体形状改变、畸形。由于骨折断端相互碰触或摩擦而产生骨擦音。骨干部位无嵌插的完全骨折，可出现如同关节一样能屈曲旋转的非正常活动。

2．BCDE。**解析：**本题主要考查肩关节脱位的手法整复要领。

3．ABCDE。**解析：**本题考查常见的创伤骨科微创技术。

4．ABCDE。**解析：**本题主要考查常见的周围神经损伤，主要与周围神经的分布位置相关。

5．BC。**解析：**疲劳骨折因骨骼长期反复受到持续、反复拉伸或压缩而造成，多见于第 2、3 跖骨及腓骨干下 1/3。

6．BC。**解析：**桡骨远端与腕骨形成桡腕关节，其背侧边缘长于掌侧，故关节面向掌侧倾斜 10° ~ 15°。桡骨远端内侧缘切迹与尺骨头形成尺桡远侧关节，切迹的下缘为三角纤维软骨的基底附着部，三角软骨的尖端起于尺骨茎突基底部。前臂旋转时桡骨沿尺骨头回旋，而以尺骨头为中心。桡骨远端外侧的茎突，较其内侧长 1 ~ 1.5 cm，故其关节面还向尺侧倾斜 20° ~ 25°。

7．BCE。**解析：**肘关节屈曲跌倒，前臂旋前，手掌触地，作用力先造成尺骨较高平面横断或短斜形骨折，桡骨向后外方脱位，骨折端向背侧和桡侧成角。

8．CE。**解析：**本题考查胫骨髁骨折的治疗。

9．BCDE。**解析：**本题主要考查骨折的分类，可依据骨折部位的解剖特点回答。

10．ABCE。**解析：**本题主要考查肩关节周围炎的诊查要点。

三、填空题

1．屈腕压迫试验　叩击试验。**解析：**本题可结合腕管综合征的诊查要点回答。

2．外翻和外旋　内翻　胫骨前移　胫骨后移　缓冲震荡　稳定关节。**解析：**本题主要考查膝关节稳定性的维持。

3. 酸痛　刺痛　灼痛。**解析：**本题可结合腰椎椎管狭窄症的病因病机回答。

4. 骨质破坏　新骨形成　破坏　坏死　新骨形成。**解析：**本题考查血源性骨髓炎的病理特点。

5. 浆液渗出期　浆液纤维蛋白渗出期　脓性渗出期。**解析：**本题需注意化脓性关节炎的病理分期及其渗出液性质。

四、名词解释

1. 脱位后，关节周围的肌肉痉挛收缩，可将脱位后的骨端保持在特殊位置上。对该关节进行被动活动时，仍可轻微活动，但有弹性阻力。被动活动停止后，脱位的骨端又恢复原来的特殊位置。这种情况称为弹性固定。**解析：**弹性固定的概念需包括脱位、特殊位置、被动活动、弹性阻力等内容。

2. 骨折在整复后无重叠移位，旋转、成角畸形得到矫正，肢体的力线正常，长度相等，骨折愈合后肢体的功能可以恢复到满意程度，不影响患者在工作和生活上的要求。**解析：**本题主要考查功能复位的要求，需注意与骨折解剖复位的区别，两者可以比较记忆。

3. 腕管综合征是由于正中神经在腕管中受压，而引起的以手指麻痛乏力为主的症候群。**解析：**腕管综合征的概念需包含受压神经及所引发的临床表现。

五、简答题

1. 有跌倒等外伤史；髋部疼痛，不敢站立、行走；腹股沟中点压痛、纵轴叩击痛；有移位的骨折伤肢外旋、缩短，髋、膝关节轻度屈曲；髋关节正侧位 X 线片可明确骨折部位、类型、移位情况。

解析：股骨颈骨折多发生于老年人，女性略多于男性，临床诊断需将症状体征与影像学检查结合判断。

2. ①化骨核小。②干骺端骨折片。③骺板宽度改变。④关节骨端与邻近骨干的相互关系。⑤应注意副骨化中心的存在。

解析：骨骺损伤常规行 X 线检查，必要时加照斜位及正常肢体 X 线片作为对照。

3. 肩关节前脱位的诊查要点：①患者常以健手托患侧前臂，头倾向患侧。②“方肩”畸形。③肩峰至肱骨外上髁距离增长。④患肩呈弹性固定于外展 20°～30° 位。⑤触诊肩峰下空虚，常可在喙突下、腋窝外或锁骨下触到脱位的肱骨头。⑥搭肩试验阳性。⑦肩部正位和穿胸侧位 X 线片可明确脱位的方向、移位的程度及是否伴有骨折。

解析：肩关节脱位是全身关节脱位中最常见的部位之一，根据肱骨头所在部位分为前脱位、后脱位，临床可将前脱位与后脱位对照记忆。

六、论述题

髋关节后脱位的诊查要点：①明显外伤史。②患髋疼痛，患肢呈屈曲、内收、内旋及缩短的典型畸形。③大转子向后上移位，常于臀部触及隆起的股骨头。④髋关节主动活动丧失，被动活动时出现疼痛加重及保护性痉挛。⑤ X 线片示股骨头呈内旋、收位，位于髋臼外上方，股骨颈内侧缘与闭孔上缘所连的弧线中断。

髋关节前脱位的诊查要点：①明显外伤史。②患肢呈外展、外旋和轻度屈曲的典型，并较健侧长。③大转子亦突出，可位于髂前上棘与坐骨结节的连线之下。④在闭孔前可触到股骨头。⑤ X 线片可见股骨头在闭孔内或耻骨上支附近，股骨头呈极度外展、外旋位，小转子完全暴露。

髋关节中心性脱位的诊查要点：①髋部肿胀，畸形多不明显，但疼痛显著，下肢功能障碍。②脱位严重者，患肢可有短缩，大转子不易扪及，阔筋膜张肌及髂胫束松弛。③骨盆分离及挤压试验阳性，有纵轴叩击痛。④ X 线片示髋臼底部骨折及突向盆腔的股骨头，CT 检查可明确髋臼骨折的具体情况。

解析：本题主要考查髋关节脱位的诊查，各分型可结合记忆。

七、病案分析题

答案：诊断：右髋关节后脱位。治疗：①手法复位：屈髋拔伸法，即患者仰卧于木板床或铺于地面的木板上。助手以两手按压髂前上棘以固定骨盆。术者面向患者，弯腰站立，骑跨于患肢上，用双前臂、肘窝扣在患肢腘窝部，使其屈髋、屈膝各 90° 。先在内旋、内收位顺势拔伸，然后垂直向上拔伸牵引，使股骨头接近关节囊裂口，略将患肢旋转，促使股骨头滑入髋臼，当听到入臼声后，再将患肢伸直，即可复位。②固定：复位后，可采用皮肤牵引或骨牵引固定，患肢两侧置沙袋，防止内、外旋，牵引重量为 5 ~ 7 kg，通常牵引 3 ~ 4 周。

解析：患者为壮年男性，有明显外伤史，患肢呈屈曲、内收、内旋、缩短畸形，患肢较健侧短缩，右臀部膨隆、右大转子上移，结合 X 线片表现可诊断为髋关节后脱位。复位成功后， 需注意其固定方法及固定时间。

C卷

扫码获取同步习题

一、单项选择题（每小题1分，共20分）

1. 患者因长时间步行引起第2跖骨骨折，病因是（　）
A. 直接暴力
B. 间接暴力
C. 肌肉过度强烈收缩
D. 持续劳损
E. 拼力岔气

2. 颈椎活动的正常范围是（　）
A. 前屈、后伸各60°~80°，左右旋转各60°~80°，左右侧屈各45°
B. 前屈、后伸各35°~45°，左右旋转各60°~80°，左右侧屈各45°
C. 前屈、后伸各35°~45°，左右旋转各35°~45°，左右侧屈各45°
D. 前屈、后伸各35°~45°，左右旋转各60°~80°，左右侧屈各80°
E. 前屈、后伸各35°~45°，左右旋转各35°~45°，左右侧屈各80°

3. 正骨八法最早源于（　）
A.《伤科大成》　B.《医宗金鉴》
C.《圣济总录》　D.《伤科汇纂》
E.《跌损妙方》

4. 下列不是夹板固定适应证的是（　）
A. 四肢闭合性骨折
B. 开放性骨折创面小
C. 四肢陈旧性骨折已手法整复
D. 关节内骨折已整复
E. 四肢骨折但水肿较严重

5. 前臂出血时，指压止血应（　）
A. 将面动脉压在下颌骨上
B. 将肱动脉压于肱骨上
C. 颞浅动脉耳前压迫
D. 将锁骨下动脉压于第1肋骨上
E. 将颈总动脉压向颈椎横突上

6. 尿量是内脏血液灌注量的一个重要标志，每小时尿量少于（　）提示肾脏血液灌注量不足，有休克存在
A. 12.5 ml　B. 30 ml
C. 35 ml　D. 50 ml
E. 80 ml

7. 肢体完全缺血（　）后，则会发生肢体永久性功能障碍
A. 0.5小时　B. 1小时
C. 2小时　D. 3小时
E. 4~12小时

8. 因间接暴力所致的锁骨骨折，骨折线呈（　）
A. 横断形　B. 短斜形
C. 青枝形　D. 粉碎形
E. 螺旋形

9. 下列关于肱骨干骨折的夹板固定说法不正确的是（　）
A. 上1/3超肩固定
B. 下1/3超肘固定
C. 中1/3不超关节
D. 屈肘90°位，前臂旋后位
E. 屈肘90°位，前臂中立位

10. 儿童肱骨髁上骨折常见的畸形是（　）
A. 肘外翻　B. 肘内翻
C. 前臂旋转障碍　D. 屈肘障碍
E. 伸肘障碍

11. 下列不是股骨转子间骨折诊查要点的是( )

A. 压痛点在腹股沟

B. 患肢明显短缩、内收、外旋畸形

C. 伤后局部疼痛、肿胀明显

D. 压痛点多在大转子部

E. 局部有广泛的瘀斑

12. 有移位的跟骨结节横断骨折一般固定( )

A. 3～4周　　B. 6～8周

C. 2～3周　　D. 3～5周

E. 4～6周

13. 胫腓骨干骨折常发生迟缓愈合的部位是( )

A. 上段　　B. 中段

C. 中上段　　D. 中下段

E. 下段

14. 正常跟骨结节上缘与距跟关节面之间的角度是( )

A. 10°～25°　　B. 20°～35°

C. 30°～45°　　D. 40°～55°

E. 50°～60°

15. 反常呼吸一般发生于( )

A. 一根肋骨骨折

B. 数根肋骨骨折

C. 一根肋骨两处骨折

D. 多根肋骨双处骨折

E. 后肋骨折

16. 在Denis提出的脊柱“三柱”概念中，属于前柱的是( )

A. 椎体和椎间盘前2/3

B. 椎体和椎间盘后1/3

C. 后纵韧带和椎弓

D. 关节突关节

E. 椎体和椎间盘

17. 肩关节脱位最常见的神经损伤是( )

A. 腋神经　　B. 臂丛神经

C. 尺神经　　D. 桡神经

E. 正中神经

18. 下列以疼痛为特点的颈椎病是( )

A. 神经根型颈椎病

B. 交感神经型颈椎病

C. 脊髓型颈椎病

D. 椎动脉型颈椎病

E. 混合型颈椎病

19. 髋关节暂时性滑膜炎的发病年龄为( )

A. 10岁以下　　B. 20岁以下

C. 30岁以下　　D. 50岁以上

E. 青年人

20. 踝关节韧带完全断裂的固定时间为( )

A. 1～2周　　B. 2～3周

C. 3～4周　　D. 4～6周

E. 6～8周

二、多项选择题（每小题2分，共20分）

1. 在骨折与腰痛的治疗中，要有整体观点，必须注意与( )的关系

A. 脾　　B. 肾

C. 心　　D. 肝

E. 肺

2. 理筋手法的功效包括( )

A. 活血散瘀，消肿止痛

B. 舒筋活络，解除痉挛

C. 理顺筋络，整复错位

D. 松解粘连，通利关节

E. 通经活络，祛风散寒

3. 针刀疗法的适应证包括(　)
A. 骨关节炎　　B. 腱鞘炎
C. 滑囊炎　　D. 肌肉韧带钙化
E. 某些病理性损伤后遗症

4. 以下属于脂肪栓塞综合征诊断参考标准的是(　)
A. 心动过速，脉率120次/分以上
B. 发热或高热
C. 血小板减少
D. 血沉增快
E. 血中游离脂肪酸增加

5. 手舟骨骨折可采用短臂石膏管形固定腕关节于(　)
A. 背伸25°~30°、尺偏10°
B. 掌屈25°~30°、桡偏10°
C. 拇指对掌位
D. 前臂旋前位
E. 前臂旋后位

6. 波及距跟关节面的跟骨骨折类型是(　)
A. 跟骨结节纵形骨折
B. 跟骨结节横断骨折
C. 载距突骨折
D. 跟骨外侧距跟关节面塌陷骨折
E. 跟骨全部关节塌陷骨折

7. 外展型股骨颈骨折的病理特点是(　)
A. 骨折局部剪力大
B. 骨折断端稳定性好
C. 局部血运破坏少
D. 骨折愈合率相对高
E. 骨折移位明显

8. 下列属于颞颌关节双侧前脱位症状的是(　)
A. 口张呈半开合状　B. 流涎不止
C. 口角歪斜　　D. 下颌骨尺偏
E. 吞咽困难

9. 以下属于腕管综合征表现的是(　)
A. 桡侧3个半手指麻木疼痛
B. 小指麻木疼痛
C. 大鱼际肌萎缩
D. 屈腕压迫试验阳性
E. 伸腕无力

10. 以下属于化脓性骨髓炎由急性转为慢性表现的是(　)
A. 疼痛剧烈　　B. 窦道形成
C. 死骨形成　　D. 高热寒战
E. 白细胞计数明显增高

三、填空题(每空0.5分，共10分)

1. 骨关节结核根据病理变化可分为________、________、________3期。根据病变过程可分为________、________、________3种类型。

2. 原发性骨质疏松症可分为________、________两型。

3. 关节活动范围测量常用的方法有________、________。

4. 挤压综合征测定________、________可了解肌肉坏死程度及其消长规律。

5. 肱骨外科颈骨折易并发肱二头肌长头肌腱炎、________、________。

6. 股骨颈骨折的压痛点在________，股骨转子间骨折压痛点在________。

7. 脱位的特有体征是________、________、________、________。

四、名词解释(每题3分，共9分)

1. 腰椎间盘突出症
2. 神经失用症
3. 五“P”症

五、简答题（每题5分，共15分）

1. 简述肘关节后脱位的临床诊查要点。
2. 简述指屈肌腱损伤的检查方法。
3. 简述踝关节扭挫伤的固定方法。

六、论述题（共11分）

试述筋膜间隔区综合征采用切开减压治疗时，如何掌握切开位置、切开范围、切开后的处理与注意事项。

七、病案分析题（共15分）

患者李某，男，38岁。因腰痛半个月，加重伴右下肢疼痛2天就诊。患者自述半个月前因搬重物致腰部疼痛，行针灸治疗后疼痛减轻，2天前弯腰用力致腰痛加重伴右下肢疼痛，咳嗽、打喷嚏、排便时疼痛加重。查体：脊柱向右侧弯，腰部活动受限，腰4、5，腰5骶1棘突及棘突右侧压痛、叩击痛阳性，伴右小腿放射痛，直腿抬高试验阳性（45°），加强试验阳性。右小腿后外侧及足背外侧皮肤浅感觉减退，右足拇长伸肌肌力减弱，右跟腱反射未引出；舌暗红，苔薄白，脉弦。X线检查示：腰椎生理曲度变直，略向右侧弯，腰5骶1椎间隙变窄。

请回答：患者的诊断及其鉴别诊断；非手术治疗方案。

C卷答案解析

一、单项选择题

1．D。**解析：**长时间劳损或姿势不正确的操作，使肢体某部位之筋骨受到持续或反复多次的慢性牵拉、摩擦等，均可使筋骨持续受外力积累损伤。

2．B。**解析：**本题主要考查颈椎的活动范围，出错往往由于记忆不牢或与其他关节活动范围混淆。

3．B。**解析：**本题主要考查正骨方法的起源。《医宗金鉴·正骨心法要旨》把手法归纳为“摸、接、端、提、推、拿、按、摩”八法，并详细阐述了手法的适应证、作用及其操作要领。

4．E。**解析：**本题主要考查夹板固定的适应证：①四肢闭合性骨折（包括关节内及近关节内经手法整复成功者）。②四肢开放性骨折，创面小或经处理伤口闭合者。③陈旧性四肢骨折运用手法整复者。

5．B。**解析：**本题主要考查指压止血法对于动脉的选择，主要依据创伤部位的动脉分布选择。用手指或手掌压迫出血动脉的近心端，把血管压向深部骨骼。

6．B。**解析：**若患者每小时尿量少于30 ml，常提示肾脏血液灌注量不足，有休克存在。

7．E。**解析：**本题主要考查筋膜间隔区综合征的病机。通常缺血30分钟，即发生神经功能异常；完全缺血4～12小时后，则肢体发生永久性功能障碍。

8．B。**解析：**锁骨骨折多因肩部外侧或手掌先着地跌倒，外力经肩锁关节传至锁骨而发生，以短斜形骨折为多见。

9．D。**解析：**肱骨干骨折前后内外4块夹板，其长度视骨折部位而定。上1/3骨折要超肩关节，下 1/3 要超肘关节，中 1/3 则不超上、下关节，并注意前夹板下端不能压迫肘窝。在桡神经沟部位不能放置固定垫，以防桡神经受压而麻痹。成人固定 6 ~ 8 周，儿童固定 3 ~ 5 周。

10. B。**解析：**肱骨髁上骨折畸形愈合的后遗症以肘内翻为多见，肘外翻少见。

11. A。**解析：**股骨转子间骨折伤后局部疼痛、肿胀明显，患肢短缩、内收、外旋畸形，有广泛的瘀斑，压痛点在大转子处，预后良好。

12. B。**解析：**对有移位的跟骨结节横断骨折，接近距跟关节骨折和波及距跟关节面未用钢针固定者，可用夹板固定 6 ~ 8 周。

13. D。**解析：**胫骨的营养血管由胫骨干上 1/3 的后方进入，在致密骨内下行一段距离，然后进入髓腔，而胫骨下 1/3 缺乏肌肉附着，故胫骨干中、下段发生骨折后，往往因局部血液供应不良， 而发生迟缓愈合或不愈合。

14. C。**解析：**跟骨结节上缘与距跟关节面成 30° ~ 45° 的结节关节角，为距跟关节的一个重要标志。

15. D。**解析：**多根肋骨双处骨折时，或者胸侧方多根肋骨骨折，由于暴力大，往往同时有多根肋骨前端的肋软骨关节脱位或肋软骨骨折，使该胸廓失去支持，产生浮动胸壁，吸气时因胸膜腔负压增加而向内凹陷，呼气时因胸膜腔负压减低而向外凸出，恰与正常呼吸活动相反，称为反常呼吸。

16. A。**解析：**Denis 提出的脊柱“三柱”理论：前柱为前纵韧带、椎体和椎间盘前 2/3；中柱为后纵韧带、椎体及椎间盘后 1/3；后柱为椎弓、关节突关节、棘突、椎板、黄韧带、棘间韧带、棘上韧带。

17. A。**解析：**肩关节脱位较容易遭受牵拉伤的是腋神经或臂丛神经内侧束。腋神经损伤后，三角肌瘫痪，肩部前外、后侧的皮肤感觉消失。

18. A。**解析：**本题主要考查颈椎病的临床分型及其主要特点。神经根型颈椎病以颈部局限性疼痛为主。

19. A。**解析：**髋关节暂时性滑膜炎多见于 10 岁以下的儿童。

20. D。**解析：**踝关节内翻扭伤采用外翻固定，外翻扭伤采用内翻固定。若韧带完全断裂者，固定 4 ~ 6 周。

二、多项选择题

1. BD。**解析：**《医宗必读》认为腰痛的病因是“有寒有湿，有风热，有挫闪，有瘀血，有滞气，有积痰皆标也，肾虚其本也”。又如骨折损伤必内动于肾，因肾生精髓，故骨折后若肾生养精髓不足，则无以养骨，难以愈合。同时，由于筋骨相连，发生骨折时常伤及筋，筋伤则内动于肝，肝血不充， 无以荣筋，筋失滋养而影响修复。肝血肾精不足，还可以影响骨折愈合，所以在治疗时补肾同时须养肝、壮筋。

2. ABCDE。**解析：**本题主要考查理筋手法的功效。

3. ABCDE。**解析：**本题考查针刀疗法的适应证与禁忌证。针刀疗法主要适用于软组织粘连、挛缩、瘢痕而引起的顽固性疼痛，骨关节炎，腱鞘炎，滑囊炎，肌肉、韧带钙化，某些手术或创伤引起的病理性损伤后遗症。对于有发热症状者、严重糖尿病者、病变部位有感染者、凝血功能障碍者禁用。

4．ABCDE。**解析：**本题考查脂肪栓塞综合征的诊查要点。

5．AC。**解析：**手舟骨骨折可用短臂石膏管形固定腕关节于背伸 25° ~ 30° 、尺偏 10° 、拇指对掌和前臂中立位。

6．DE。**解析：**跟骨骨折根据骨折线的走向分为不波及距跟关节面骨折和波及距跟关节面骨折两类。

7．BCD。**解析：**本题考查股骨颈骨折 X 线检查分型及其病理特点。外展型骨折常在髋关节外展时发生，多为头下骨折，骨折端常互相嵌插，骨折线与股骨干纵轴的垂直线（水平线）所形成的倾斜角（Linton 角）往往小于 30° ，骨折局部剪力小，较稳定，血运破坏较少，故愈合率高。

8．ABE。**解析：**双侧前脱位患者局部酸痛，下颌骨下垂并向前突出，口不能张合，言语不清，口流涎唾，触诊时在双侧耳屏前方可触及下颌关节凹陷，颧弓下方可触及下颌髁状突。单侧脱位患者口角歪斜，颊部也向前突出，并向健侧倾斜。在患侧颧弓下可触及下颌骨髁状突，在患侧耳屏前可触及凹陷。

9．ACD。**解析：**本题主要考查腕管综合征的诊查要点。

10．BC。**解析：**本题主要考查化脓性骨髓炎的病理变化。

三、填空题

1．渗出期　增殖期　干酪样变性期　单纯骨结核　滑膜结核　全关节结核。**解析：**本题主要考查骨关节结核的病理变化。

2．低转换型　高转换型。**解析：**原发性骨质疏松症可分为两型，Ⅰ型为绝经后骨质疏松症，系高转换型骨质疏松症；Ⅱ型为老年骨质疏松症，属低转换型骨质疏松症，一般发生在 65 岁以上的老年人。

3．中立位 0° 法　邻肢夹角法。**解析：**本题主要考查关节活动范围测定的常用方法。

4．谷草转氨酶　肌酸激酶。**解析：**谷草转氨酶（AST）、肌酸激酶（CK）测定肌肉缺血坏死所释放的酶，可了解肌肉坏死程度及其消长规律。CK>1 万 U/L，即有诊断价值。

5．冈上肌腱炎　肩关节周围炎。**解析：**本题应将肱骨外科颈的解剖位置与骨折并发症结合。

6．腹股沟中点　大转子处。**解析：**股骨颈骨折系指股骨头下至股骨颈基底部之间的骨折。股骨转子间骨折系指股骨颈基底至小转子水平以上部位所发生的骨折。根据解剖位置记忆，不难鉴别。

7．关节畸形　关节盂空虚　弹性固定　异位骨端。**解析：**本题可将脱位的特有体征与骨折的特有体征结合记忆。

四、名词解释

1．腰椎间盘突出症，又称腰椎间盘纤维环破裂髓核突出症，是指因腰椎间盘发生退变，在外力的作用下使纤维环破裂、髓核突出，刺激或压迫神经根，而引起以腰痛及下肢坐骨神经放射痛为特征的疾病。**解析：**腰椎间盘突出症的概念需包含其病因、病理基础、症状等。

2. 神经失用症指神经轴索和鞘膜完整，但神经传导功能障碍，可持续几小时至几个月，多因神经受压或外伤引起的病症，一般可自行恢复。**解析：**本题需注意其出现的原因及预后。

3. 五“P”症指由疼痛转为无痛（painless）、苍白（pallor）或发绀，大理石花纹等；感觉异常（paresthesia）；肌肉瘫痪（paralysis）；无脉（ulselessness）。**解析：**本题需包括筋膜间隔区综合征的5个常见症状。

五、简答题

1. 肘关节后脱位诊查的诊查要点：①肘关节弹性固定于45°半屈曲位。②靴状畸形。③肘窝前饱满，可触及肱骨下端。④肘后空虚，肘后三角关系改变。⑤与健侧比，前臂掌侧明显缩短，关节的前后径增宽，左右径正常。⑥肘关节正侧位X线可明确脱位类型，并可判断是否合并骨折。

解析：本题主要考查肘关节后脱位的诊查要点。

2. 指深屈肌腱断裂时，指深屈肌试验阳性，固定患指中节，远侧指间关节不能屈曲；指浅屈肌腱断裂时，指浅屈肌试验阳性，固定除患指外的其他3个手指于伸直位，患指近侧指间关节不能屈曲；指浅、深屈肌腱均断裂时，上述两种方法检查手指关节均不能屈曲。

解析：本题主要考查指屈肌腱的检查，可结合其生理功能回答。

3. 损伤严重者，根据其损伤程度可选用绷带、胶布、踝关节支具或石膏外固定，保持踝关节于受伤韧带松弛的位置。内翻扭伤采用外翻固定，外翻扭伤采用内翻固定，并抬高患肢，以利消肿，暂时限制行走，一般固定3周左右。若韧带完全断裂者，固定4~6周。

解析：踝关节扭挫伤的固定可与其受伤机制联合记忆。

六、论述题

①切开位置：筋膜间隔区综合征切开位置通常沿肢体纵轴方向做切口，深部筋膜切口应与皮肤切口一致或略长，以便充分减压。上臂和前臂均在旁侧做切口，手部在背侧做切口，大腿应在外侧切开，小腿应在前外侧或后内侧切开。②切开范围：应切开每一个受累的筋膜间隔区，否则达不到减压的目的。小腿切开减压时，可将腓骨上2/3切除，以便将小腿4个筋膜间隔区充分打开。③切开后的处理与注意事项：a. 尽量彻底清除坏死组织，消灭感染病灶。b. 切口不可加压包扎，避免再度阻断血循环。c. 切口创面可用凡士林纱布、生理盐水纱布或生肌橡皮膏加珍珠粉换药。d. 严格无菌操作，预防破伤风与气性坏疽。e. 注意观察伤口分泌物的颜色，必要时可将分泌物送细菌培养和药敏试验，以便选用适合的抗生素。

解析：筋膜间隔区综合征应遵循早诊早治、减压彻底、减少伤残率、避免并发症的治疗原则，切开减压时应掌握切口位置、深度以及切开后的处理。

七、病例分析题

诊断：腰椎间盘突出症，需与腰椎椎管狭窄症鉴别（见表11）。

表 11 腰椎间盘突出症与腰椎椎管狭窄症的鉴别

	腰椎间盘突出症	腰椎椎管狭窄症
发病特点	多见于青壮年，起病急，有反复发作病史	多见于 40 岁以上中年人，起病缓慢
症状	腰痛和反射性腿痛，大便、咳嗽时加剧，休息时减轻	腰腿痛并有典型的间歇性跛行，卧床休息后症状可明显减轻或消失
体征	脊柱侧弯，腰椎前突消失，直腿抬高试验阳性，伴有下肢神经系统症状	脊柱后伸体位疼痛加重
X 线检查	脊柱侧弯，腰椎前突消失，椎间隙变窄，左右不对称	椎体、小关节突增生肥大，椎间隙变窄，椎板增厚，椎间孔前后径变小

治疗方案：以手法治疗为主，配合牵引、药物、卧床及练功等治疗。①理筋手法：做腰腿痛处按摩、推板、牵抖、滚摇等手法。②药物治疗：急性期或初期治宜活血舒筋，可用舒筋活血汤加减。③牵引治疗：主要采用骨盆牵引法，即患者仰卧床上，在腰髋部缚好骨盆牵引带后，每侧各用 10 ~ 15 kg 重量做牵引，并抬高床尾增加对抗牵引的力量。④练功活动：腰腿痛症状减轻后，应积极进行腰背肌的功能锻炼，可采用飞燕点水、五点支撑练功，经常做后伸、旋转腰部，直腿抬高或压腿等动作，以增强腰腿部肌力，有利于腰椎的平衡稳定。